Inhalt

Hula Hoop: Die Grundlagen und Fakten

50 HULA HOOP WORKOUTS

Heute schon gehullert?

Lena Marie Reiter

pisionary
pioneer your visions

Für Fragen, Feedback und Anregungen:

info@pisionary.com

Originalausgabe

Lena Marie Reiter (vertreten durch Dominik Ilse)

ISBN: 978-3-9823128-0-4

1. Auflage 2021

Geppinger Straße, 83404 Ainring

pisionary

pioneer your visions

1

Heute schon gehullert?

Wir alle kennen Hula Hoop noch aus unserer Kindheit. Wir erinnern uns an die unbeschwerte Zeit zurück, als wir eifrig versuchten, den bunten Reifen auf dem Pausenhof oder am Spielplatz um die Hüften kreisen zu lassen. Auch wenn dies nur für wenige Sekunden gelang, zauberte uns Hula Hoop sofort ein herzliches Lächeln ins Gesicht. Die bunten Reifen sind aber viel mehr als nur ein Spielzeug für Kinder. Auch für Erwachsene hat Hula Hoop so einiges zu bieten! In den letzten Jahren entwickelte sich ein regelrechter Hula Hoop Trend. Sei es nur als spaßiger Zeitvertreib für Zwischendurch oder um den Körper zu definieren und überschüssige Pfunde zu verlieren, immer mehr und mehr Menschen lassen ihre Hula Hoops um die Hüften kreisen. Denn Hullern lässt die Pfunde purzeln und macht dabei auch gute Laune.

In diesem Buch wirst Du erfahren, wie sich Hullern auf Deinen Körper auswirkt, was Du beim Reifenkauf beachten musst und wie Du dich zu deiner Traumfigur hullern kannst. Dieses Buch bietet Dir 50 verschiedene Hula Hoop Workouts. Egal, ob Du erst mit Hula Hoop angefangen hast oder das Hullern schon gemeistert hast: Hier findest Du Übungen für jedes Fitnesslevel. Dabei wird jede einzelne Übung verständlich mit zahlreichen Bildern erklärt. Also worauf wartest Du noch? Schnapp Dir deinen Reifen und huller los!

Hula Hoop – Eine Erfolgsgeschichte

In der Geschichte gab es viele Kulturen, die einen Reifen zur Übung der Koordination und Geschicklichkeit nutzten. Bereits 400 Jahre vor Christus empfahlen die alten Griechen, ihren Kranken einen sogenannten Reifenlauf zur Anregung der Durchblutung. Auch die Indianer und Eskimos nutzten die Reifen zum spielerischen Erlernen von Jagdtechniken.
Der Reifen-Trend der Moderne begann dagegen erst im Jahr 1958. Der kalifornische Spielzeughersteller Wham-O begann als erstes massenhaft Reifen aus Kunststoff herzustellen. Zuvor bestanden die Reifen aus Holz. Wham-O beschloss sich, die Kunststoff-Reifen mit dem Namen Hula Hoop zu taufen und im großen Stil zu vermarkten. Bei „Hula" handelt

es sich um einen Tanz der hawaiianischen Ureinwohner und „Hoop“ ist das englische Wort für Reifen. In weniger als vier Monaten wurden 25 Millionen Hula Hoop-Reifen in den USA verkauft und der bunte Reifen wurde fester Bestandteil eines jeden Kinderzimmers. Noch im gleichen Jahr erreichte der Hula Hoop auch Deutschland und andere europäische Länder.

Mehr als nur ein Reifen

Hula Hoop ist mehr als nur ein simpler Spiel-Spaß für Zwischendurch. Mit Hilfe des Reifens lässt sich der gesamte Körper effektiv trainieren. Mit den richtigen Übungen können alle Muskelgruppen beansprucht, definiert und gestärkt werden. Sowohl lange Ausdauer- als auch explosive Kraft-Workouts sind möglich. Der Reifen ist sofort zum Training bereit und muss im Gegensatz zu anderen Geräten nicht erst lange aufgebaut werden. Zudem lassen sich Hula Hoops problemlos verstauen und nehmen nicht viel Platz ein. Auch auf beruflichen Reisen oder im Urlaub muss man in der Regel nicht auf seinen Reifen verzichten.

Kurzgesagt: Hullern ist überall ohne große Vorbereitung möglich und daher auch bestens geeignet für Mütter und Berufstätige mit wenig Zeit. Gleichzeitig ist das Verletzungsrisiko beim Hullern äußerst gering. Im Vergleich mit den meisten anderen Sportarten werden Sehnen und Gelenken nicht übermäßig strapaziert.

Hullern wird niemals langweilig und birgt echtes Suchtpotential in sich. Denn wie du sehen wirst, kannst Du mit deinem Reifen noch viel mehr anstellen, als ihn nur aufrecht an einem Platz stehend um deine Hüften kreisen zu lassen.

Auswirkungen auf Körper und Seele

Hullern versetzt den ganzen Körper in Bewegung. Besonders beansprucht wird die sogenannte Körpermitte bestehend aus Rumpf, Bauch, Rücken und Taille sowie die Muskulatur an Po und Beinen. An diesen Körperpartien wird das Bindegewebe und die Haut gestrafft und Cellulitis wird der Kampf angesagt. Mit kaum einer anderen Übung lässt sich die Problemzone Bauch-Beine-Po so effektiv definieren, straffen und modellieren.
Das Hullern kurbelt den Stoffwechsel an und verbrennt jede Menge Kalorien. Je nach Intensität des Trainings können pro Stunde bis zu 400 Kalorien verbrannt werden. Das wird sich bei regelmäßigem Training schon sehr bald auf der Waage bemerkbar machen.

Die ganze Körperkomposition wandelt sich: Während auf der einen Seite überschüssige Pfunde purzeln, wird auf der anderen Seite Muskulatur aufgebaut. Mit etwas Disziplin und dem richtigen Training kann sich jeder zu seiner persönlichen Traumfigur hullern.

Hullern macht dich frei und locker. Muskelverspannungen und -verhärtungen werden wie von selbst gelöst. Du wirst gelenkiger und geschmeidiger werden. Nacken- und Rückenschmerzen werden schon bald der Vergangenheit angehören.

Hullern stabilisiert die Rumpf- und Rückenmuskulatur, was zu einer geraderen Haltung führt. Anders als bei anderen Fitnessübungen werden beim Hullern nicht nur einzelne Muskeln isoliert trainiert, sondern der gesamte Körper wird gleichmäßig beansprucht. Auch der Beckenboden wird durch regelmäßiges Training gestärkt, was vor allem für Mütter nach der Geburt sehr wichtig ist.

Aber nicht nur unser Körper profitiert. Auch Geist und Seele werden positiv beeinflusst. Hullern regt den Kreislauf an. Müdigkeit und Energielosigkeit verfliegen schon nach wenigen Minuten. Glückshormone werden ausgeschüttet und man ist einfach nur noch „happy“. Hullern eignet sich perfekt, um Stress abzubauen und wieder einen freien Kopf zu bekommen. Durch die Bewegung verfliegen Angst und Sorgen im Nu.
Fazit: Hula Hoop-Training ist ein wahrer Alleskönner. Mit kaum einem anderen Gerät kann man so leicht etwas für seine Fitness und Gesundheit tun und dabei auch noch Spaß haben.

Die Wahl des richtigen Reifen

Wenn man im stationären Handel oder im Internet nach einem passenden Hula Hoop-Reifen sucht, wird man von der Auswahl förmlich überwältigt. Es gibt Reifen in allen möglichen Größen, Formen und Farben. Dabei hat jeder bezüglich des Reifens andere Vorlieben. Am Ende des Tages bleibt die Reifen-Wahl also eine individuelle Angelegenheit. Dennoch gibt es einige Regeln, die grundsätzlich immer gelten und die Dir bei deiner Wahl helfen werden.

Durchmesser

Bezüglich des Durchmessers des Reifens gilt die Faustregel, dass der Reifen auf den Boden aufgestellt Dir etwa bis zu deinem Bauchnabel oder etwas darüber geht.

Reifendicke

Für Anfänger empfiehlt sich eine Reifendicke von etwa 2,5 cm. Dadurch ist der Reifen schwer genug und bleibt besser auf den Hüften, was den Einstieg erleichtert. Denn wenn es widersprüchlich klingt: Ein schwerer Reifen lässt sich leichter oben halten als ein leichter Reifen. Achte auch darauf, dass dein Reifen stabil genug ist und sich nicht zu leicht verformen lässt. Gerade Anfängern fällt das Hullern mit stabilen Reifen viel leichter. Hier lohnt es sich auf Qualität zu setzen, um sich unnötigen Ärger zu ersparen.

Tipp: Wenn Du zuhause nicht viel Platz hast oder Du viel auf Reisen bist, achte beim Kauf deines Reifens darauf, dass man ihn nach dem Zusammenstecken auch wieder auseinander bauen kann. Bei den meisten Reifen ist dies der Fall. So lässt sich der Reifen platzsparend verstauen.

Hula Hoop-Arten

Es gibt eine Reihe besonderer Hula Hoop-Arten, die Dir im Folgenden kurz vorgestellt werden. Nimm dir unbedingt ausreichend Zeit, um den richtigen Reifen zu finden. Achte vor allem darauf, dass sich der Reifen für DICH angenehm anfühlt.

- **Wellenförmiger Reifen:** Diese Reifen steigern die Durchblutung des Bindegewebes.
- **Reifen mit Stahlkern:** Diese Reifen sind etwas schwerer, aber dafür besonders stabil.

Sie lassen sich nicht so leicht verbiegen wie Reifen aus Plastik.

- **Reifen mit Schaumstoffmantel:** Sie sind besonders geeignet für eine druckempfindliche Haut. Sie beugen der Entstehung von blauen Flecken vor.
- **Reifen mit extra viel Gewicht:** Diese machen das Training anstrengender, da die Muskeln mehr arbeiten müssen.
- **Reifen mit Noppen:** Man spricht auch von sog. Massage-Reifen. Durch die Noppen wird das Bindegewebe noch stärker massiert als mit gewöhnlichen Reifen.
- **Elektrische Smart-Hula Hoops**: Diese sind mit Elektronik ausgestattet und speichern etwa Trainingsdauer und Kalorienverbrauch. Meist gibt es für diese Reifen extra Apps, die man auf dem Smartphone herunterladen kann.

Kinderreifen: Kinderreifen sind für Erwachsene ungeeignet. Wenn du also mal versucht hast, mit einem Kinderreifen zu hullern und es voll in die Hose ging, brauchst du dich nicht zu wundern. Sie sind für Erwachsene zu leicht und im Durchmesser zu klein.
Tipp: Wenn du deinen Reifen im Laden kaufst, kannst Du sofort mehrere Modelle austesten und sehen, wie sich die Reifen für Dich anfühlen. Außerdem ist hier eine individuelle Beratung möglich.

Anleitung - How to Huller

Zu Beginn ist es völlig normal, dass man den Reifen noch nicht richtig kontrollieren kann und er häufig zu Boden fällt. Lass Dich davon nicht entmutigen. Wie überall im Leben gilt: Übung macht den Meister und es ist noch kein Meister vom Himmel gefallen.

- Bevor es losgeht
- Achte auf ausreichend Platz.
- Trage enganliegende Kleidung, damit der Reifen nicht gebremst wird.
- Du kannst auch bauchfrei hullern, was den Massage-Effekt des Reifens erhöht.
- Binde lange Haare zusammen.
- Ziehe Deine Sportschuhe an oder trainiere barfuß.

Die Grundbewegung

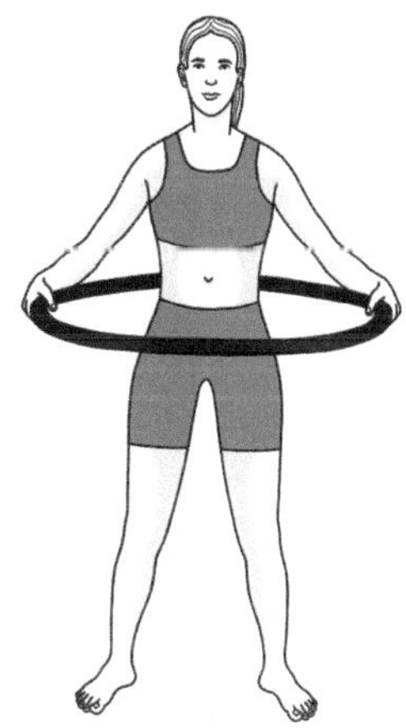

Stabiler Stand

Stelle deine Füße etwas weiter als hüftbreit auseinander. Deine Füße können auf derselben Höhe zueinanderstehen oder versetzt. Einigen fällt es leichter, wenn der linke oder rechte Fuß etwas weiter vorne steht. Finde heraus, was sich für Dich am angenehmsten anfühlt und wie du die beste Balance hast. Falls Du lieber versetzt hullerst, solltest du gelegentlich auch den anderen Fuß nach vorne setzen, damit deine Muskulatur ausgeglichen trainiert wird. Lasse die Knie locker und strecke sie nicht durch.

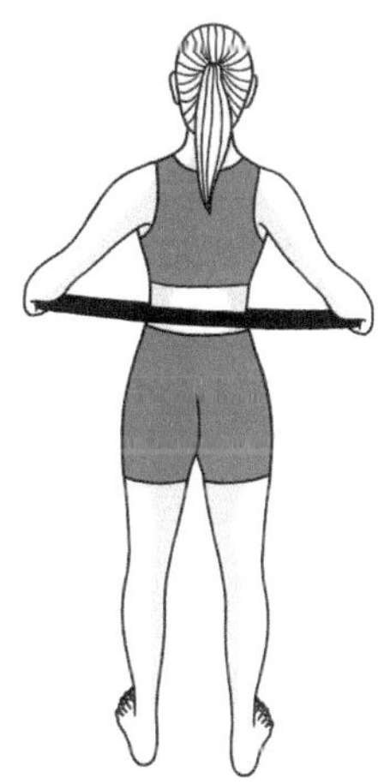

Die Ausgangsposition

Steige nun in deinen Reifen und halte ihn locker mit beiden Händen fest. Der Reifen sollte sich etwa auf Höhe der Taille beziehungsweise des Bauchnabels befinden und Kontakt mit deinem unteren Rücken haben. Halte den Reifen parallel zum Boden.

Der Schwung

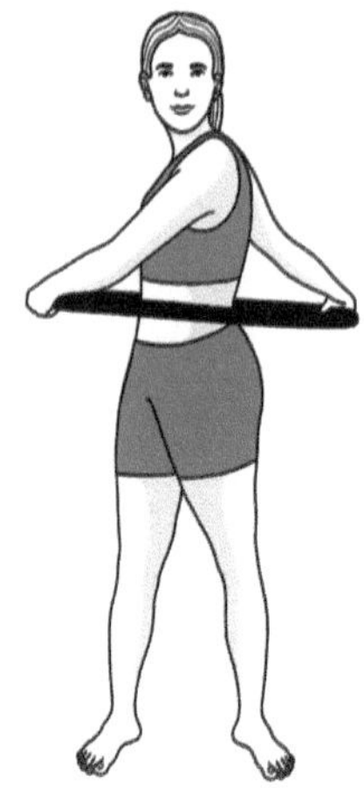

Gib deinem Hula Hoop mit beiden Händen einen kräftigen Schwung nach rechts oder links und lasse dabei den Reifen los. Als Anfänger fällt einem oft eine Seite leichter als die andere. Das ist völlig normal. Später kannst du auch die andere Richtung trainieren. Mit dem richtigen Schwung kreist der Hula Hoop von selbst 4-6 mal um deine Taille, ohne dass du dabei deine Hüfte bewegen musst. Versuche dabei zu fühlen, wie sich der Reifen um deinen Körper bewegt.

Die Hüftbewegung

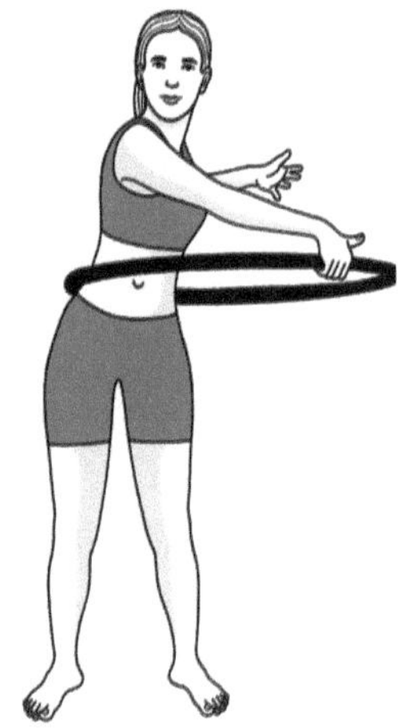

Wenn du die Schwungbewegung gemeistert hast, solltest du versuchen, den Hula Hoop oben zu halten. Dabei musst du deine Hüfte bewegen. Es gibt drei verschiedene Techniken, den Hula Hoop kreisen zu lassen. Die erste Technik, ist die Hüfte von Seite zu Seite zu bewegen. Dabei verlagerst du dein Gewicht von einem Bein zum anderen und wieder zurück. Bei der zweiten Technik bewegt man die Hüfte nach vorne und nach hinten. Bei der letzten Technik kombiniert man die ersten beiden Techniken. Man kreist also seine ganze Hüfte. Es ist immer wichtig, den Hula Hoop an seinem Körper zu spüren und mit der Hüftbewegung dem Reifen Schwung zu verleihen. Anfänger machen oft den Fehler, dass sie ihre Hüfte unkontrolliert und zu schnell bewegen und nicht dem „Takt“ des Hula Hoops folgen. Wenn du im richtigen Zeitpunkt deine Hüfte bewegst, hält der Reifen seine Geschwindigkeit und fällt nicht runter. Spanne den Bauch an stets an. Deine Knie sollten immer leicht gebeugt sein und der Rücken gerade.

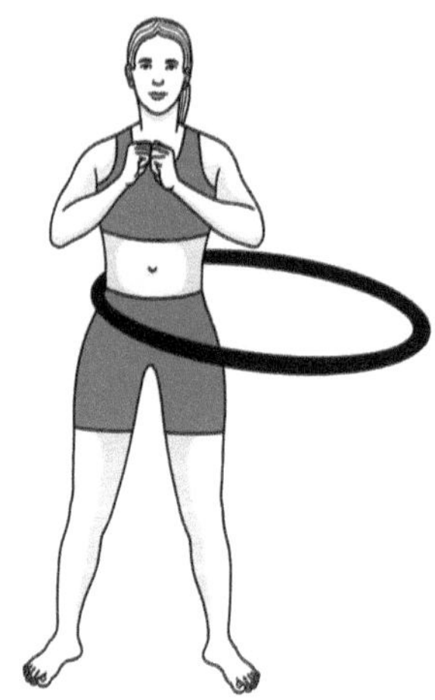

Achtung: Deine Hüftbewegungen sollten nicht zu groß sein. Mache eher kleine und kontrollierte Bewegungen, um den Reifen oben zu halten.

Die Arme

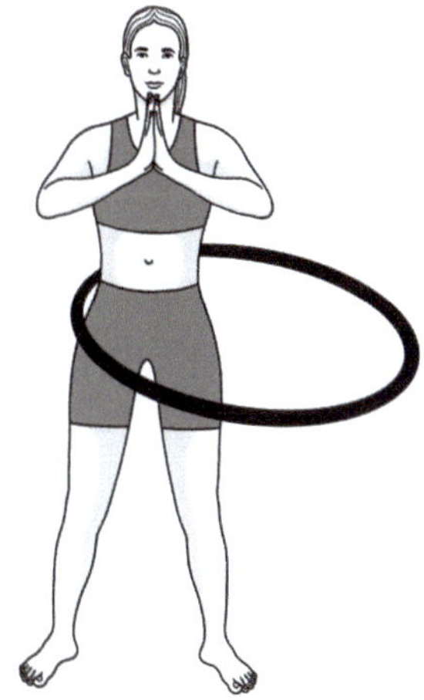

Deine Arme kannst du leicht anwinkeln oder locker nach oben nehmen. Schnell kann man während des Hullerns die Arme in allen möglichen Positionen halten, z.B. Arme vor der Brust falten oder mit den Armen Kreisbewegungen machen, um gleichzeitig die Schultermuskulatur zu trainieren. Achte nur darauf, dass du Deine Schultern nicht nach oben ziehst, sondern schön locker und entspannt hältst.

Tipp: Wenn Du merkst, dass dein Reifen allmählich nach unten rutscht, versuche in die Knie zu gehen und den Reifen durch schnellere Bewegungen wieder nach oben zu befördern.

Sei geduldig

Nach einigen Tagen wirst Du die Grundbewegung verinnerlicht haben und ohne großartiges Nachdenken ausführen können. Hab ruhig Geduld mit Dir! Übung macht schließlich den Meister. Vergiss nicht, auch die andere Richtung zu trainieren.

Zum Verständnis

Bei richtiger Technik berührt der Reifen an zwei Stellen deinen Körper: Einmal vorne, oberhalb des Beckenknochens und einmal hinten oberhalb des Gesäßknochens. An diesen Kontaktstellen musst du dem Reifen einen Schwung geben, indem du eine der drei Techniken ausführst. Das Geheimnis liegt also im perfekten Timing!

Blaue Flecken

Als Anfänger sollte man seine Haut erst langsam an den Hula Hoop gewöhnen, um blauen Flecken vorzubeugen. Deine ersten Trainingseinheiten mit dem Reifen sollten daher nur 3-5 Minuten lang sein. Mit der Zeit kannst Du dein Training verlängern und irgendwann wird sich deine Haut an den Reifen gewöhnt haben, sodass Du solange hullern kannst, wie Du willst. Wenn Du trotzdem ein paar blaue Flecken bekommst, hast Du möglicherweise eine sehr empfindliche Haut oder einen zu harten Reifen. Aber keine Angst! Die Flecken sind bald wieder verschwunden und mit der Zeit gewöhnt sich jede Haut ans Hullern.

Dranbleiben

Die besten Ergebnisse in puncto Fettverbrennung und Muskelaufbau wirst du erzielen, wenn Du regelmäßig trainierst. Achte aber auch auf ausreichend Erholungsphasen. In diesen Ruhephasen regeneriert sich dein Körper und baut neue Muskelzellen auf. Ein zu starker Muskelkater kann ein Anzeichen dafür sein, dass Du ein oder zwei Tage pausieren solltest. Dann wirst Du mit umso mehr Kraft und Energie ins neue Training starten können.

Tipp: Lasse deinen Reifen bei jedem Training in beide Richtungen kreisen. Zum Beispiel beim esten Durchgang nach nach rechts und beim zweiten nach links. Auf diese Weise werden alle Muskeln gleichmäßig beansprucht.
Gerade als Anfänger hat man eine stärkere Richtung. Dies ist völlig normal. Mit der Zeit wirst Du auch die andere Richtung meistern.

Dehnen und Cooldown

Beginne jedes Training mit einem Warm Up und beende jedes Training mit einem kurzen Cooldown-Programm. Dehne deinen Körper und bringe deinen Puls durch langsame Bewegungen wieder nach unten.

Die Vorteile des Dehnens sind zahlreich:

- Vorbeugung von Verletzungen und Verbesserte Durchblutung
- Elastischere Sehnen und Muskeln und Bessere Körperhaltung
- Auflösung von Verspannungen und Verhärtungen sowie bessere Beweglichkeit

Durch regelmäßige Workouts wirst Du merken, dass Du immer mehr Ausdauer und Kraft entwickelst. Im Spiegel wirst Du sehen, wie die Haut straffer wird und die Muskeln definierter werden. Nutze dein Spiegelbild als Ansporn, um weiter dran zu bleiben.

Dehnübungen zum Aufwärmen

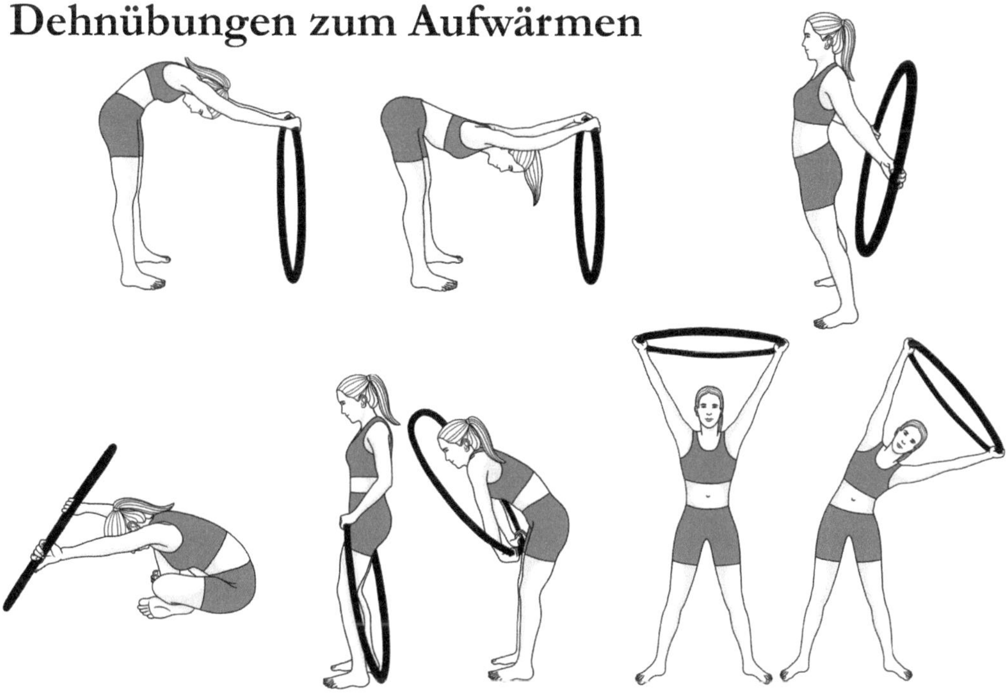

Zu den Hula Hoop Workouts

Nachfolgend findest Du 50 abwechslungsreiche Hula Hoop Workouts, mit denen du bestimmte Muskelgruppen gezielt in Angriff nehmen kannst. Bitte denke daran, mit Workouts zu beginnen, die deinem Fitnessniveau entsprechen. Das heißt, ein Anfänger sollte natürlich nicht sofort mit einem Profi-Workout starten. Taste dich langsam heran und schon bald wirst Du fit genug sein, um auch die Workouts für Fortgeschrittene und Profis absolvieren zu können. Die angegeben Zeiten, Wiederholungszahlen und Übungsdurchgänge sind Richtwerte, von denen man nach Lust und Laune und Tagesverfassung abweichen kann. Beispielsweise kannst du gerne statt 40 Sekunden auch eine volle Minute hullern. Dennoch ist das Einhalten der Mindestvorgaben für einen maximalen Trainingserfolg zu empfehlen. Die Übungen sind der Reihe nach durchzuführen. Es ist zu empfehlen, zwischen den Durchgängen die Huller-Richtung abzuwechseln.

Ich wünsche Dir viel Spaß und Erfolg beim Hullern und drücke Dir die Daumen, damit Du deine Ziele erreichst. Also auf die Reifen, fertig, losgehullert!

Die Hula Hoop Ganzkörper Workouts

2

1

Hula Hoop Ganzkörper Workout 1 für Anfänger

Geschätzte Trainingsdauer: 12 Min.

	Übungen	Wiederholungen/ Belastungszeit	Pause nach der Übung in Sek.	Seite
1	Hullern	40 Sek.	20	/
2	Gestützter Squat	15 Wdh.	20	126
3	Hullern Arme 3	40 Sek.	20	117
4	Hula Vierfüßler	30 Sek.	20	131
5	Hullern	40 Sek.	20	/
6	Gestützter Ausfallschritt	8 Wdh.	20	125

Zwei Durchgänge mit 20 Sekunden Pause zwischen den Übungen

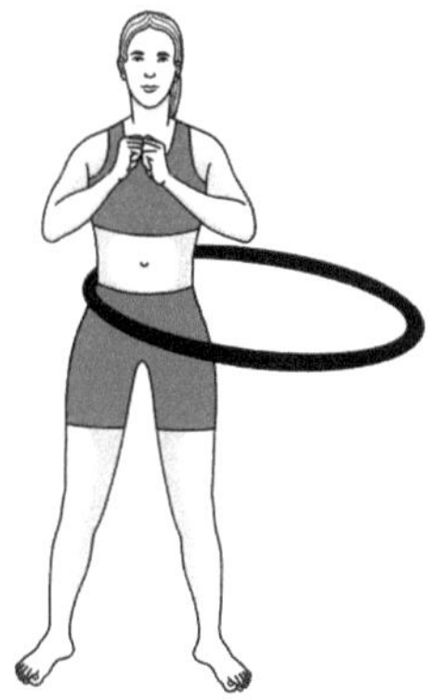

1 Hullern | 40 Sek.

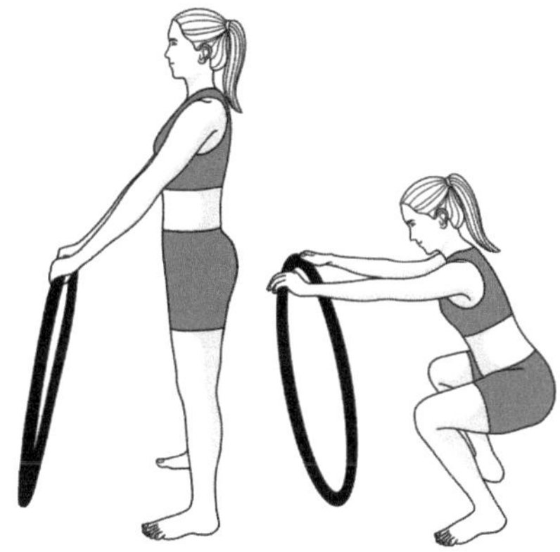

2 Gestützter Squat | 15 Wdh.

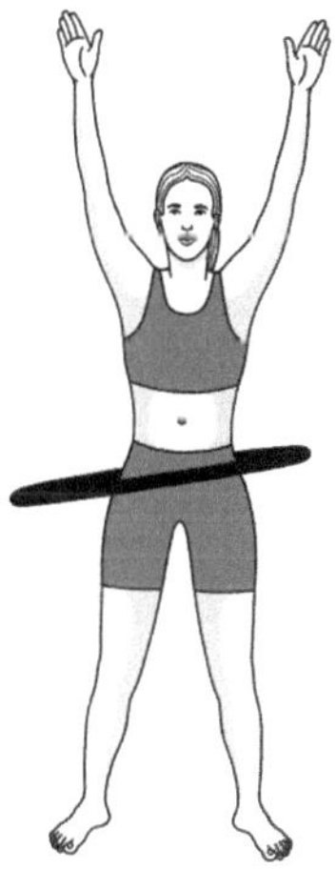

3 Hullern Arme 3 | 40 Sek.

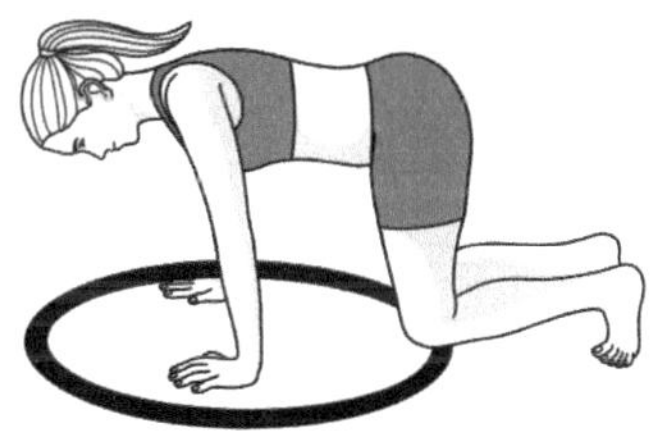

4 Hula Vierfüßler | 30 Sek.

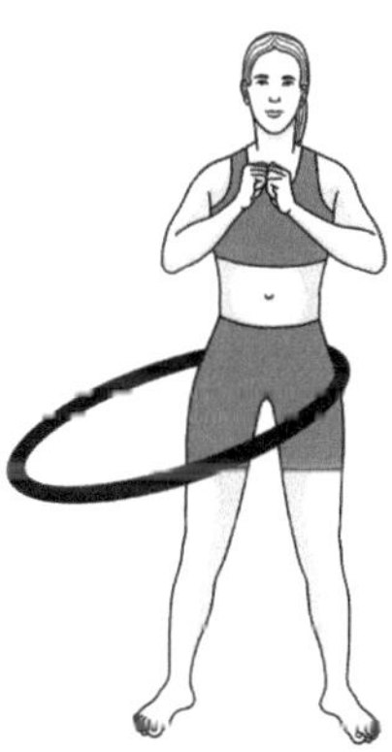

5 Hullern | 40 Sek.

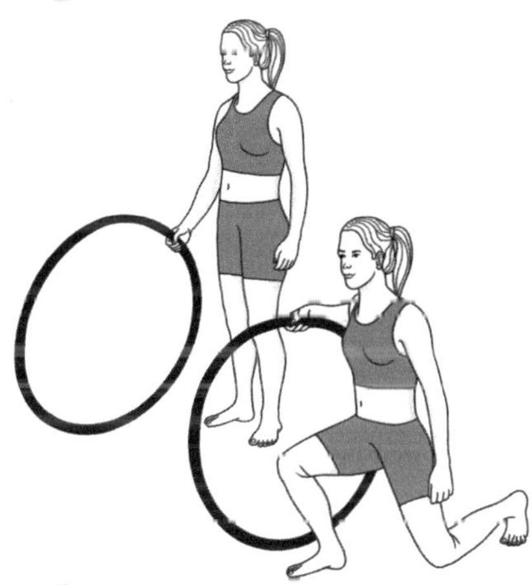

6 Gestützter Ausfallschritt | 8 Wdh.

2

Hula Hoop Ganzkörper Workout 2 für Anfänger

Geschätzte Trainingsdauer: 15 Min.

	Übungen	Wiederholungen/ Belastungszeit	Pause nach der Übung in Sek.	Seite
1	Hullern	40 Sek.	20	/
2	Hoopelmann	30 Sek.	20	140
3	Hullern Arme 1	40 Sek.	20	117
4	Beckenheben	15 Wdh.	20	124
5	Hullern breiter Stand	40 Sek.	20	118
6	Touch the Hoop	30 Sek.	20	129
7	Hullern	40 Sekunden	20	/
8	Rollender Reifen	10 Wdh.	20	133

Zwei Durchgänge mit 20 Sekunden Pause zwischen den Übungen

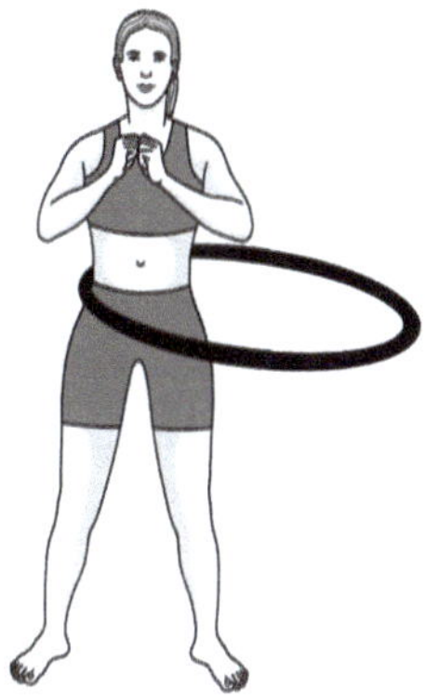

1 Hullern | 40 Sek.

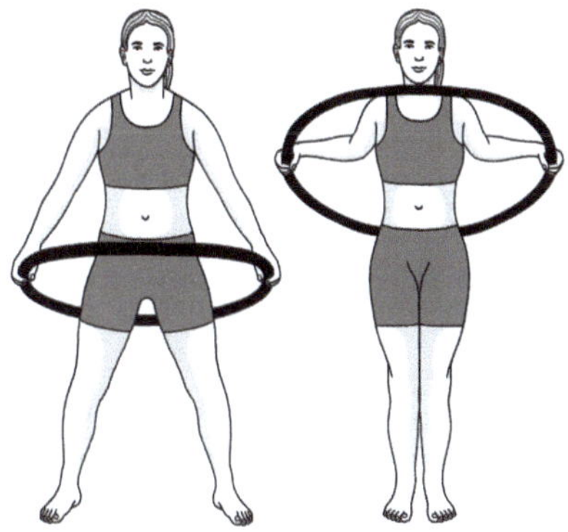

2 Hoopelmann | 30 Sek.

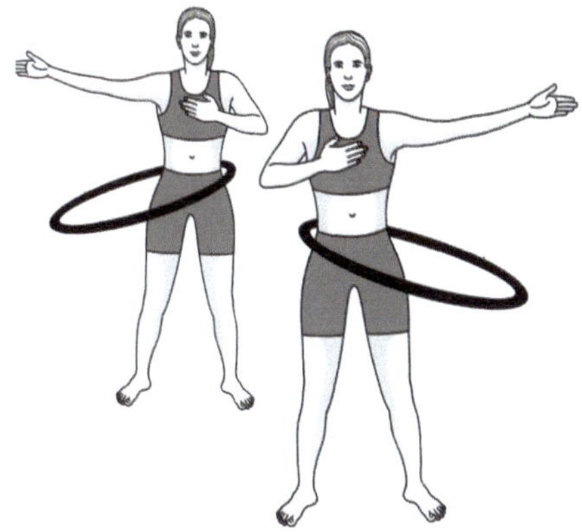

3 Hullern Arme 1 | 40 Sek.

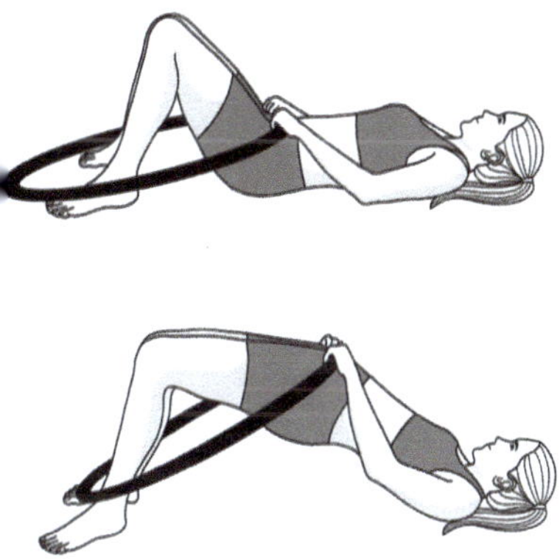

4 Beckenheben | 15 Wdh.

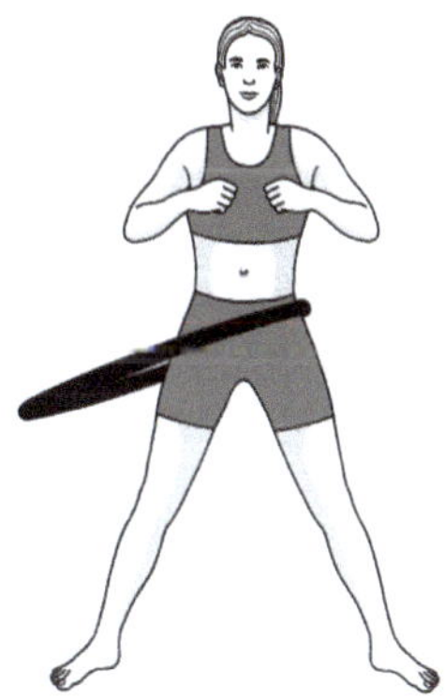

5 Hullern breiter Stand | 40 Sek.

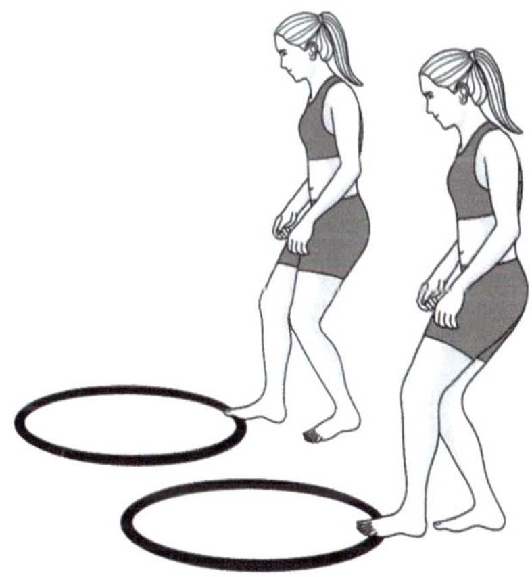

6 Touch the Hoop | 30 Sek.

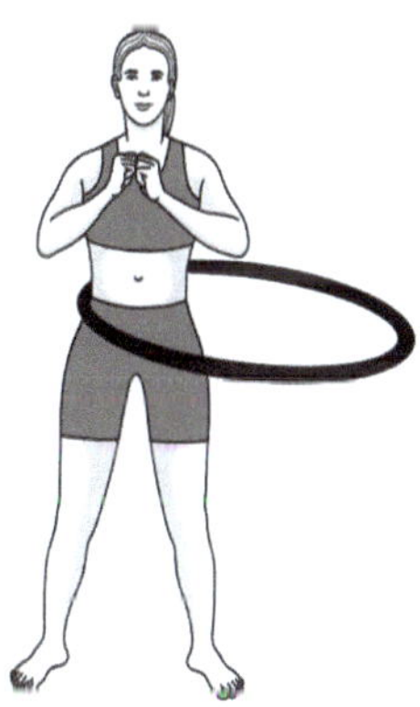

7 Hullern | 40 Sek.

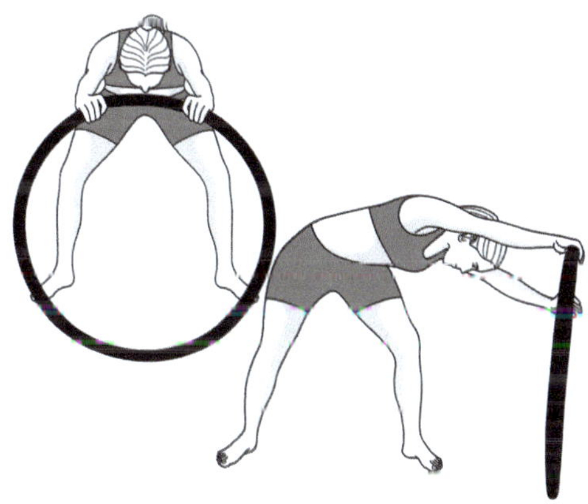

8 Rollender Reifen | 10 Wdh.

3 Hula Hoop Ganzkörper Workout 3 für Anfänger

Geschätzte Trainingsdauer: 12 Min.

	Übungen	Wiederholungen/ Belastungszeit	Pause nach der Übung in Sek.	Seite
1	Hullern	40 Sek.	20	/
2	Gestützter Backkick	15 Wdh.	20	125
3	Hullern Zehenspitz	40 Sek.	20	119
4	Trizepsdrücken	15 Wdh.	20	136
5	Hullern Arme 2	40 Sek.	20	117
6	Holzhacker	15 Wdh.	20	132

Zwei Durchgänge mit 20 Sekunden Pause zwischen den Übungen

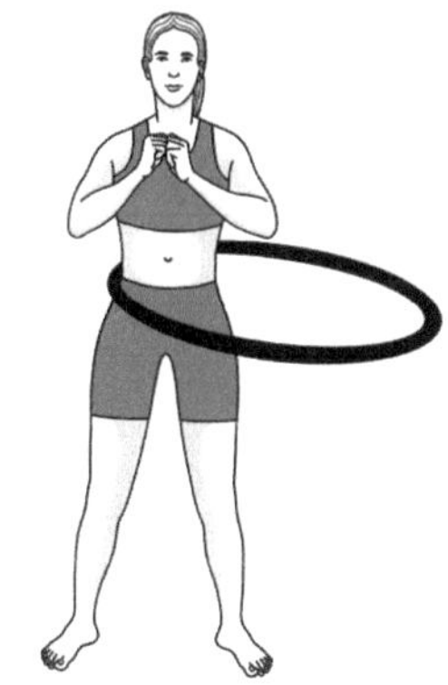

1 Hullern | 40 Sek.

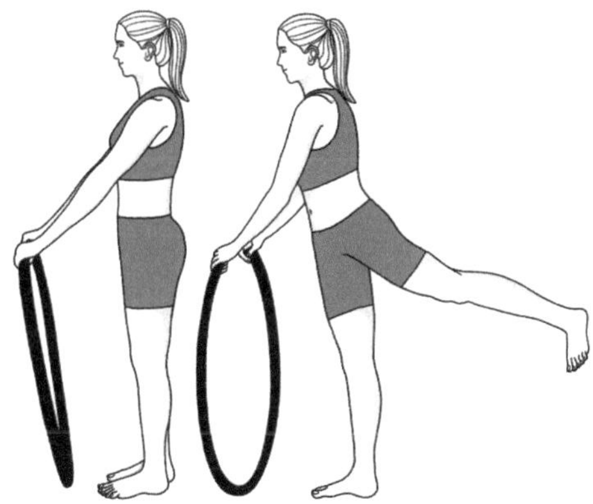

2 Gestützter Backkick | 15 Wdh.

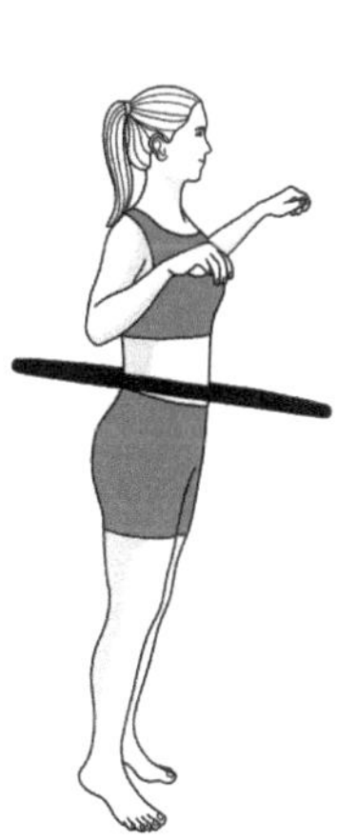

3 Hullern Zehenspitz | 40 Sek.

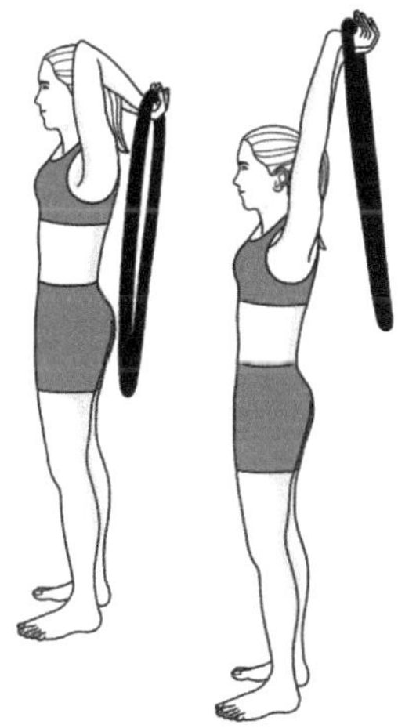

4 Trizepsdrücken | 15 Wdh.

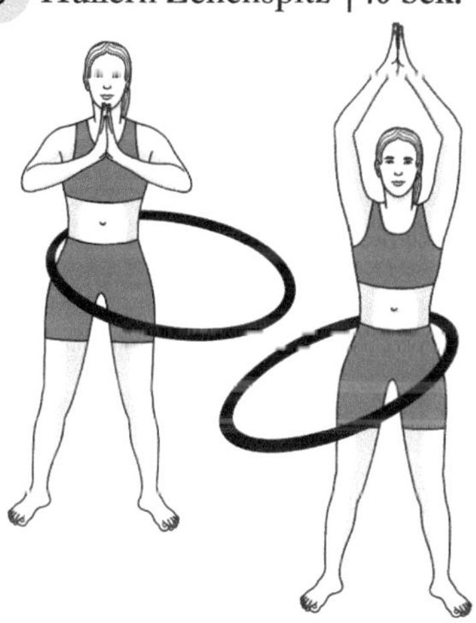

5 Hullern Arme 2 | 40 Sek.

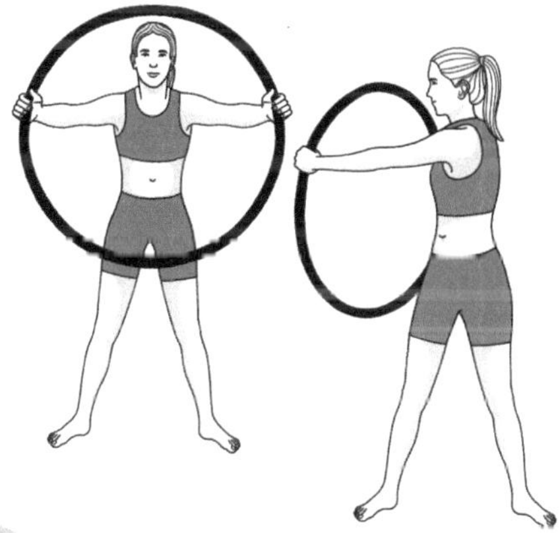

6 Holzhacker | 15 Wdh.

4

Hula Hoop Ganzkörper Workout 4 für Anfänger

Geschätzte Trainingsdauer: 12 Min.

	Übungen	Wiederholungen/ Belastungszeit	Pause nach der Übung in Sek.	Seite
1	Hullern	40 Sek.	20	/
2	Gestützter Sumo Squat	15 Wdh.	20	126
3	Hullern versetzt	40 Sek.	20	119
4	Schulterdrücken	15 Wdh.	20	138
5	Hullern versetzt	40 Sek.	20	119
6	Kajakfahren	20 Sek.	20	133

Zwei Durchgänge mit 20 Sekunden Pause zwischen den Übungen

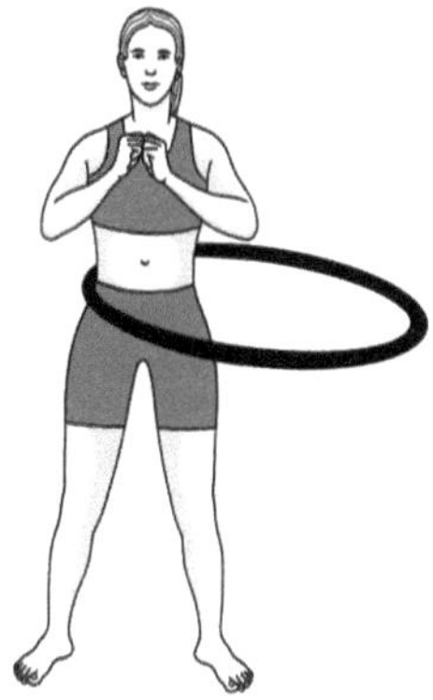

1 **Hullern | 40 Sek.**

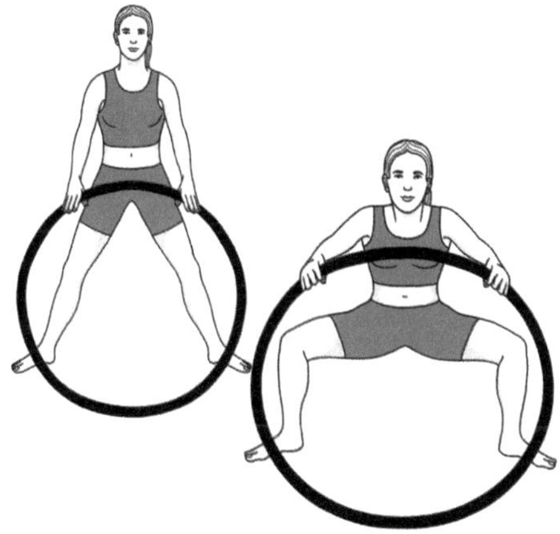

2 **Gestützter Sumo Squat | 15 Wdh.**

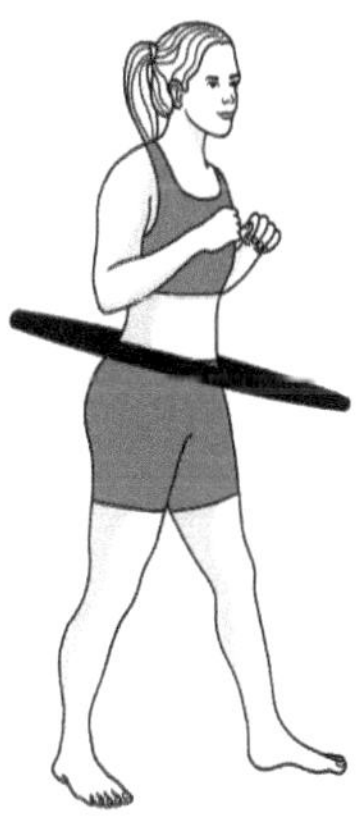

3 **Hullern versetzt | 40 Sek.**

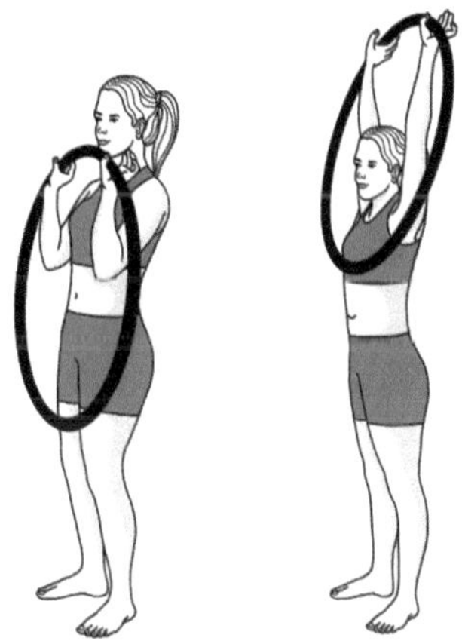

4 **Schulterdrücken | 15 Wdh.**

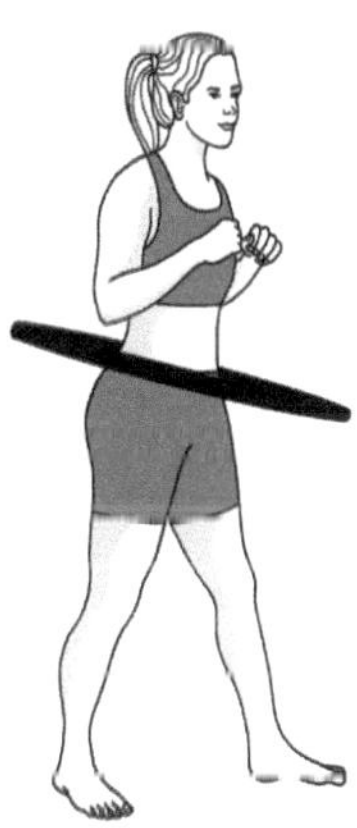

5 **Hullern versetzt | 40 Sek.**

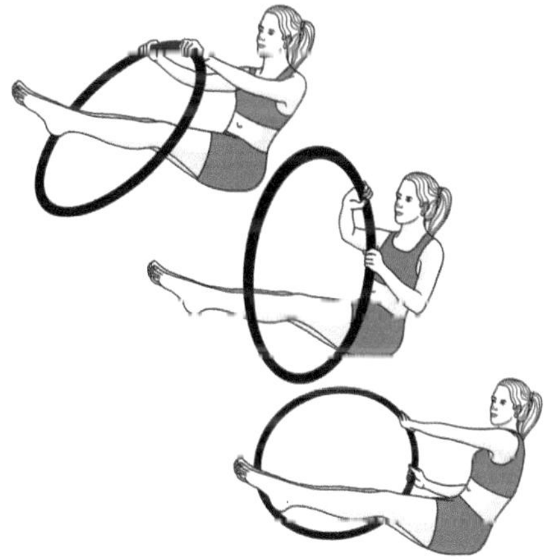

6 **Kajakfahren | 20 Sek.**

5 Hula Hoop Ganzkörper Workout 5 für Anfänger

Geschätzte Trainingsdauer: 12 Min.

	Übungen	Wiederholungen/ Belastungszeit	Pause nach der Übung in Sek.	Seite
1	Hullern	40 Sek.	20	/
2	Wechselsprünge	15 Wdh.	20	129
3	Hullern Arme kreisend	20 Sek.	0	120
4	Hullern	30 Sek.	20	/
5	Rückenziehen	15 Wdh.	20	135
6	Hullern Arme 3	40 Sek.	20	117
7	Hoop-Lenkrad	30 Sek.	20	138

○ **Ein leerer Kreis bedeutet keine Pause nach der Übung.**

Zwei Durchgänge mit 20 Sekunden Pause zwischen den Übungen

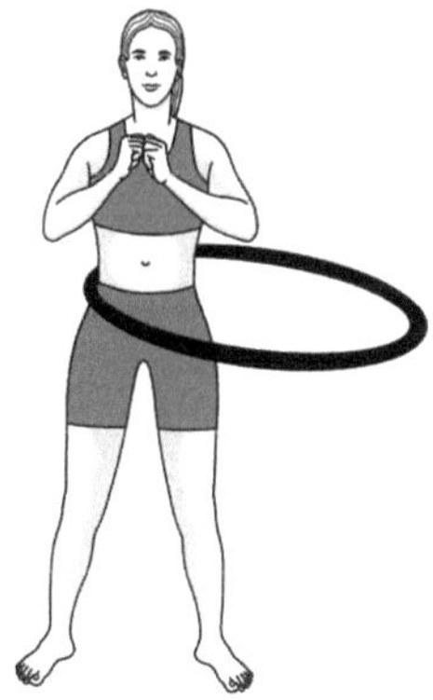

1 Hullern | 40 Sek.

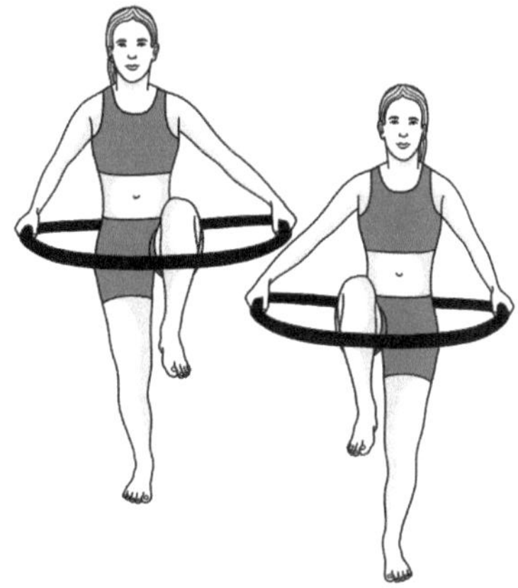

2 Wechselsprünge | 15 Wdh.

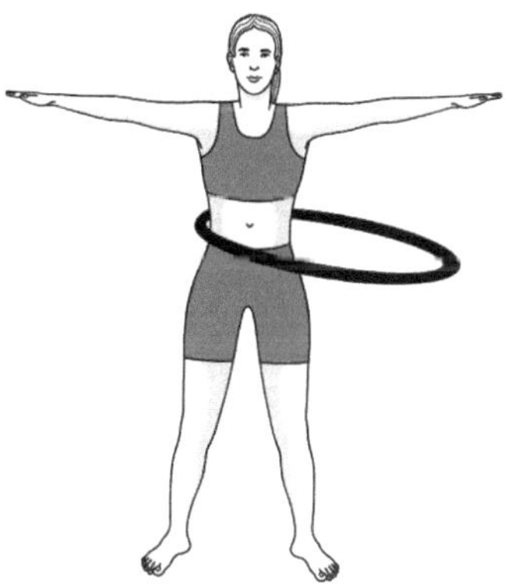

3 Hullern Arme kreisend | 20 Sek.

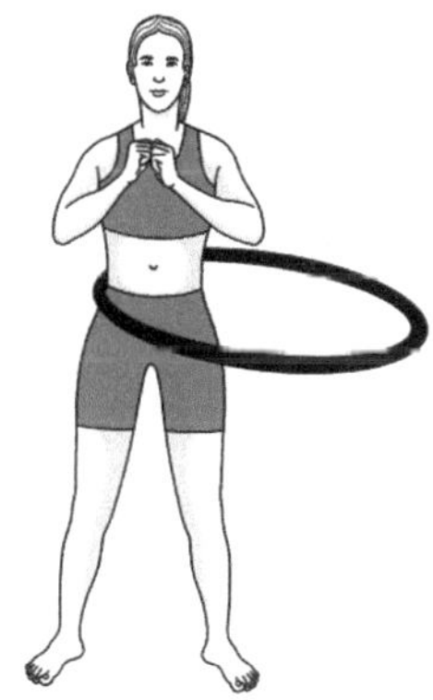

4 Hullern intensiv | 30 Sek.

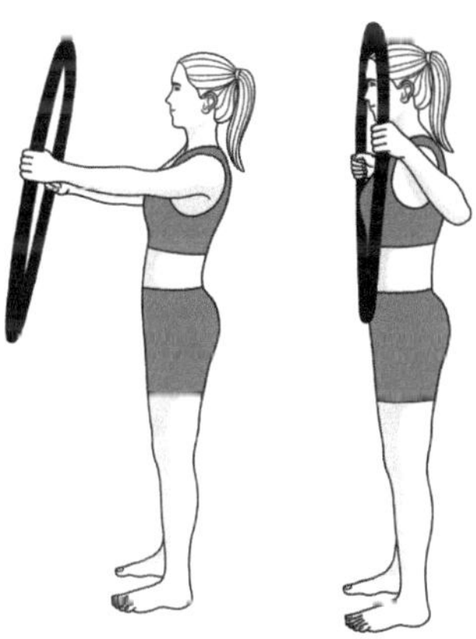

5 Rückenziehen | 15 Wdh.

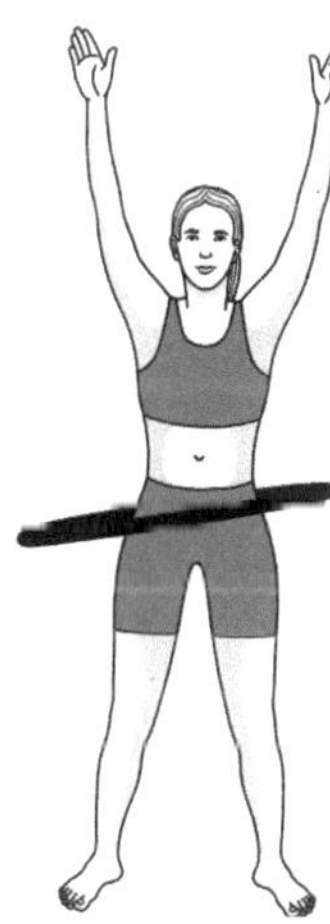

6 Hullern Arme 3 | 40 Sek.

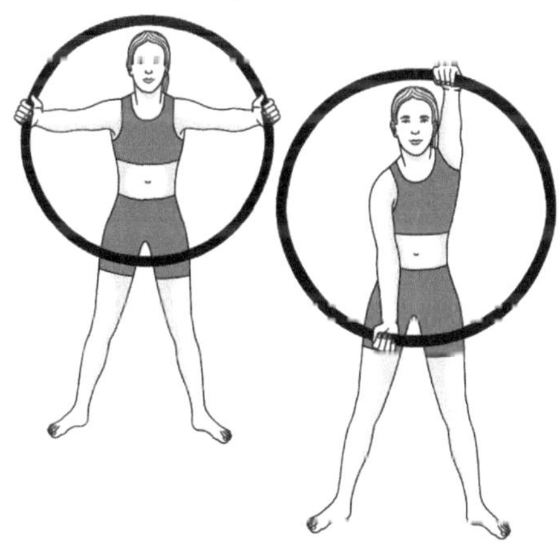

7 Hoop-Lenkrad | 30 Sek.

6

Hula Hoop Ganzkörper Workout 6 für Anfänger

Geschätzte Trainingsdauer: 15 Min.

	Übungen	Wiederholungen/ Belastungszeit	Pause nach der Übung in Sek.	Seite
1	Hullern	40 Sek.	20	/
2	Hoop Mornings	15 Wdh.	20	127
3	Hullern Außen-Step	40 Sek.	20	119
4	Hoopheben aus der Bauchlage	10 Wdh.	20	135
5	Hullern versetzt	40 Sek.	20	119
6	Einfacher Seitstütz	20 Sek.	30	130
7	Hullern	40 Sek.	20	/
8	Knieliegestütz	10 Wdh.	20	137

Zwei Durchgänge mit 20 Sekunden Pause zwischen den Übungen

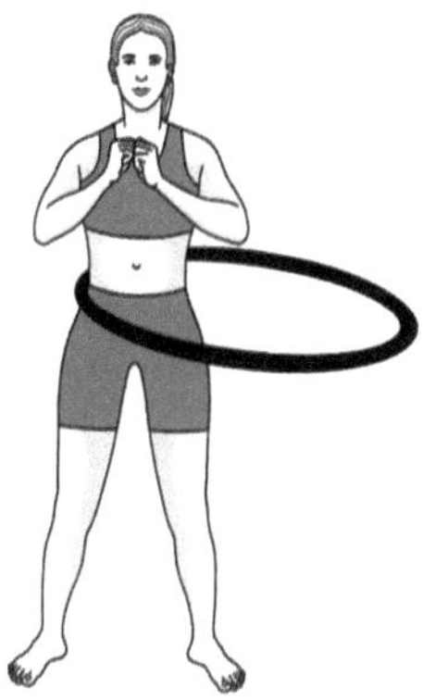

1 **Hullern |40 Sek.**

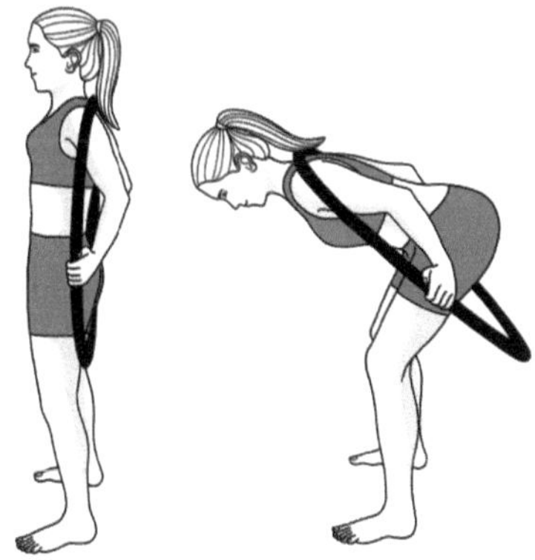

2 **Hoop Mornings |15 Wdh.**

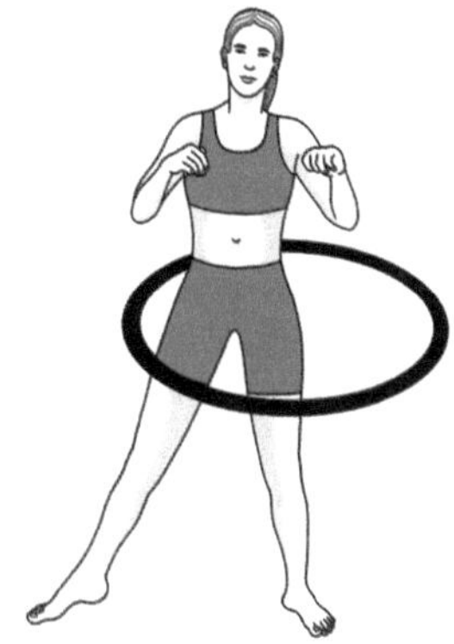

3 **Hullern Außen-Step |40 Sek.**

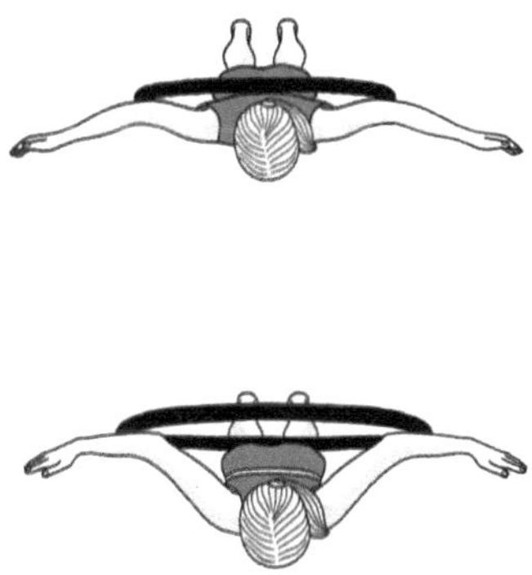

4 **Hoopheben aus der Bauchlage |10 Wdh.**

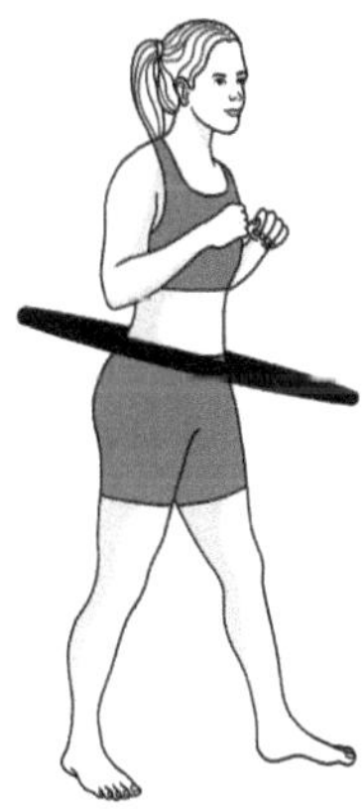

5 **Hullern versetzt |40 Sek.**

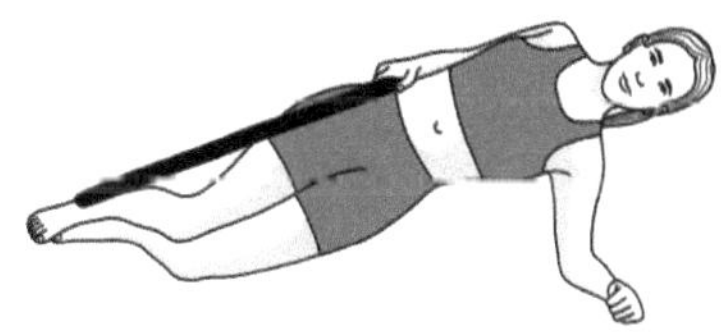

6 **Einfacher Seitstütz |20 Sek.**

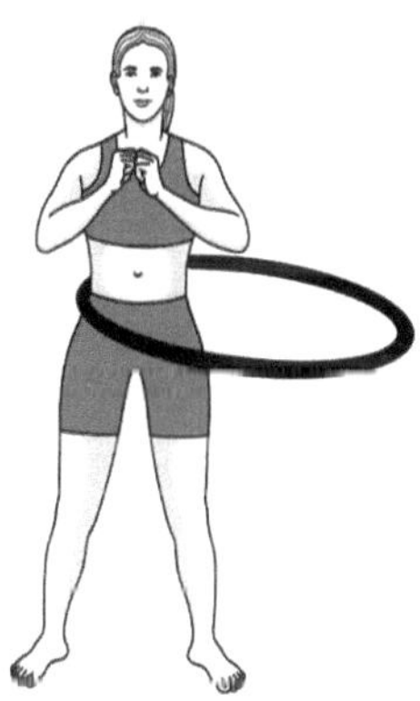

7 **Hullern |40 Sek.**

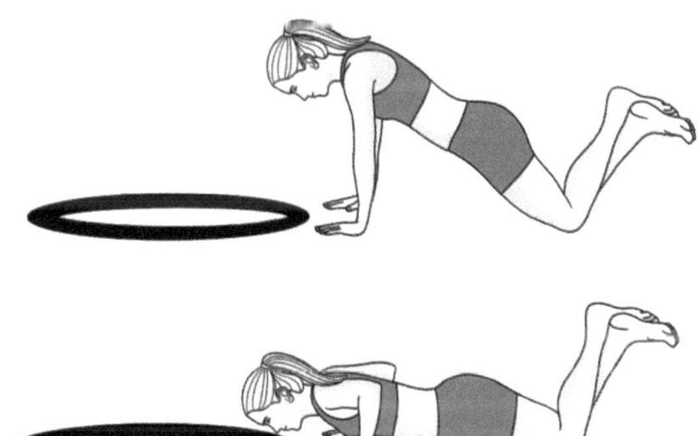

8 **Knieliegestütz |10 Wdh.**

7

Hula Hoop Ganzkörper Workout 7 für Anfänger

Geschätzte Trainingsdauer: 15 Min.

	Übungen	Wiederholungen/ Belastungszeit	Pause nach der Übung in Sek.	Seite
1	Hullern	40 Sek.	20	/
2	Seitliches Beinheben	15 Wdh.	20	139
3	Hullern Zehenspitz	40 Sek.	20	119
4	Frontheben	15 Wdh.	20	138
5	Hullern Arme 4	20 Sek.	0	118
6	Hullern intensiv	30 Sek.	20	/
7	Einbeiniges Beckenheben	8 Wdh.	20	125
8	Hullern Arme 5	40 Sek.	20	118
9	Hoop Crunches	10 Wdh.	30	131

Zwei Durchgänge mit 20 Sekunden Pause zwischen den Übungen

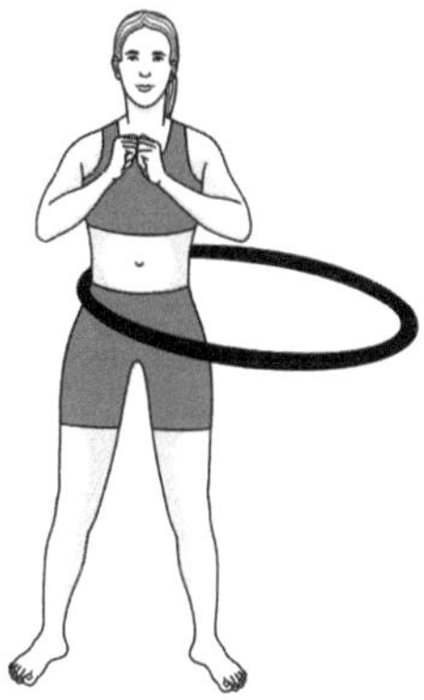

1 **Hullern |40 Sek.**

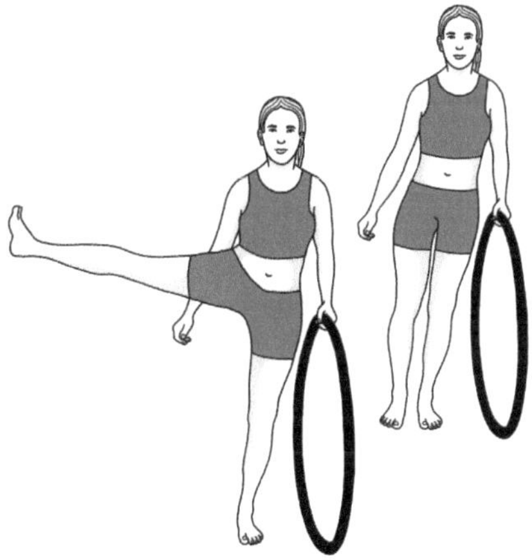

2 **Seitliches Beinheben |15 Wdh.**

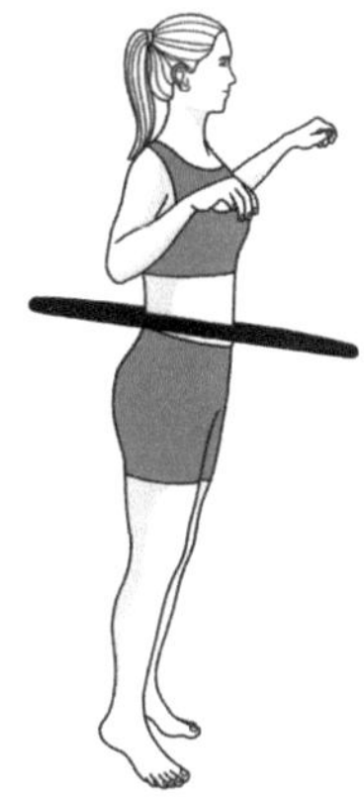

3 **Hullern Zehenspitz |40 Sek.**

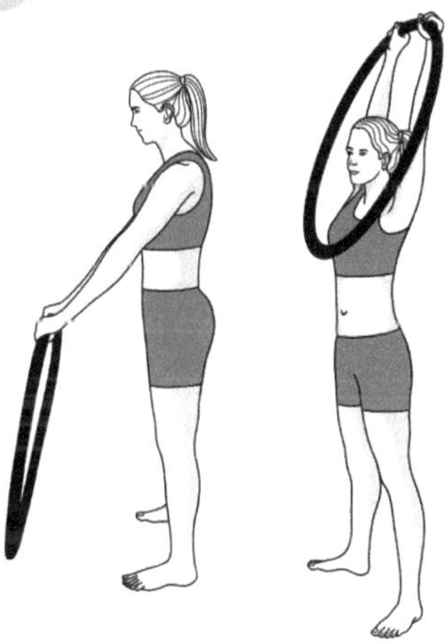

4 **Frontheben |15 Wdh.**

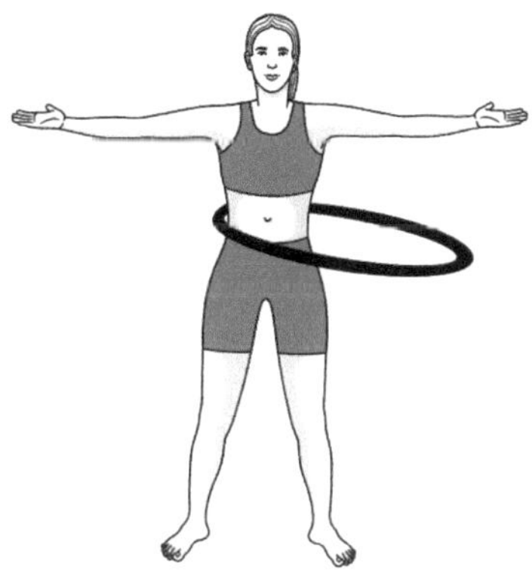

5 **Hullern Arme 4 | 20 Sek.**

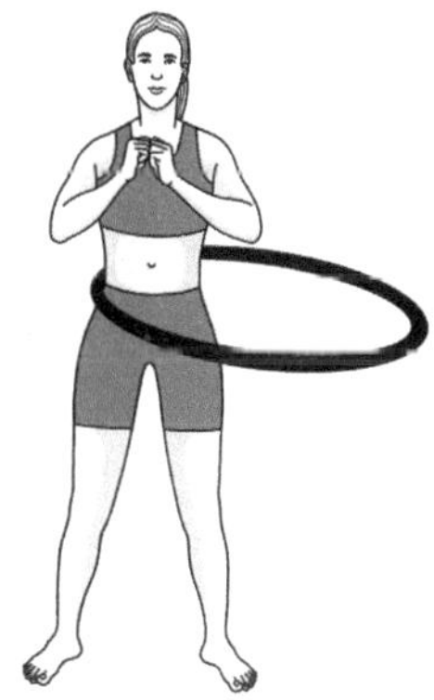

6 **Hullern intensiv |30 Sek.**

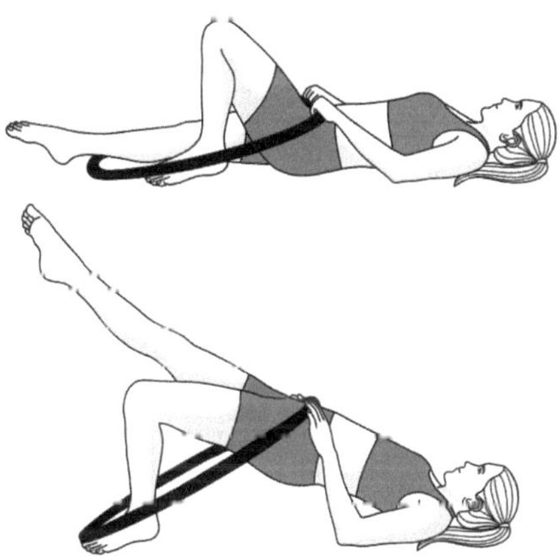

7 **Einbeiniges Beckenheben |8 Wdh.**

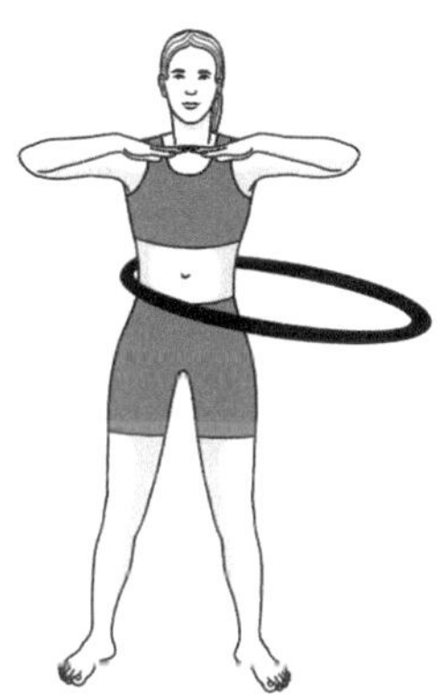

8 **Hullern Arme 5 |40 Sek.**

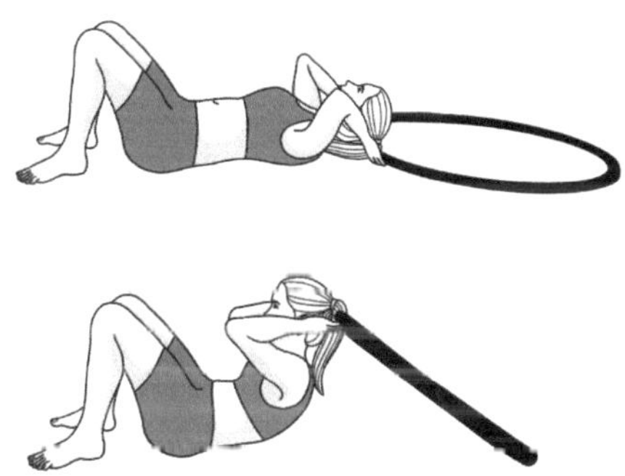

9 **Hoop Crunches |10 Wdh.**

8

Hula Hoop Ganzkörper Workout 8 für Anfänger

Geschätzte Trainingsdauer: 20 Min.

	Übungen	Wiederholungen/ Belastungszeit	Pause nach der Übung in Sek.	Seite
1	Hullern	40 Sek.	20	/
2	Gestützter Ausfallschritt	12 Wdh.	20	125
3	Hullern Arme 1	40 Sek.	20	117
4	Segeln im Wind	20 Sek.	20	133
5	Huller Walk	40 Sek.	20	120
6	Schulterdrücken	15 Wdh.	20	138
7	Hullern versetzt	40 sek.	20	119
8	Taucher	12 Wdh.	20	136
9	Hullern Arme 3	40 Sek.	20	117

Zwei Durchgänge mit 20 Sekunden Pause zwischen den Übungen

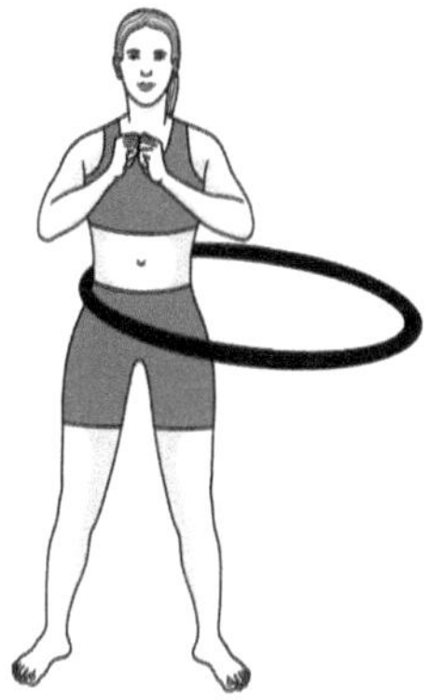

1 Hullern | 40 Sek.

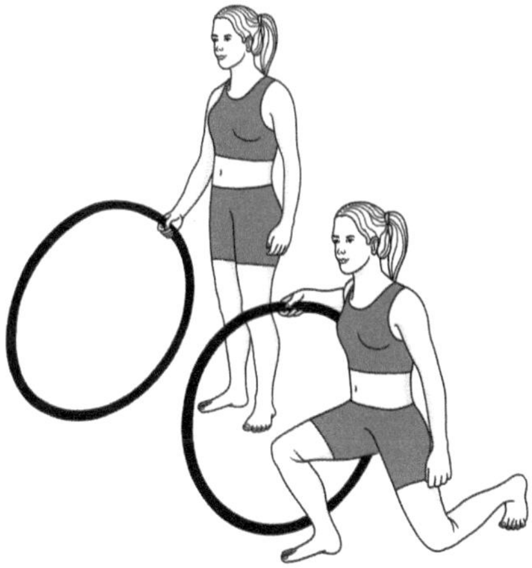

2 Gestützter Ausfallschritt | 12 Wdh.

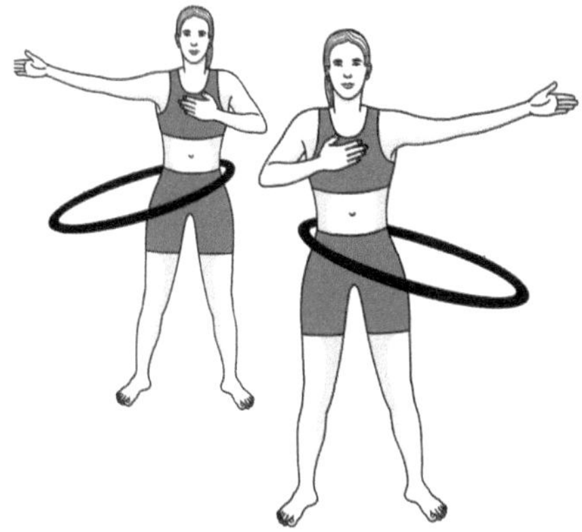

3 Hullern Arme 1 | 40 Sek.

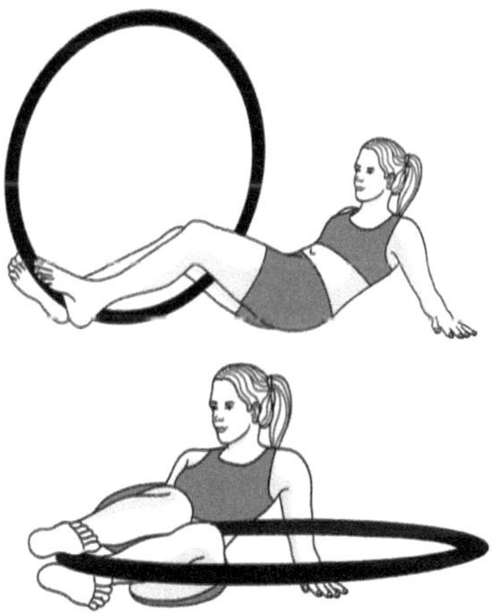

4 Segeln im Wind | 20 Sek.

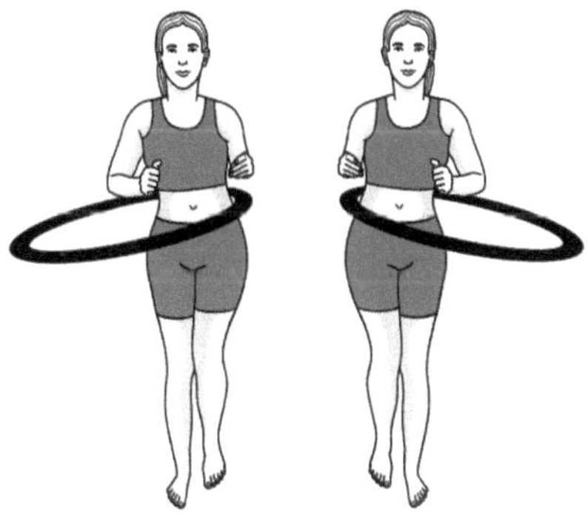

5 Huller Walk | 40 Sek.

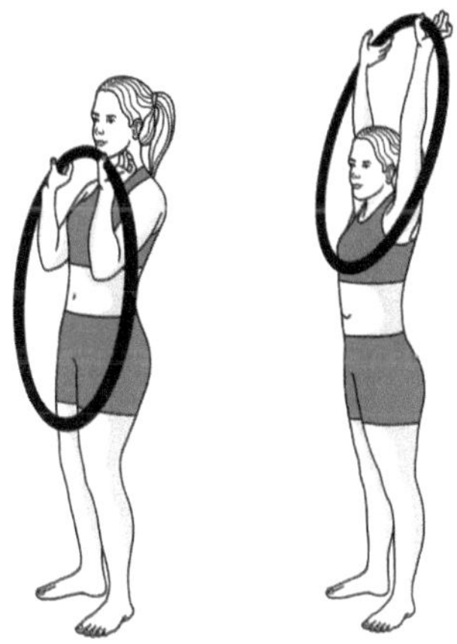

6 Schulterdrücken | 15 Wdh.

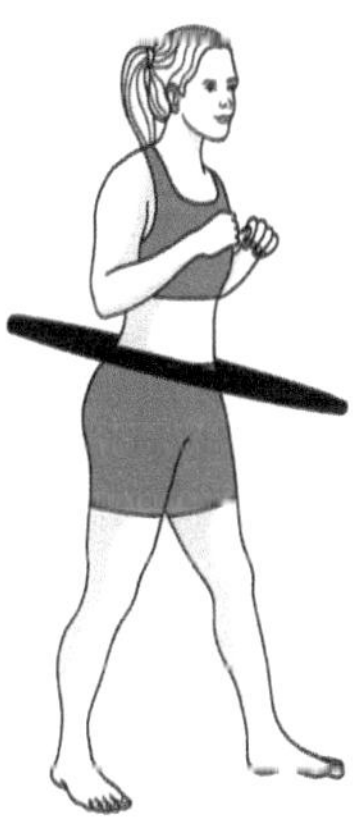

7 Hullern versetzt | 40 Sek.

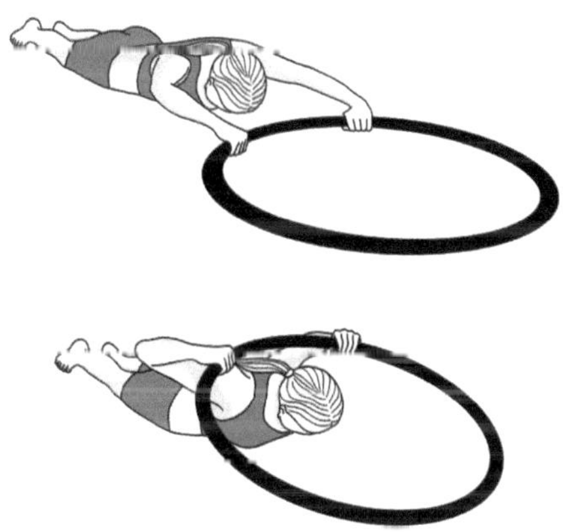

8 Taucher | 12 Wdh.

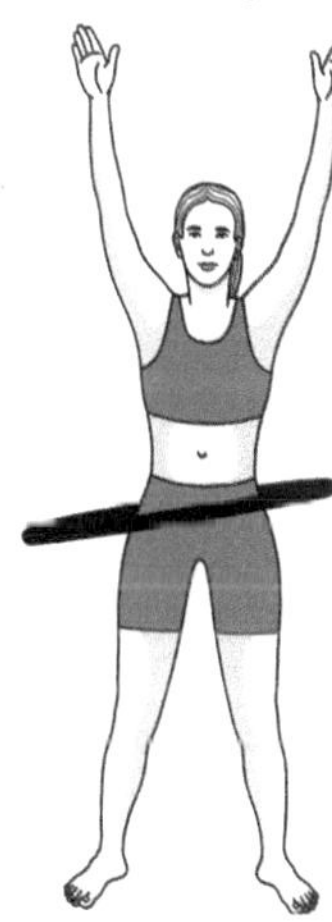

9 Hullern Arme 3 | 40 Sek.

9

Hula Hoop Ganzkörper Workout 9 für Anfänger

Geschätzte Trainingsdauer: 20 Min.

	Übungen	Wiederholungen/ Belastungszeit	Pause nach der Übung in Sek.	Seite
1	Hullern	40 Sek.	20	/
2	Hoop Kick	12 Wdh.	20	127
3	Hullern Vorwärts-Step	40 Sek.	20	121
4	Trizepsdrücken	15 Wdh.	20	136
5	Hullern Außen-Step	40 Sek.	20	119
6	Hullern breiter Stand	40 Sek.	0	118
7	Fallender Hoop	30 Sek.	20	139
8	Hula Vierfüßler	30 Sek.	20	131
9	Hullern versetzt	40 Sek.	20	119
10	Hoopheben aus der Bauchlage	12 Wdh.	20	135

Zwei Durchgänge mit 20 Sekunden Pause zwischen den Übungen

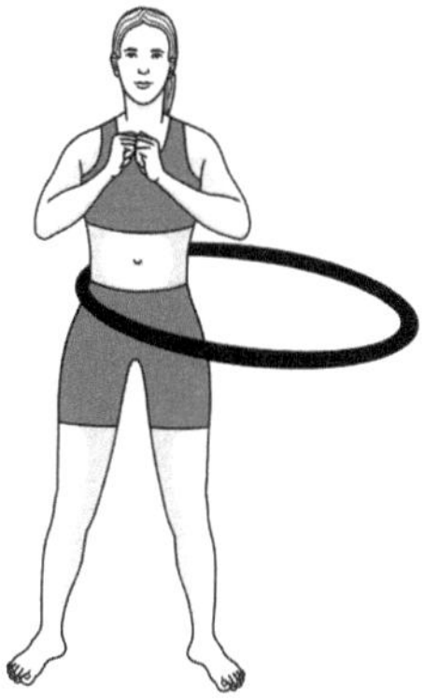

1 **Hullern | 40 Sek.**

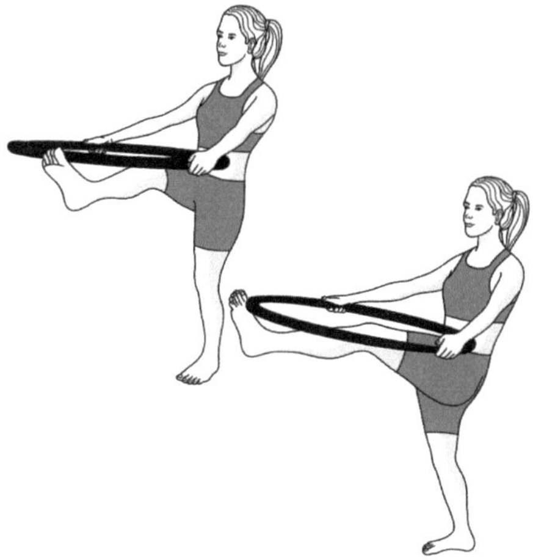

2 **Hoop Kick | 12 Wdh.**

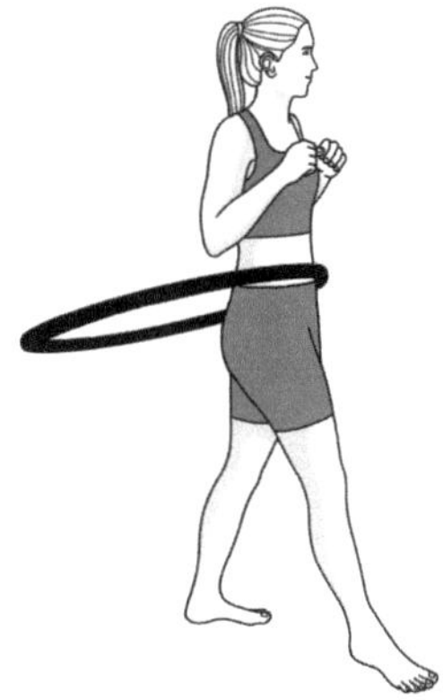

3 **Hullern Vorwärts-Step | 40 Sek.**

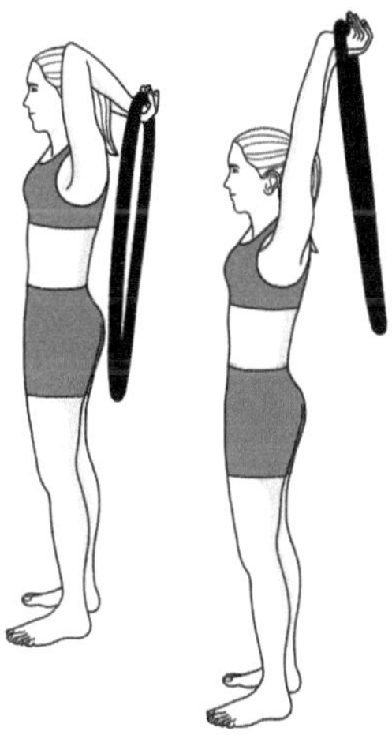

4 **Trizepsdrücken | 15 Wdh.**

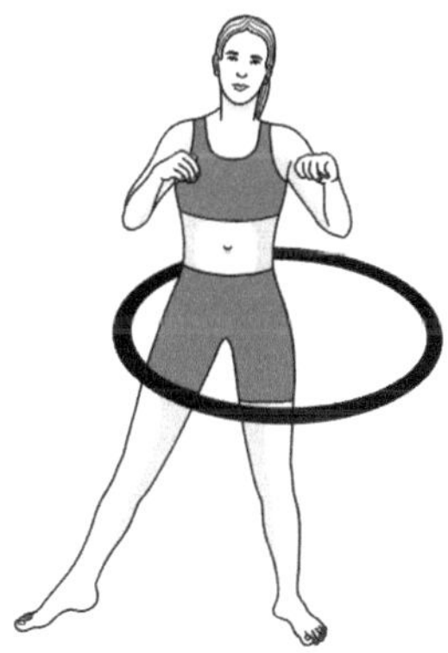

5 **Hullern Außen-Step | 40 Sek.**

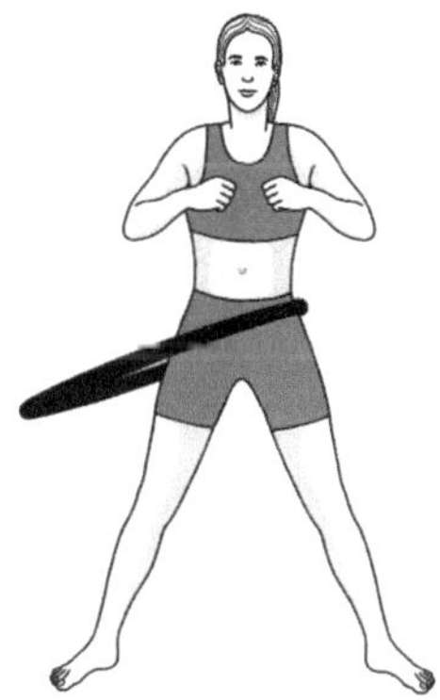

6 **Hullern breiter Stand | 40 Sek.**

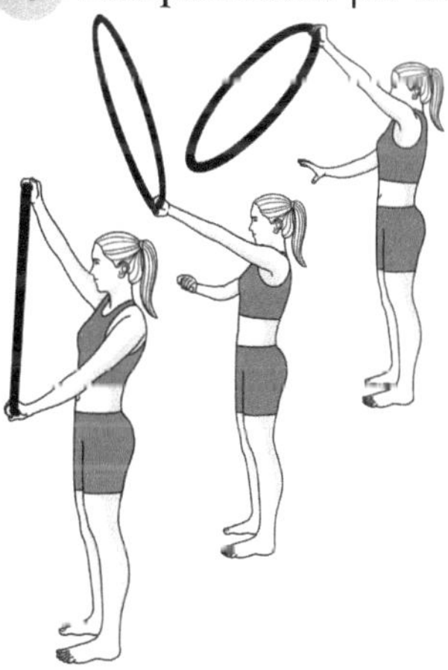

7 **Fallender Hoop | 30 Sek.**

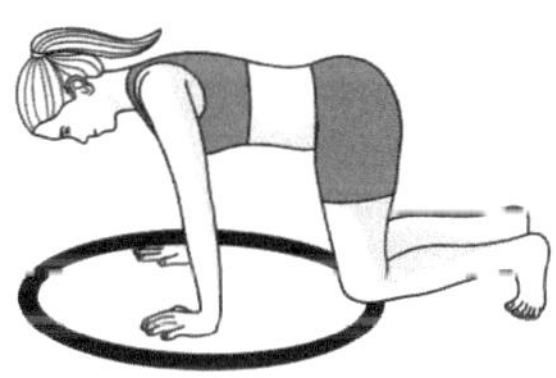

8 **Hula Vierfüßler | 30 Sek.**

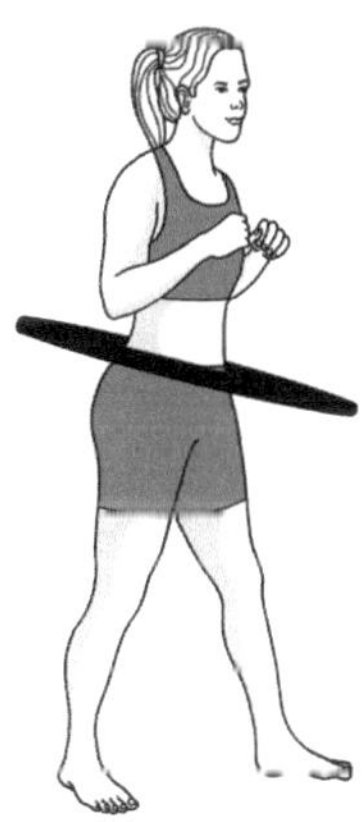

9 **Hullern versetzt | 40 Sek.**

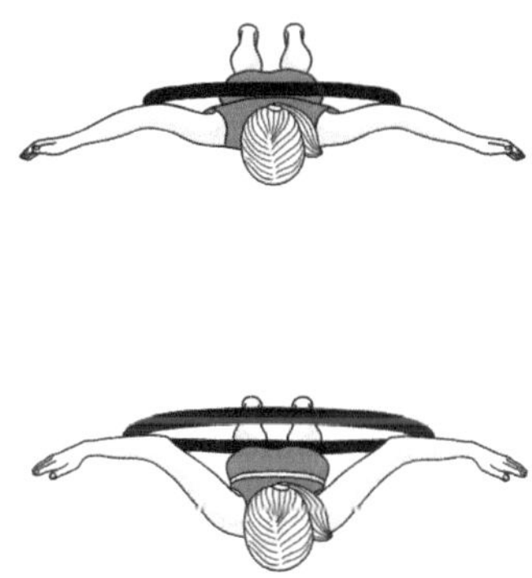

10 **Hoopheben aus der Bauchlage | 12 Wdh.**

10 Hula Hoop Ganzkörper Workout 10 für Anfänger

Geschätzte Trainingsdauer: 20 Min.

	Übungen	Wiederholungen/ Belastungszeit	Pause nach der Übung in Sek.	Seite
1	Hullern	40 Sek.	0	/
2	Hoopelmann	30 Sek.	20	140
3	Hullern Arme 1	40 Sek.	20	117
4	Kajakfahren	30 Sek.	20	133
5	Hullern Arme 4	40 Sek.	20	118
6	Hoop Mornings	15 Wdh.	20	127
7	Huller Walk	40 Sek.	20	120
8	Knieliegestütz	12 Wdh.	20	137
9	Hullern	40 Sek.	20	/
10	Wandsitzen	30 Sek.	20	130

Ein leerer Kreis bedeutet keine Pause nach der Übung.

Zwei Durchgänge mit 20 Sekunden Pause zwischen den Übungen

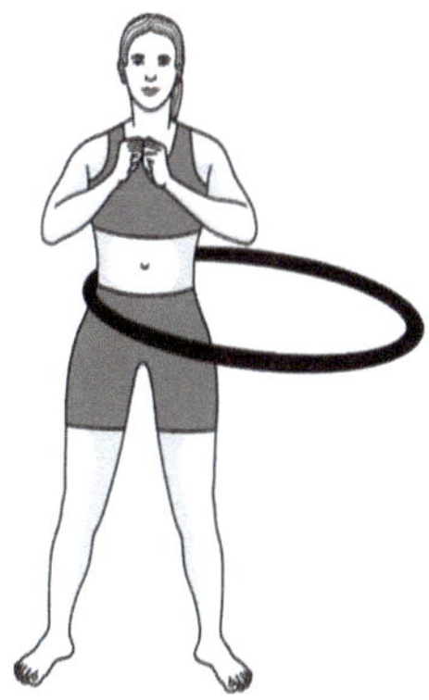

1 Hullern | 40 Sek.

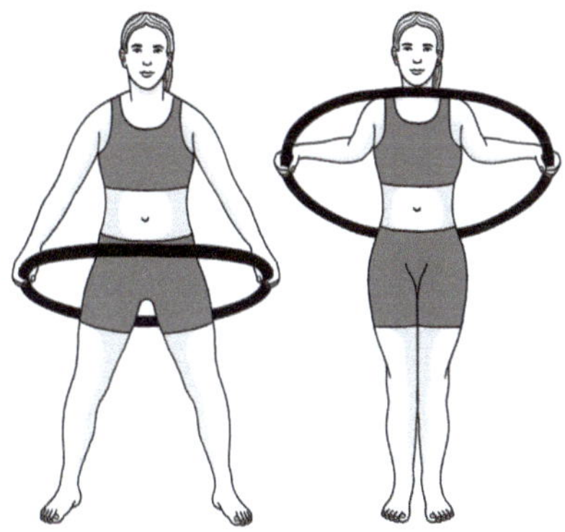

2 Hoopelmann | 30 Sek.

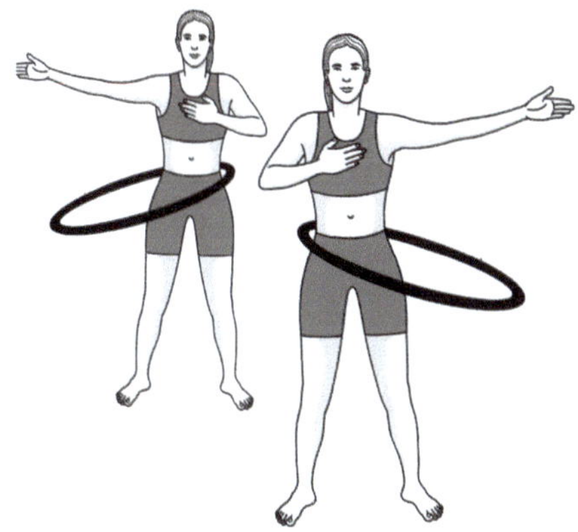

3 Hullern Arme 1 | 40 Sek.

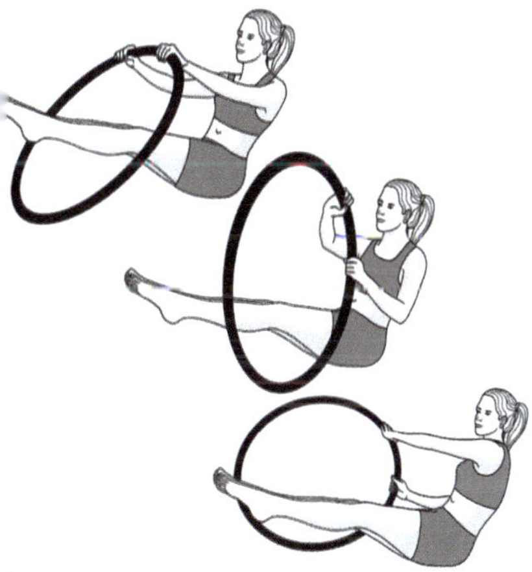

4 Kajakfahren | 30 Sek.

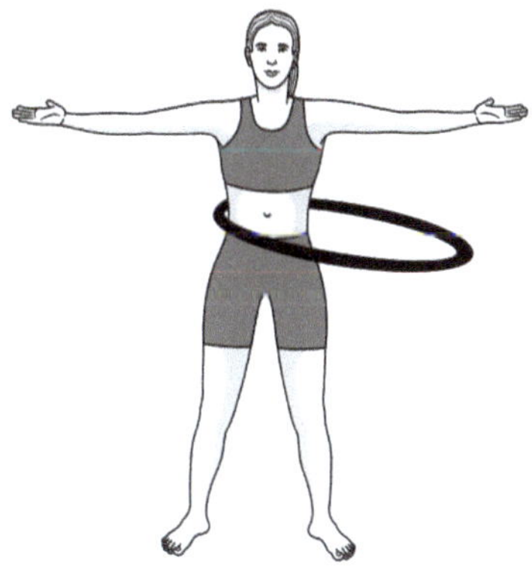

5 Hullern Arme 4 | 40 Sek.

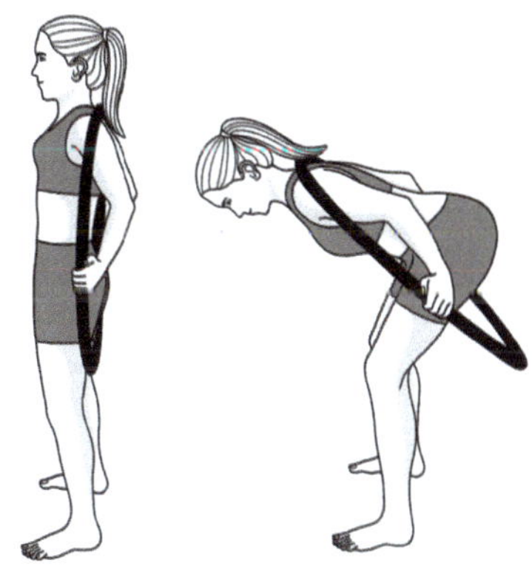

6 Hoop Mornings | 15 Wdh.

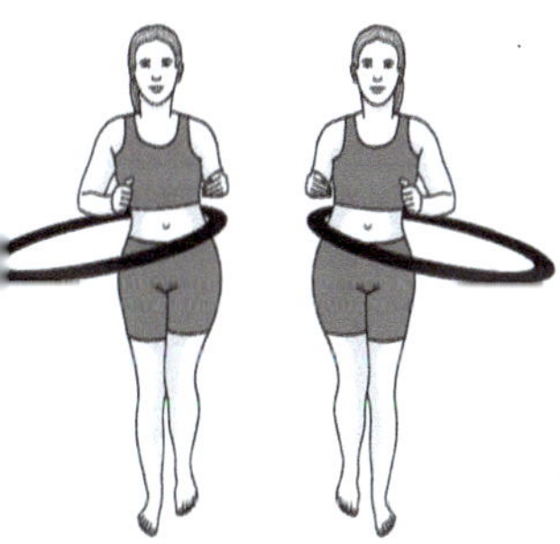

7 Huller Walk | 40 Sek.

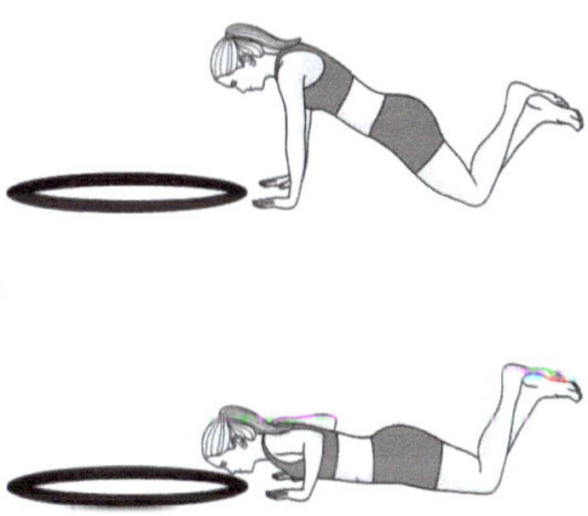

8 Knieliegestütz | 12 Wdh.

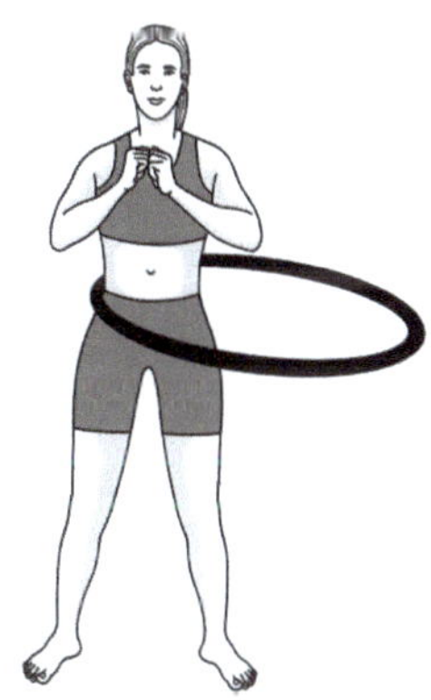

9 Hullern | 40 Sek.

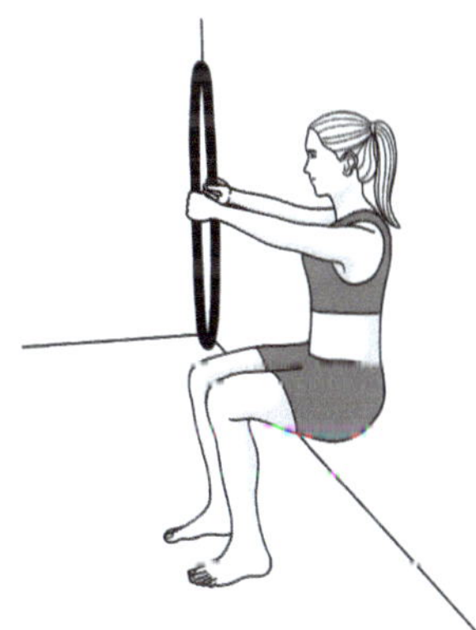

10 Wandsitzen | 30 Sek.

11 Hula Hoop Ganzkörper Workout 1 für Fortgeschrittene

Geschätzte Trainingsdauer: 15 Min.

	Übungen	Wiederholungen/ Belastungszeit	Pause nach der Übung in Sek.	Seite
1	Hullern	50 Sek.	20	/
2	Hula Squats	15 Wdh.	20	126
3	Hullern Arme 2	50 Sek.	20	117
4	Liegestütz	12 Wdh.	20	137
5	Hullern 360°	4 Wdh.	20	122
6	Hoopheben aus der Bauchlage	15 Wdh.	20	135
7	Hullern intensiv	50 Sek.	20	/

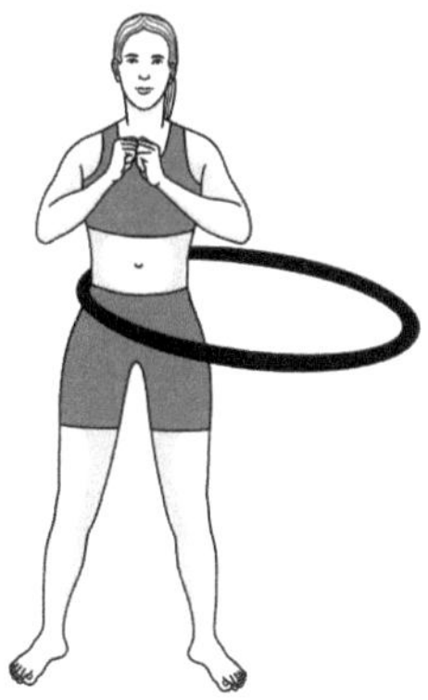

1 Hullern | 50 Sek.

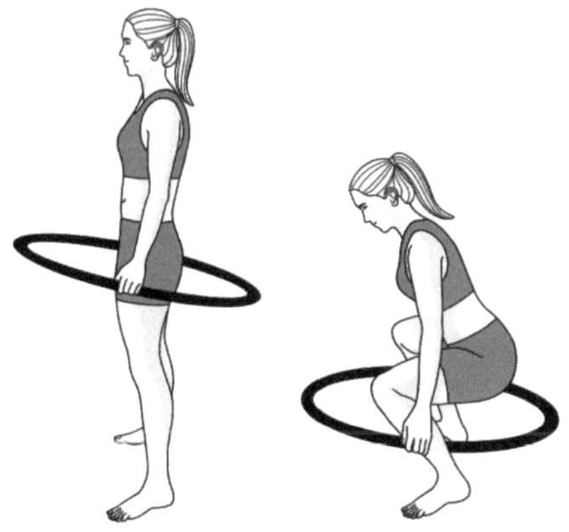

2 Hula Squats | 15 Wdh.

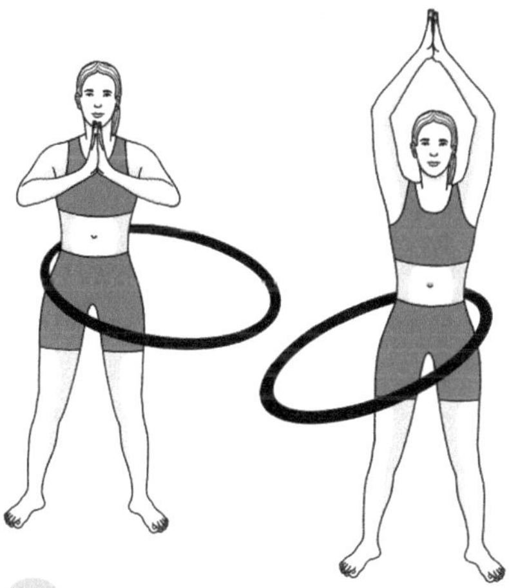

3 Hullern Arme 2 | 50 Sek.

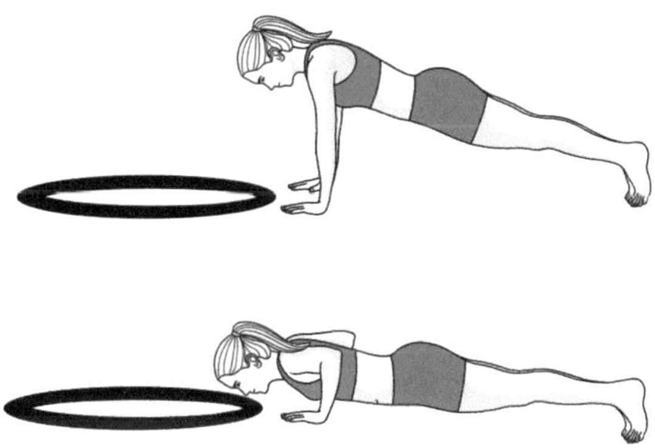

4 Liegestütz | 12 Wdh.

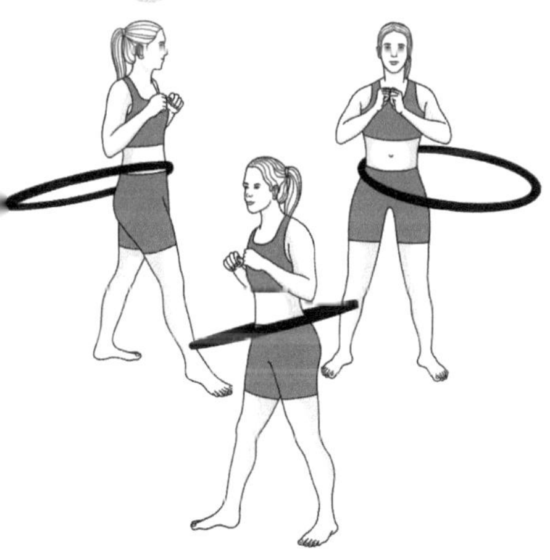

5 Hullern 360° | 4 Wdh.

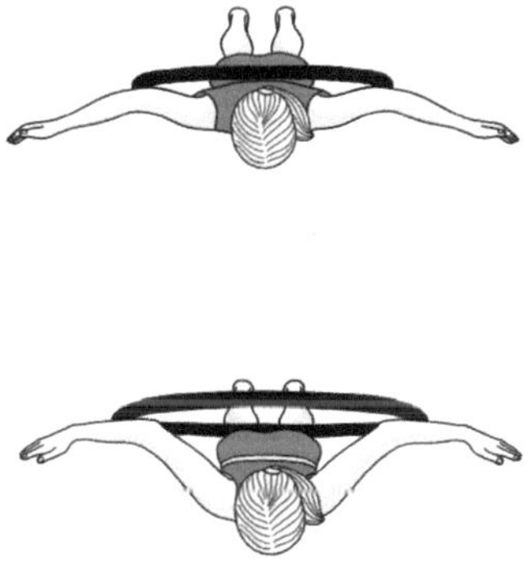

6 Hoopheben aus der Bauchlage | 15 Wdh.

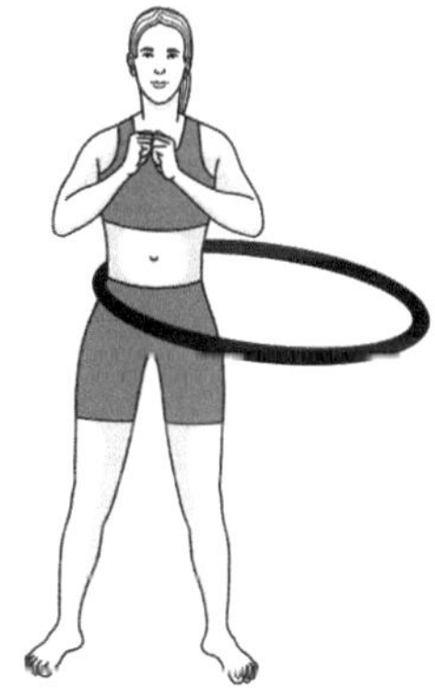

7 Hullern intensiv | 50 Sek.

12 Hula Hoop Ganzkörper Workout 2 für Fortgeschrittene

Geschätzte Trainingsdauer: 15 Min.

	Übungen	Wiederholungen/ Belastungszeit	Pause nach der Übung in Sek.	Seite
1	Hullern	50 Sek.	20	/
2	Squat mit Hoopheben	15 Wdh.	20	141
3	Hullern Arme kreisend	50 Sek.	20	120
4	Banana Hoop	12 Wdh.	20	130
5	Hullern versetzt	50 Sek.	0	119
6	Hullern intensiv	30 Sek.	20	/
7	Einarmiges Trizepsdrücken	12 Wdh.	0	136
8	Taucher	12 Wdh.	20	136

Zwei Durchgänge mit 20 Sekunden Pause zwischen den Übungen

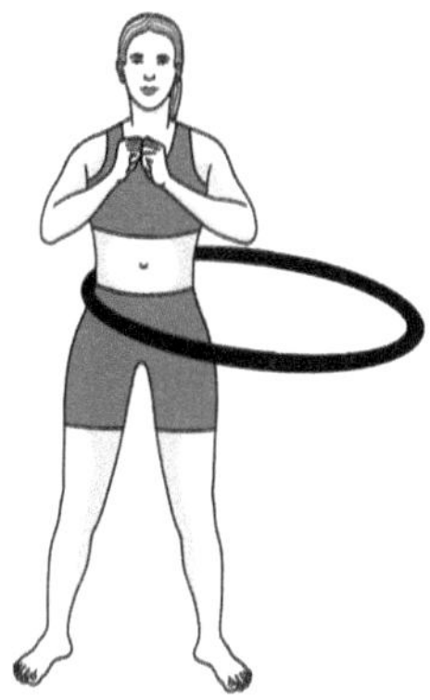

1 Hullern | 50 Sek.

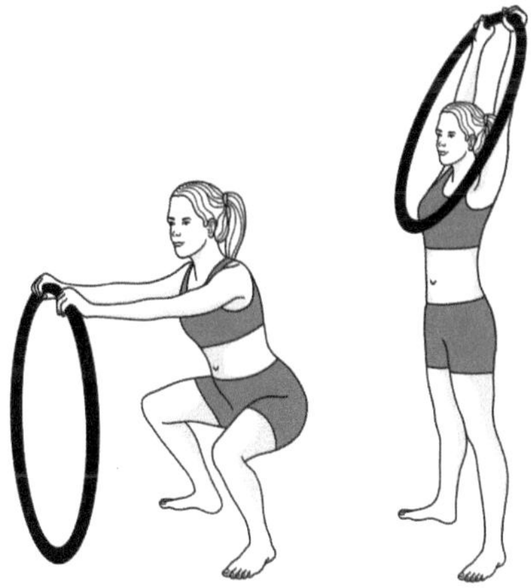

2 Squat mit Hoopheben | 15 Wdh.

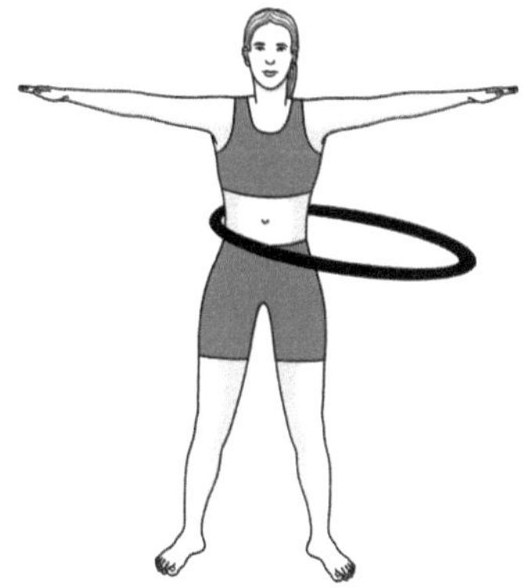

3 Hullern mit kreisenden Armen | 50 Sek.

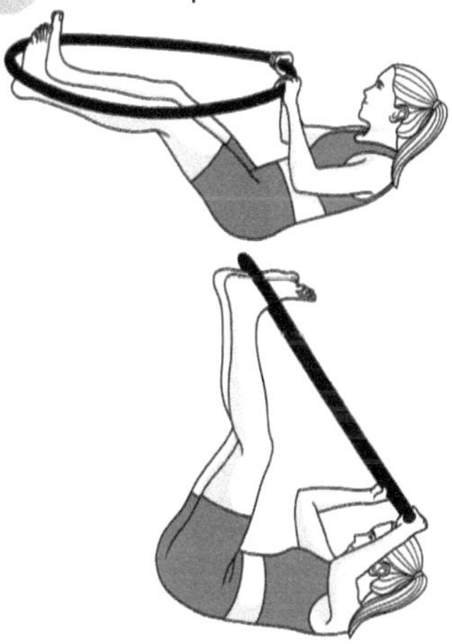

4 Banana Hoop | 12 Wdh.

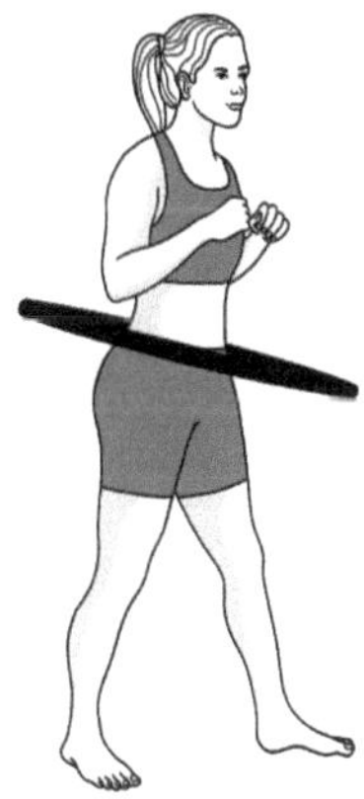

5 Hullern versetzt | 50 Sek.

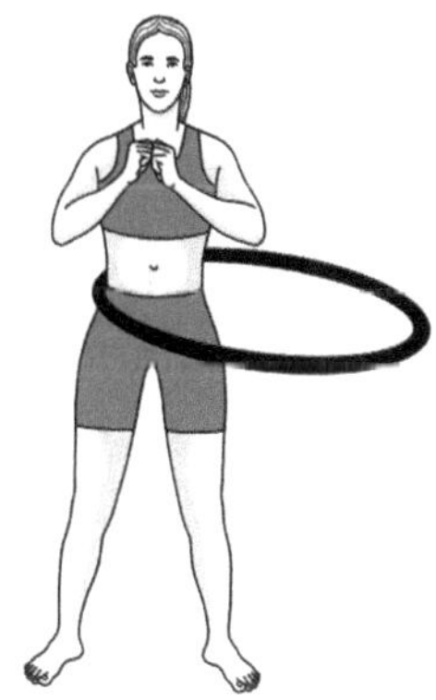

6 Hullern intensiv | 30 Sek.

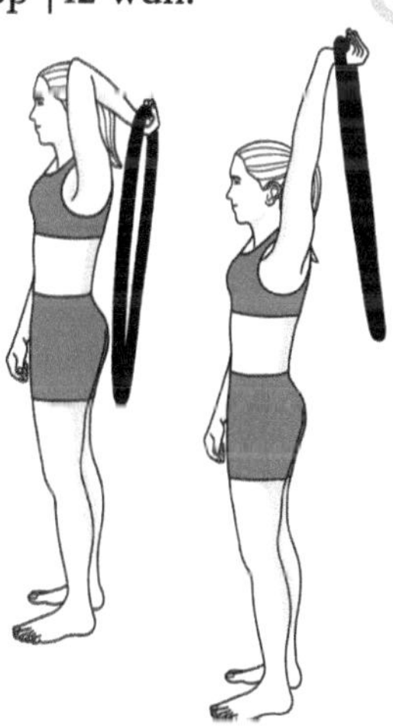

7 Einarmiges Trizepsdrücken | 12 Wdh.

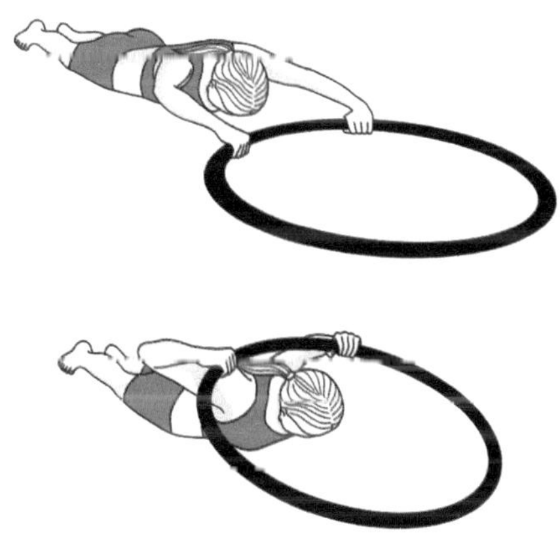

8 Taucher | 12 Wdh.

13 Hula Hoop Ganzkörper Workout 3 für Fortgeschrittene

Geschätzte Trainingsdauer: 18 Min.

	Übungen	Wiederholungen/ Belastungszeit	Pause nach der Übung in Sek.	Seite
1	Hullern intensiv	50 Sek.	20	/
2	Hoop Crunches	15 Wdh.	20	131
3	Hullern Kniebeuge	30 Sek.	0	121
4	Hullern	50 Sek.	20	/
5	Einbeiniges Beckenheben	12 Wdh.	20	125
6	Hullern Arme 5	30 Sek.	0	118
7	Hullern Vorwärts-Step	30 Sek.	20	121
8	Latdrücken	10 Wdh.	20	135
9	Schulterdrücken	15 Wdh.	20	138

Zwei Durchgänge mit 20 Sekunden Pause zwischen den Übungen

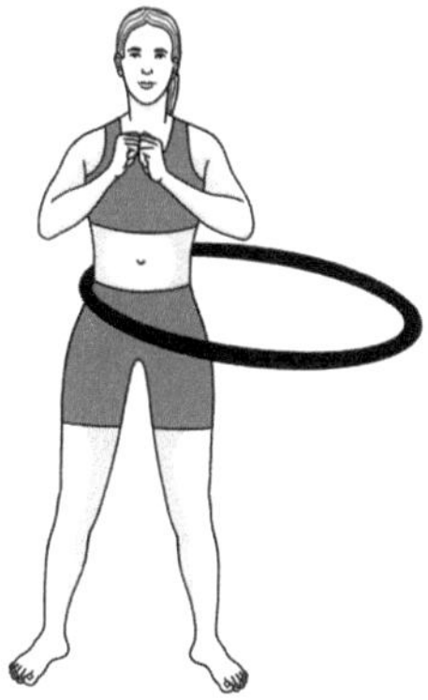

1 Hullern intensiv | 50 Sek.

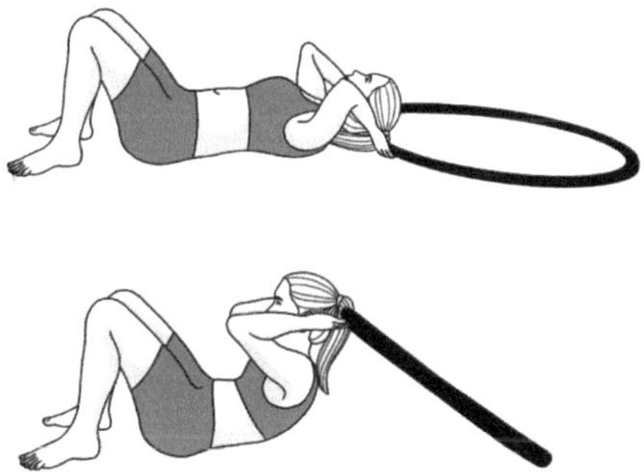

2 Hoop Crunches | 15 Wdh.

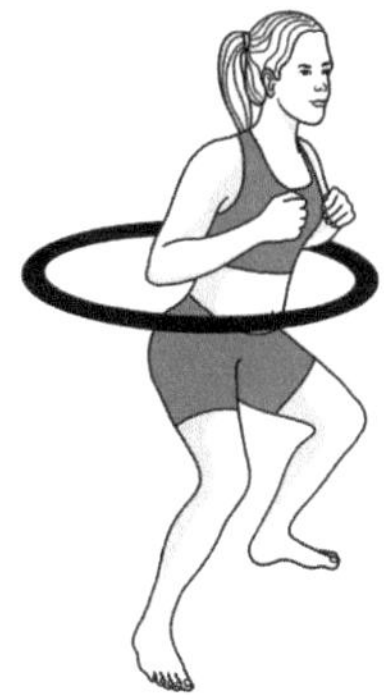

3 Hullern Kniebeuge | 30 Sek.

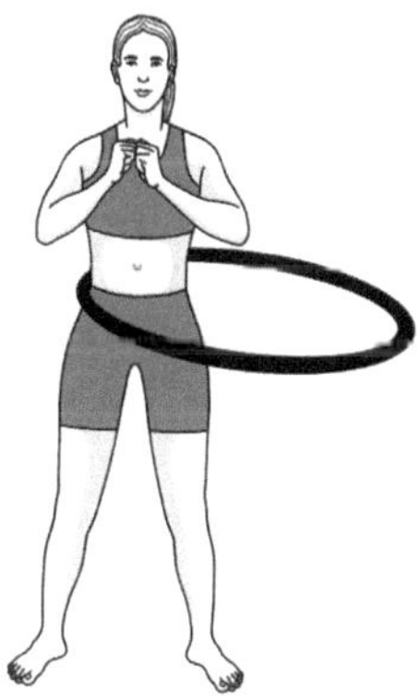

4 Hullern | 50 Sek.

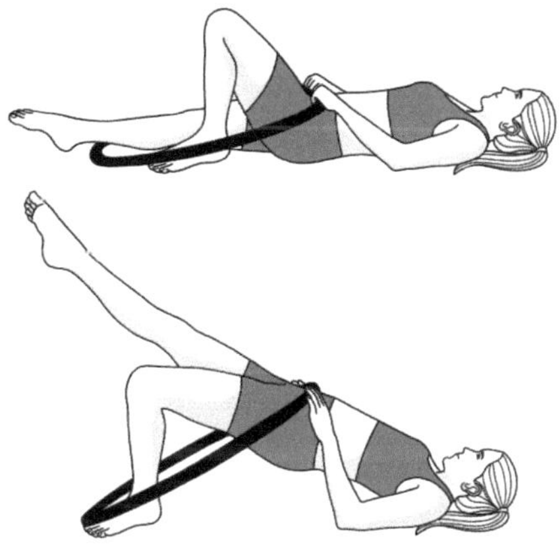

5 Einbeiniges Beckenheben | 12 Wdh.

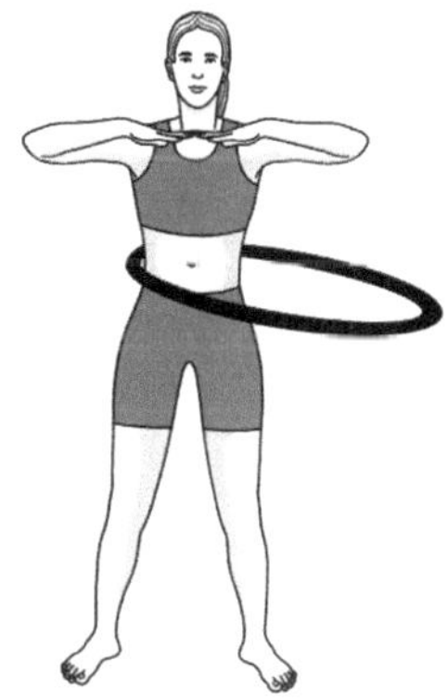

6 Hullern Arme 5 | 30 Sek.

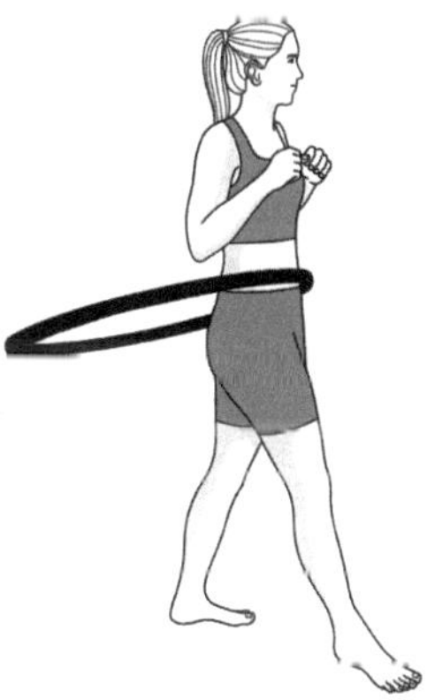

7 Hullern Vorwärts-Step | 30 Sek.

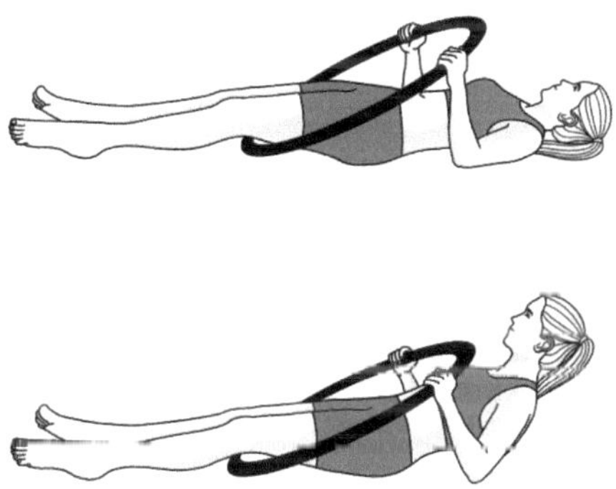

8 Latdrücken | 10 Wdh.

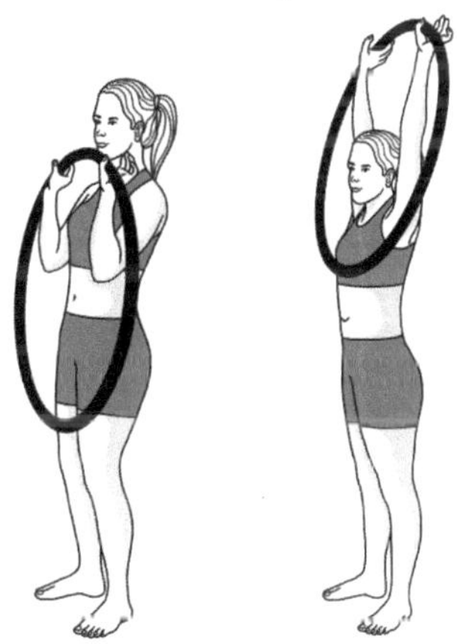

9 Schulterdrücken | 15 Wdh.

14 Hula Hoop Ganzkörper Workout 4 für Fortgeschrittene

Geschätzte Trainingsdauer: 20 Min.

	Übungen	Wiederholungen/ Belastungszeit	Pause nach der Übung in Sek.	Seite
1	Hullern	50 Sek.	20	/
2	Hoop-Lenkrad-Squat	40 Sek.	20	140
3	Hoop Kick	15 Wdh.	20	127
4	Hullern versetzt	50 Sek.	20	119
5	Hoop Plank	40 Sek.	20	132
6	Hullern Arme 3	50 Sek.	20	117
7	Trizpes Kickbacks	12 Wdh.	20	137
8	Hullern Arme 5	50 Sek.	20	118
9	Hula Vierfüßler	40 Sek.	20	131

Zwei Durchgänge mit 20 Sekunden Pause zwischen den Übungen

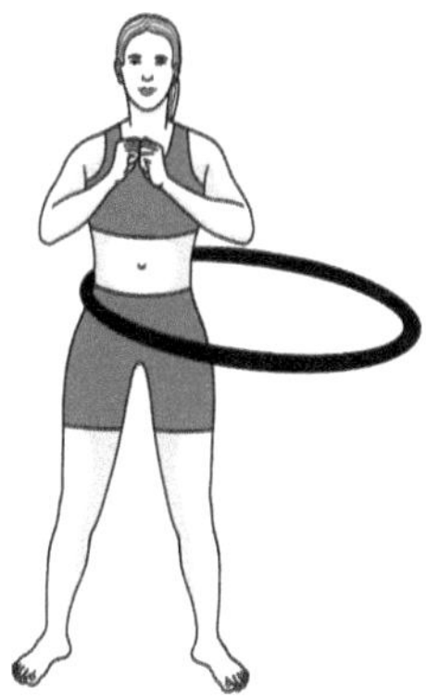

1 Hullern intensiv | 50 Sek.

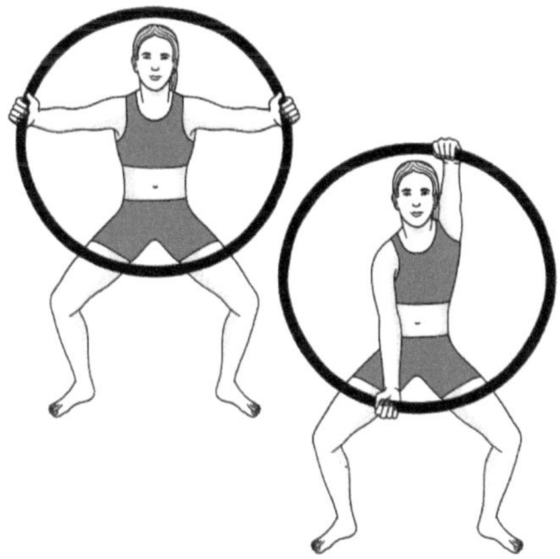

2 Hoop-Lenkrad-Squat | 40 Sek.

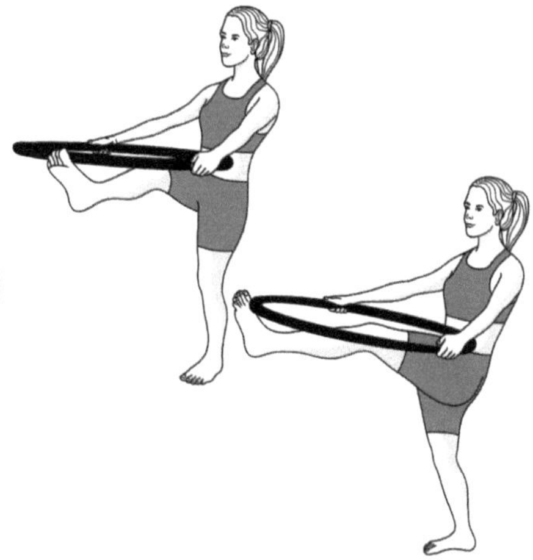

3 Hoop Kick | 15 Wdh.

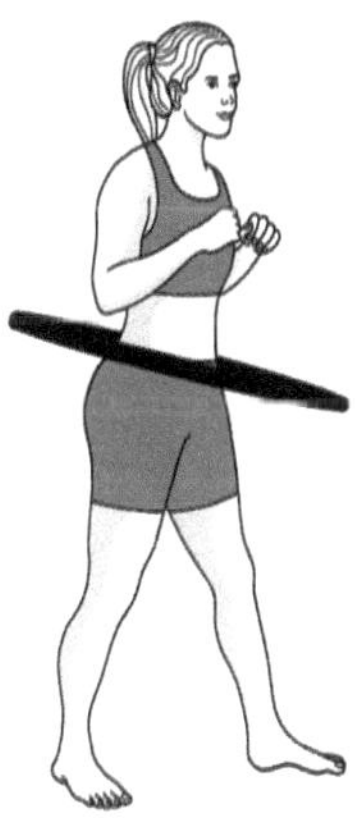

4 Hullern versetzt | 50 Sek.

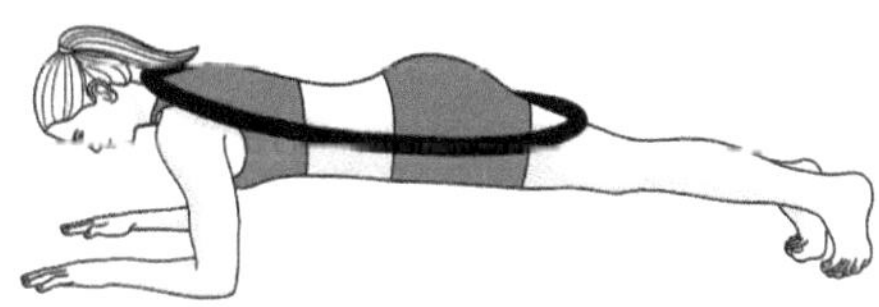

5 Hoop Plank | 40 Sek.

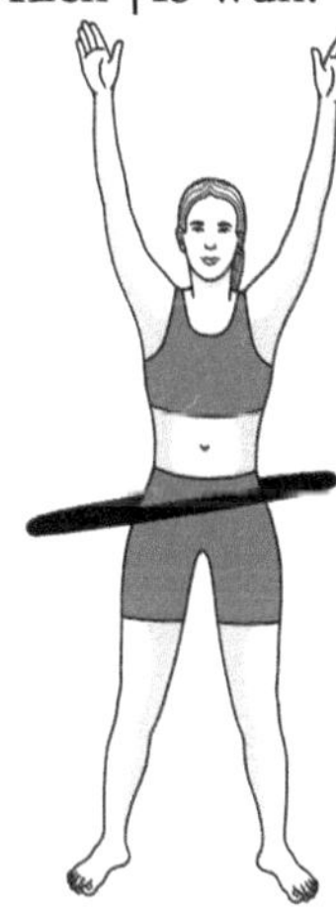

6 Hullern Arme 3 | 50 Sek.

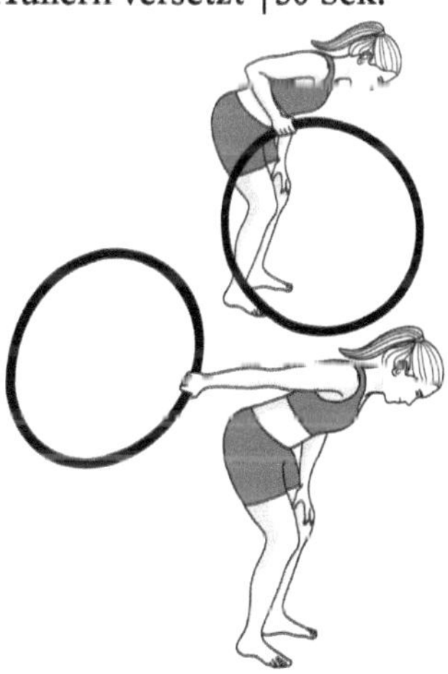

7 Trizeps Kickbacks | 12 Wdh.

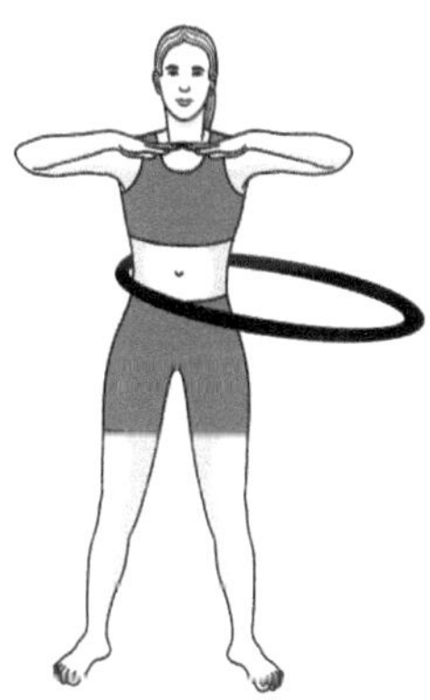

8 Hullern Arme 5 | 50 Sek.

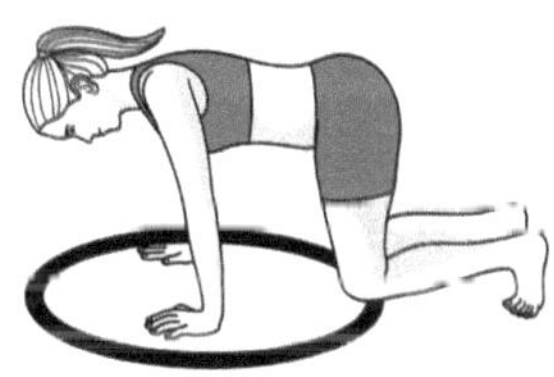

9 Hula Vierfüßler | 40 Sek.

15 Hula Hoop Ganzkörper Workout 5 für Fortgeschrittene

Geschätzte Trainingsdauer: 22 Min.

	Übungen	Wiederholungen/ Belastungszeit	Pause nach der Übung in Sek.	Seite
1	Hullern	50 Sek.	20	/
2	Rückenziehen	15 Wdh.	20	135
3	Hullern intensiv	50 Sek.	20	/
4	Frontheben Backkick	12 Wdh.	20	139
5	Hullern Vorwärts-Step	50 Sek.	20	121
6	Taucher	15 Wdh.	20	136
7	Segeln im Wind	30 Sek.	20	133
8	Hullern Außen-Step	50 Sek.	0	119
9	Hullern 360°	4 Wdh.	20	122
10	Hoop Mornings	15 Wdh.	20	127

Ein leerer Kreis bedeutet keine Pause nach der Übung.

Zwei Durchgänge mit 20 Sekunden Pause zwischen den Übungen

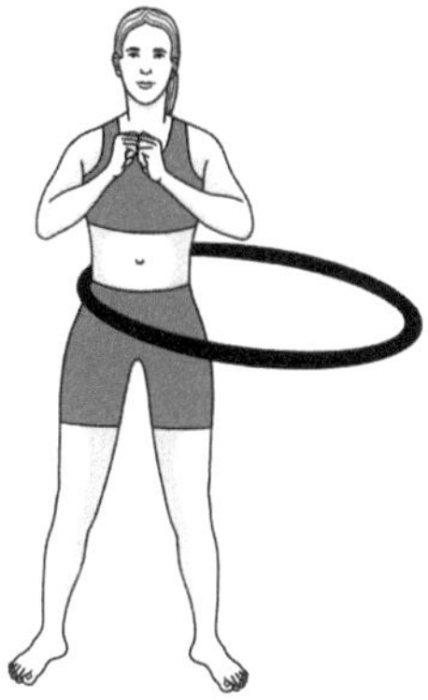

1 Hullern | 50 Sek.

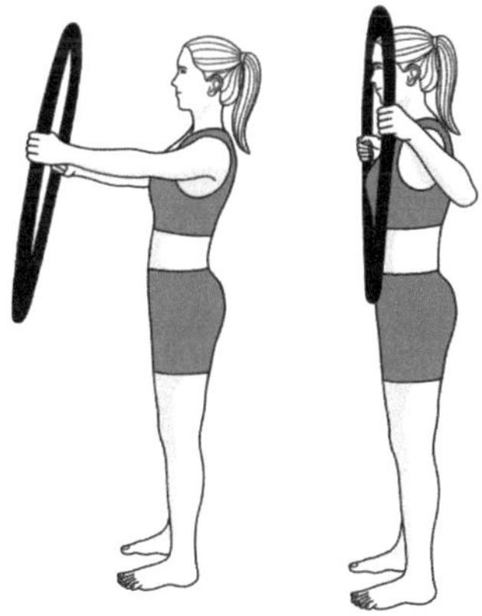

2 Rückenziehen | 15 Wdh.

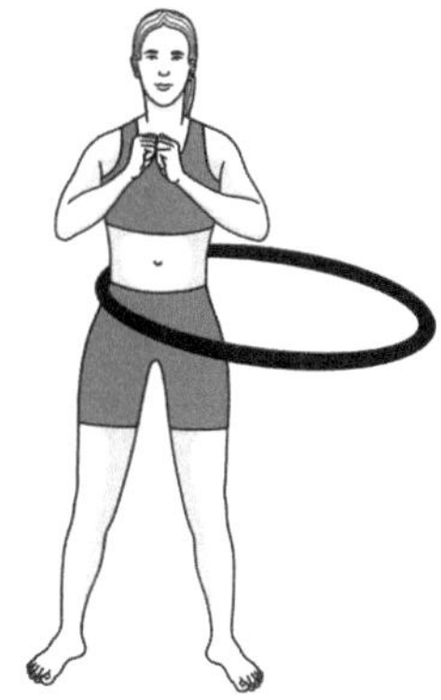

3 Hullern intensiv | 50 Sek.

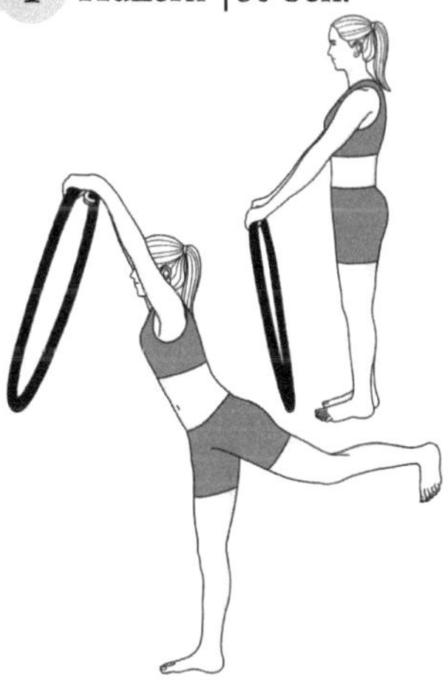

4 Frontheben Backkick | 12 Wdh.

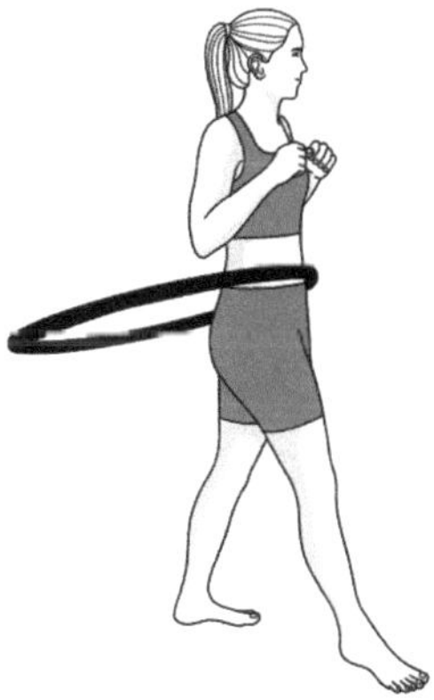

5 Hullern mit vorwärts Step | 50 Sek.

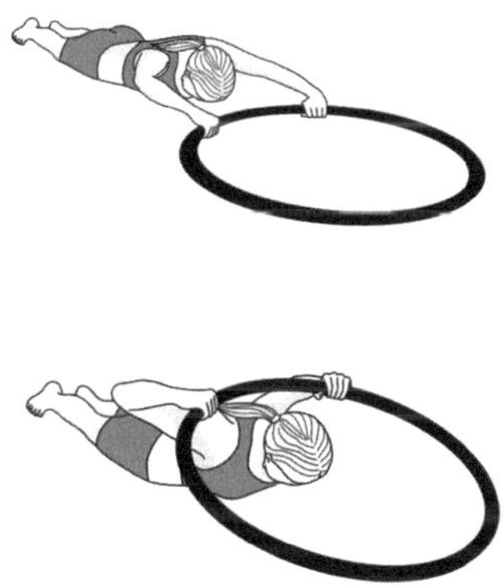

6 Taucher | 15 Wdh.

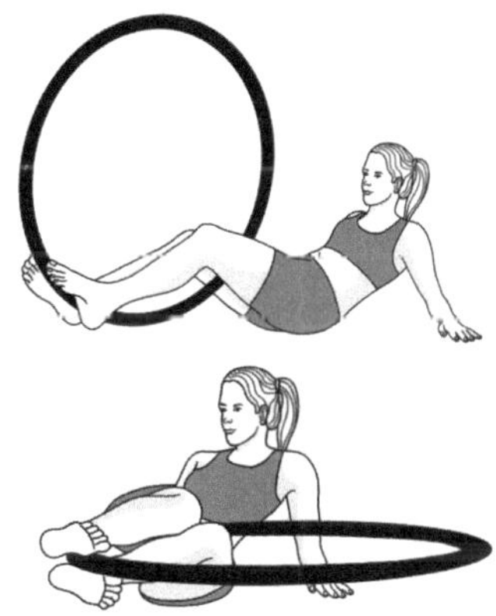

7 Segeln im Wind | 30 Sek.

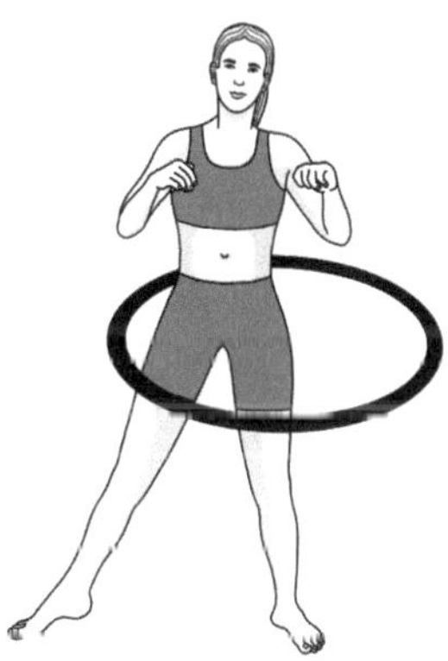

8 Hullern Außen-Step | 50 Sek.

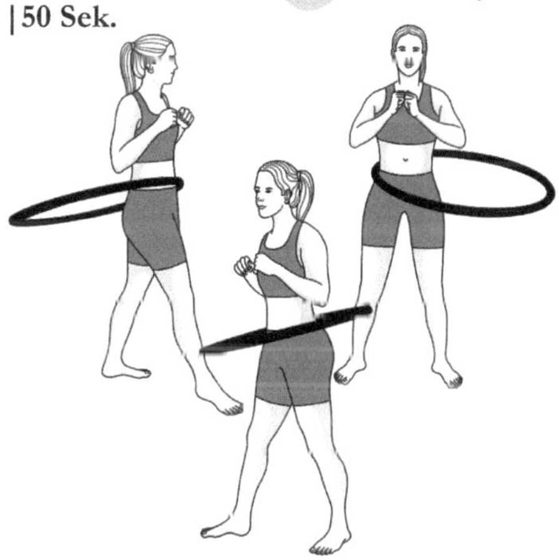

9 Hullern 360° | 4 Wdh.

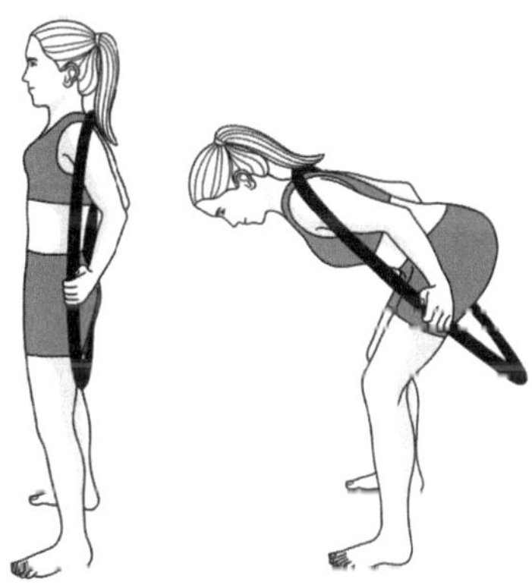

10 Hoop Mornings | 15 Wdh.

16 Hula Hoop Ganzkörper Workout 6 für Fortgeschrittene

Geschätzte Trainingsdauer: 20 Min.

	Übungen	Wiederholungen/ Belastungszeit	Pause nach der Übung in Sek.	Seite
1	Hoopheben	15 Wdh.	20	127
2	Hullern intensiv	50 Sek.	0	/
3	Huller Walk	40 Sek.	0	120
4	Hullern Außen-Step	40 Sek.	20	119
5	Seitstütz	30 Sek.	20	134
6	Hula Vierfüßler	30 Sek.	20	131
7	Einarmiges Trizepsdrücken	12 Wdh.	20	136
8	Hullern	50 Sek.	0	/
9	Hullern Squat kreisende Arme	30 Sek.	20	121
10	Touch the Hoop	40 Sek.	20	129

Zwei Durchgänge mit 20 Sekunden Pause zwischen den Übungen

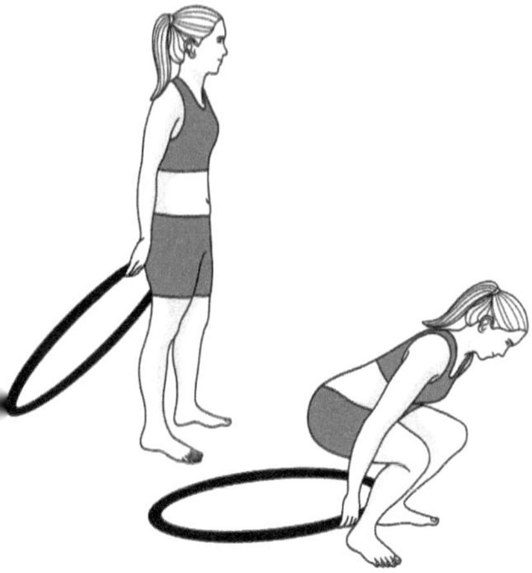

1 **Hoopheben | 15 Wdh.**

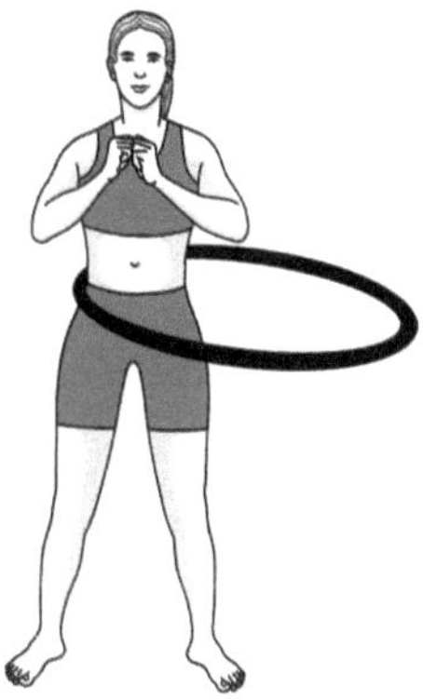

2 **Hullern intensiv | 50 Sek.**

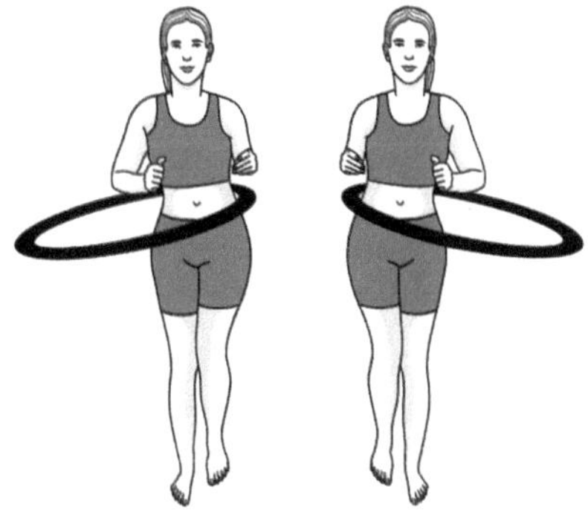

3 **Huller Walk | 40 Sek.**

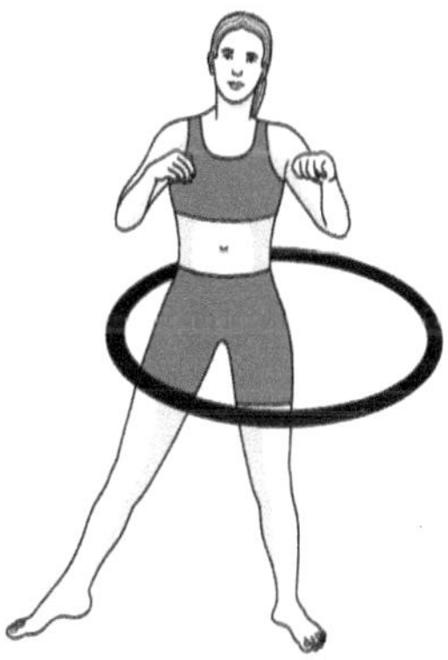

4 **Hullern Außen-Step | 40 Sek.**

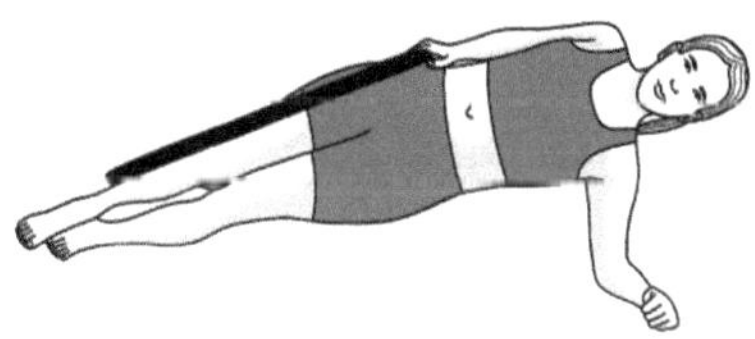

5 **Seitstütz | 30 Sek.**

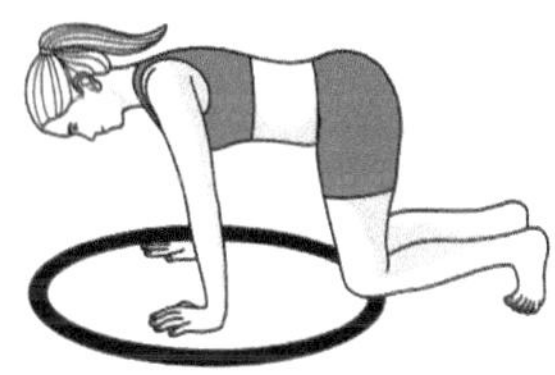

6 **Hula Vierfüßler | 30 Sek.**

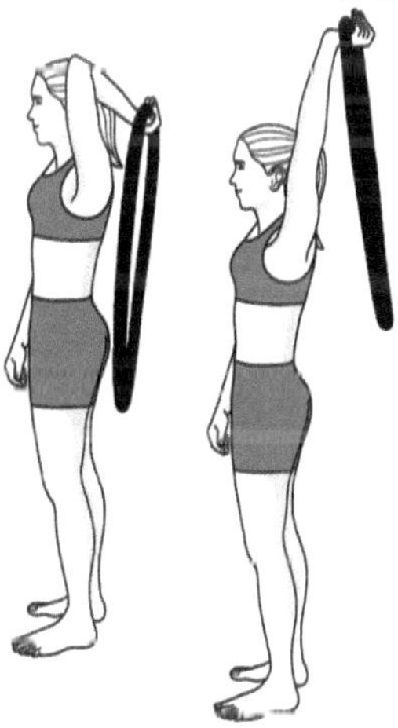

7 **Einarmiges Trizepsdrücken | 12 Wdh.**

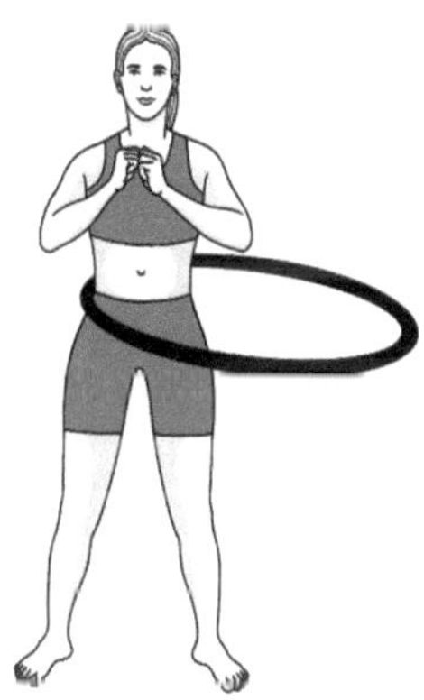

8 **Hullern | 50 Sek.**

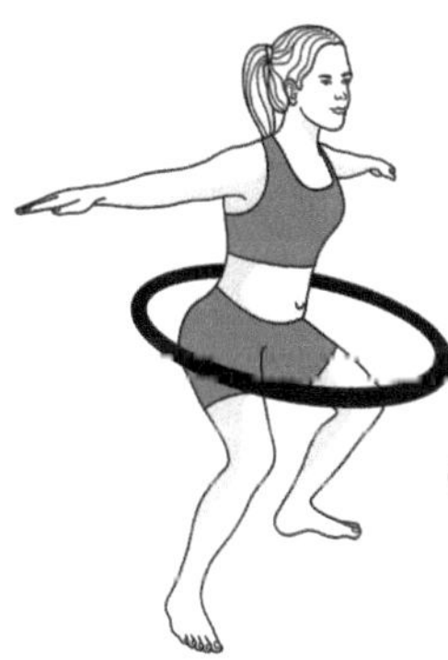

9 **Hullern Squat kreisende Arme | 30 Sek.**

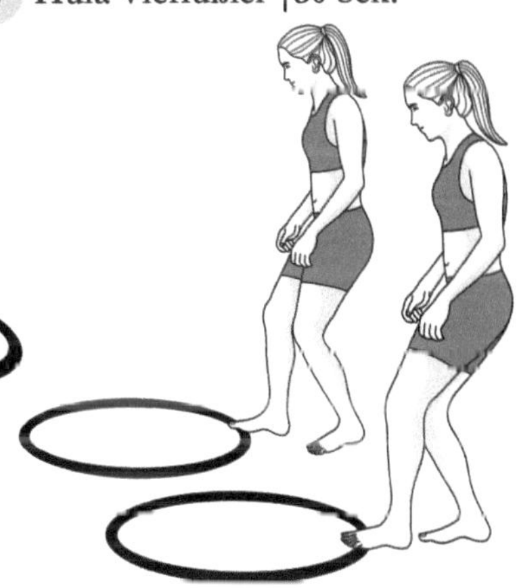

10 **Touch the Hoop | 40 Sek.**

17 Hula Hoop Ganzkörper Workout 7 für Fortgeschrittene

Geschätzte Trainingsdauer: 20 Min.

	Übungen	Wiederholungen/ Belastungszeit	Pause nach der Übung in Sek.	Seite
1	Hullern	50 Sek.	0	/
2	Hullern Rückenziehen	30 Sek.	0	120
3	Hullern Arme 3	30 Sek.	0	117
4	Ausfallschritt	10 Wdh.	20	124
5	Gestützter Sumo Squat	10 Wdh.	20	126
6	Hoop-Lenkrad-Squat	30 Sek.	20	140
7	Hoopheben aus der Bauchlage	12 Wdh.	20	135
8	Hooping Leg Raises	12 Wdh.	40	132
9	Hullern intensiv	50 Sek.	0	/
10	Hullern breiter Stand	30 Sek.	0	118

Zwei Durchgänge mit 20 Sekunden Pause zwischen den Übungen

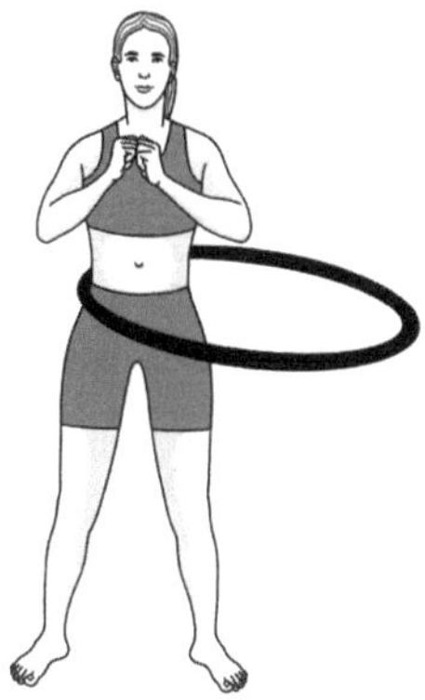

1 Hullern | 50 Sek.

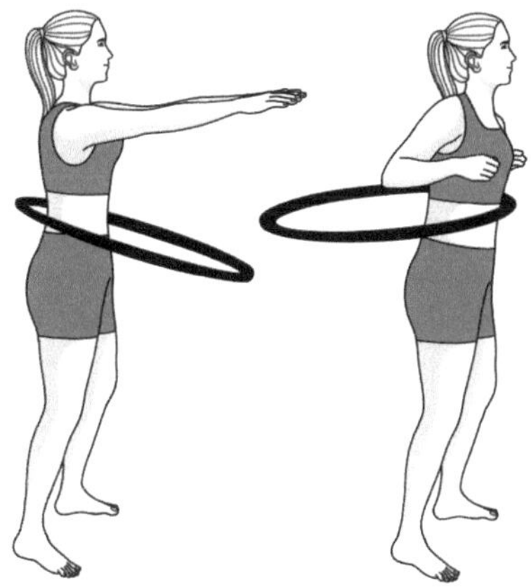

2 Hullern Rückenziehen | 30 Sek.

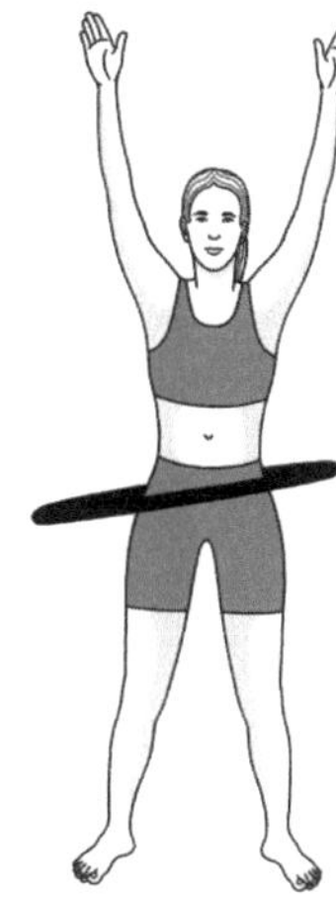

3 Hullern Arme 3 | 30 Sek.

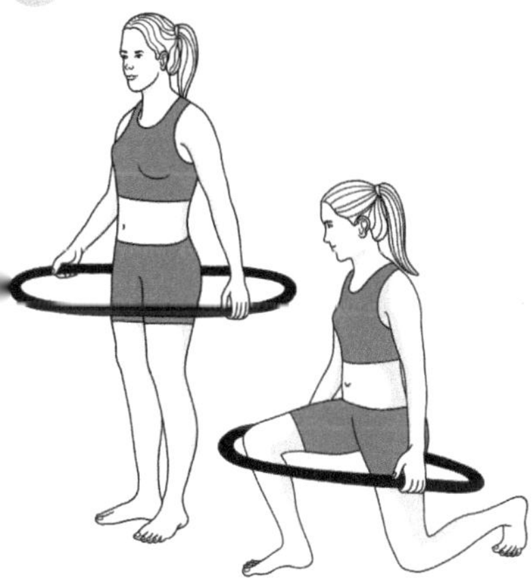

4 Ausfallschritt | 10 Wdh.

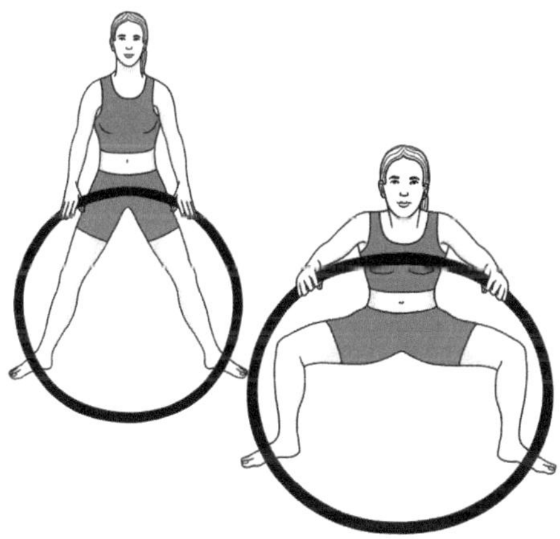

5 Gestützter Sumo Squat | 10 Wdh.

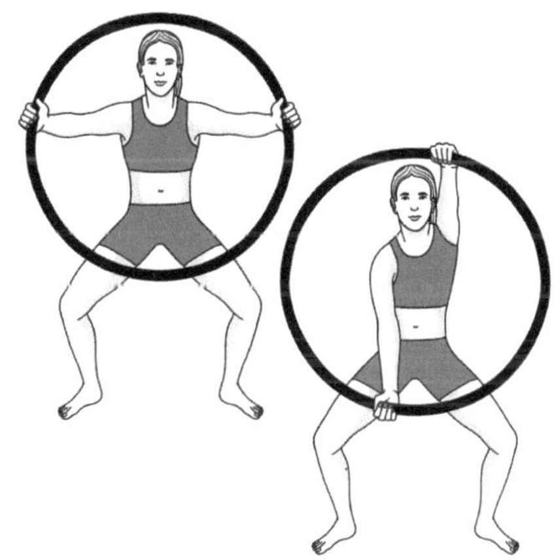

6 Hoop-Lenkrad-Squat | 30 Sek.

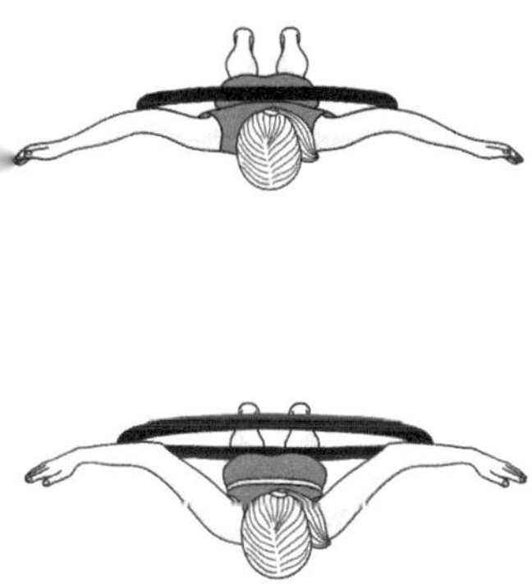

7 Hoopheben aus der Bauchlage | 12 Wdh.

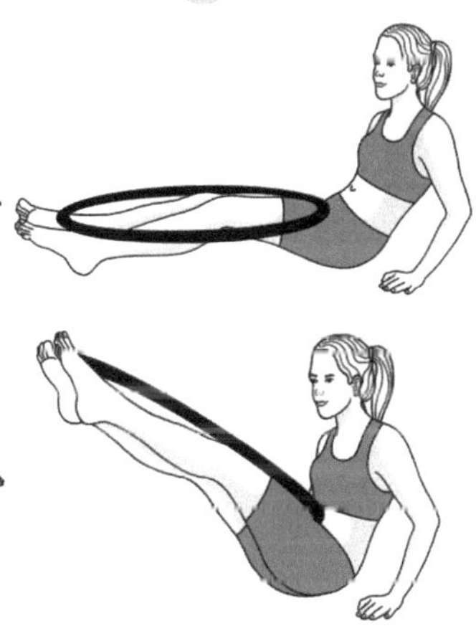

8 Hooping Leg Raises | 12 Wdh.

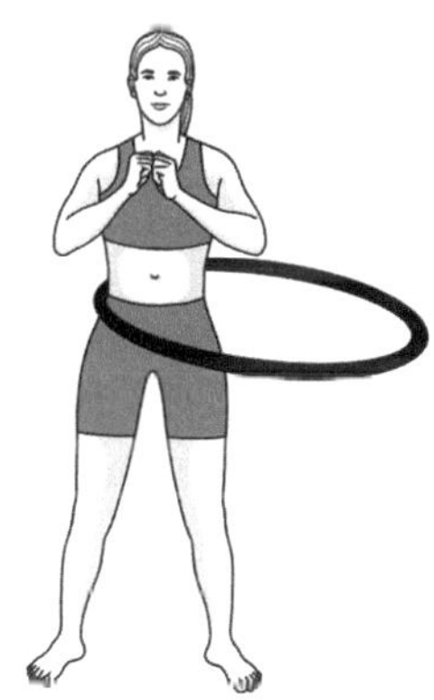

9 Hullern intensiv | 50 Sek.

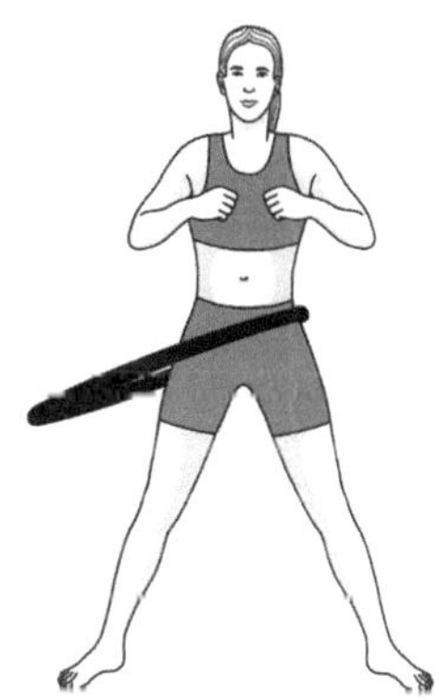

10 Hullern breiter Stand | 30 Sek.

18

Hula Hoop Ganzkörper Workout 8 für Fortgeschrittene

Geschätzte Trainingsdauer: 22 Min.

	Übungen	Wiederholungen/ Belastungszeit	Pause nach der Übung in Sek.	Seite
1	Hullern	50 Sek.	0	/
2	Hullern Arme kreisend	30 Sek.	0	120
3	Hullern Arme 2	40 Sek.	20	117
4	Seitliches Beinheben	10 Wdh.	20	139
5	Hula Squats	15 Wdh.	0	126
6	Hullern Arme 4	50 Sek.	0	118
7	Hullern Zehenspitz	30 Sek.	20	119
8	Liegestütz	15 Wdh.	20	137
9	Latdrücken	12 Wdh.	20	135
10	Hoop Crunches	12 Wdh.	20	131
11	Hula Zweifüßler	25 Sek.	20	131
12	Hullern intensiv	50 Sek.	0	/
13	Tiefes Hullern	30 Sek.	0	124

Zwei Durchgänge mit 20 Sekunden Pause zwischen den Übungen

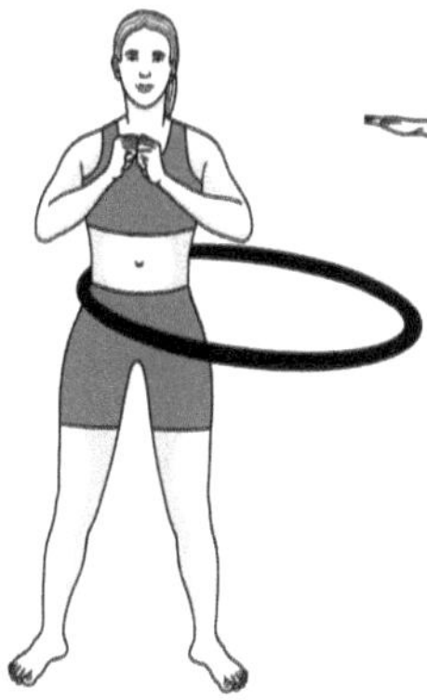

1 Hullern | 50 Sek.

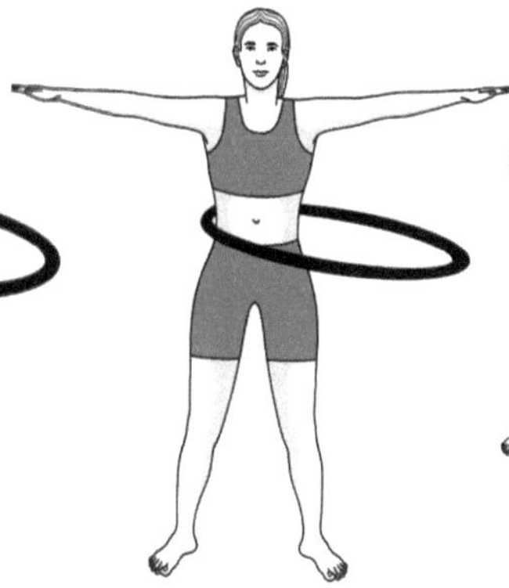

2 Hullern Arme kreisend | 30 Sek.

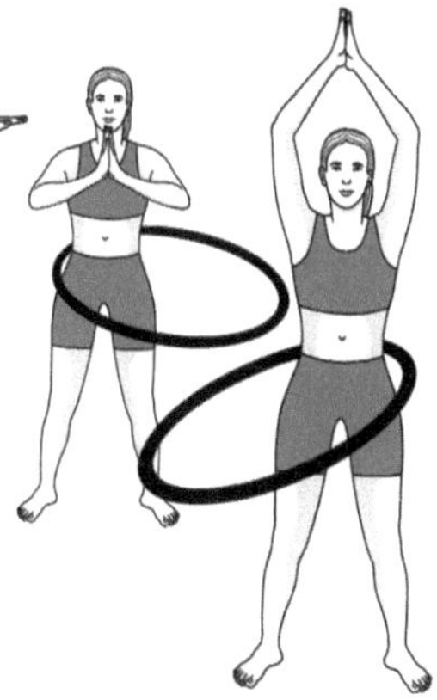

3 Hullern Arme 2 | 30 Sek.

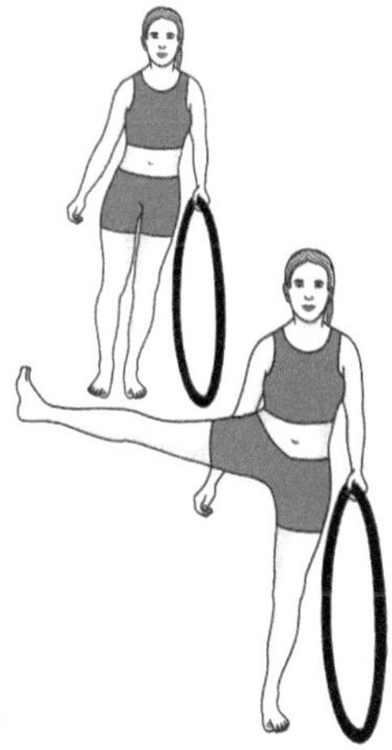

4 Seitliches Beinheben | 10 Wdh.

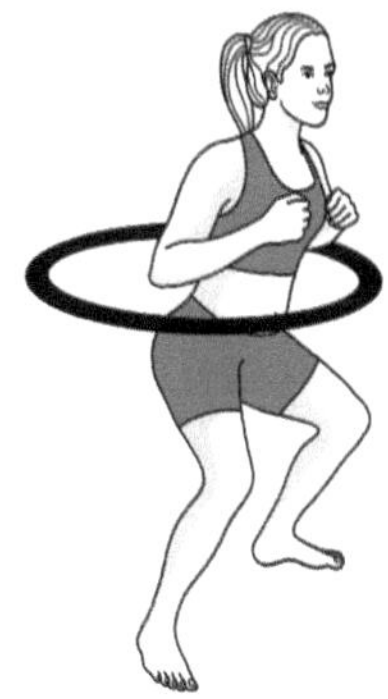

5 Hula Squats | 15 Wdh.

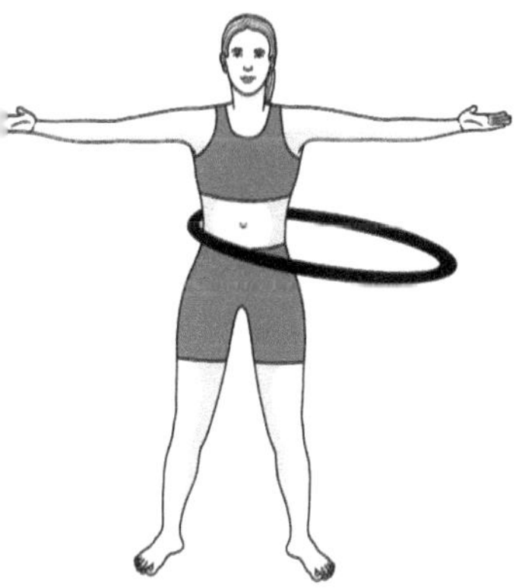

6 Hullern Arme 4 | 50 Sek.

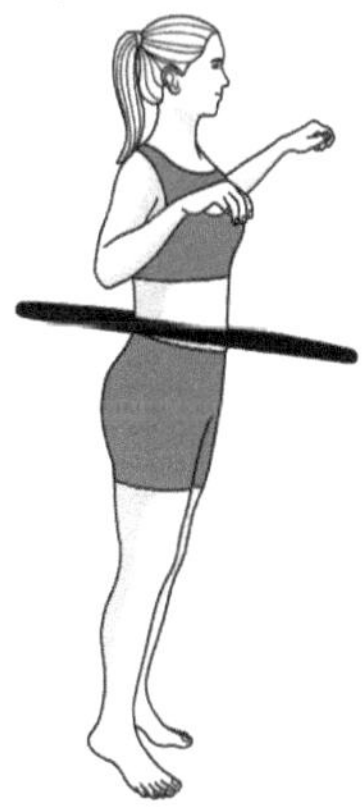

7 Hullern Zehenspitz | 30 Sek.

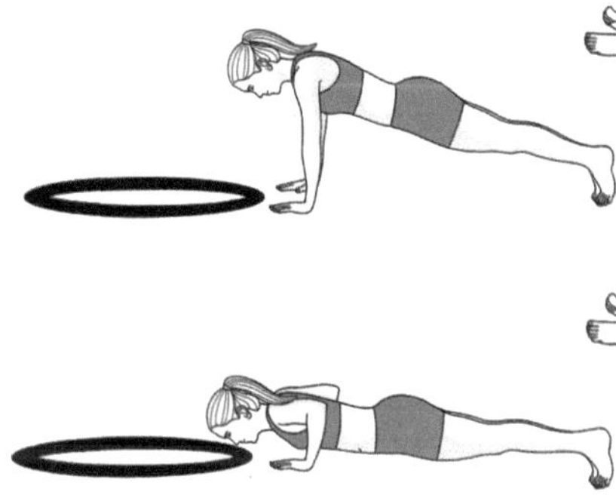

8 Liegestütz | 15 Wdh.

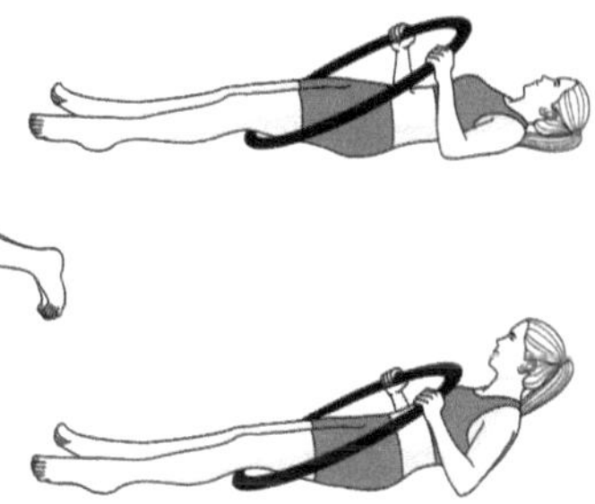

9 Latdrücken | 12 Wdh.

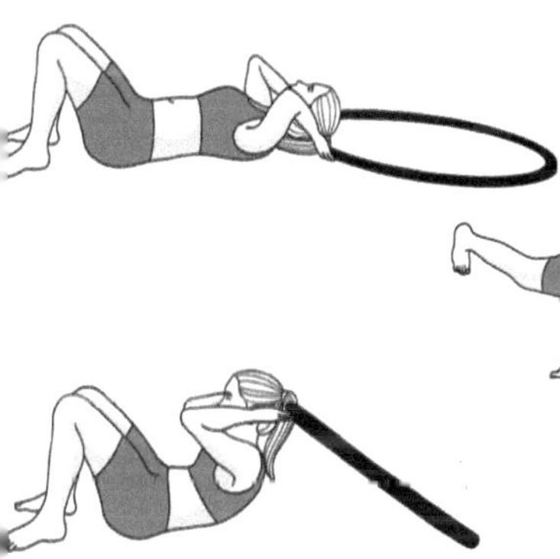

10 Hoop Crunches | 12 Wdh.

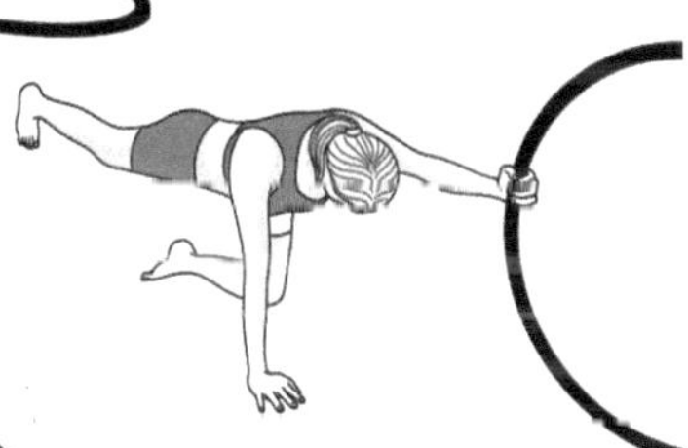

11 Hula Zweifüßler | 25 Sek.

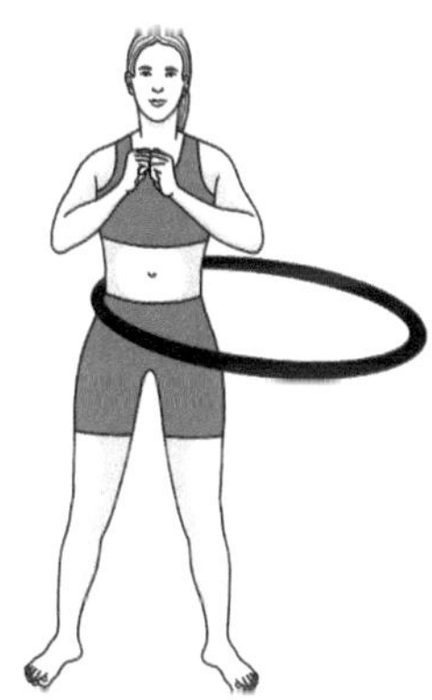

12 Hullern intensiv | 50 Sek.

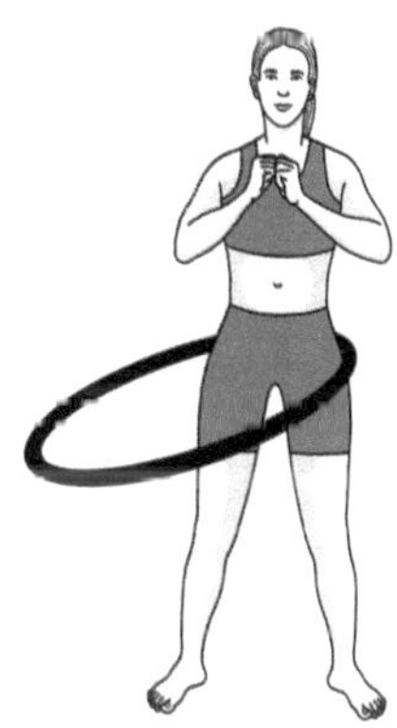

13 Tiefes Hullern | 30 Sek.

19 Hula Hoop Ganzkörper Workout 9 für Fortgeschrittene

Geschätzte Trainingsdauer: 22 Min.

	Übungen	Wiederholungen/ Belastungszeit	Pause nach der Übung in Sek.	Seite
1	Hoopelmann	50 Sek.	0	140
2	Hullern Kniebeuge	30 Sek.	0	120
3	Hullern versetzt	50 Sek.	20	119
4	Ausfallschritt	12 Wdh.	20	124
5	Schulterdrücken	15 Wdh.	20	138
6	Trizeps Kickbacks	12 Wdh.	20	137
7	Hullern seitliches Beinheben	30 Sek.	0	122
8	Hullern Backkicks	30 Sek.	0	122
9	Hullern intensiv	50 Sek.	20	/
10	Rückenziehen	15 Wdh.	20	135
11	Rollender Reifen	30 Sek.	20	133
12	Hoop Mornings	15 Wdh.	20	127

Zwei Durchgänge mit 20 Sekunden Pause zwischen den Übungen

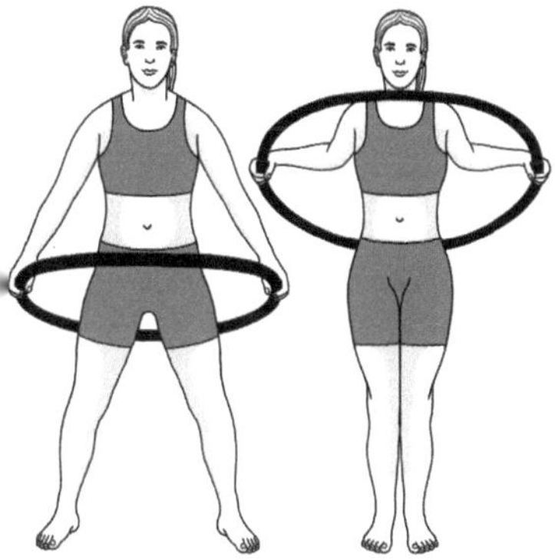

1 **Hoopelmann |50 Sek.**

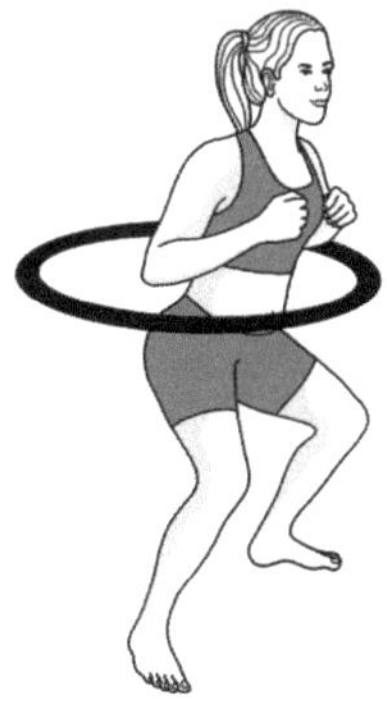

2 **Hullern Kniebeuge |12 Wdh.**

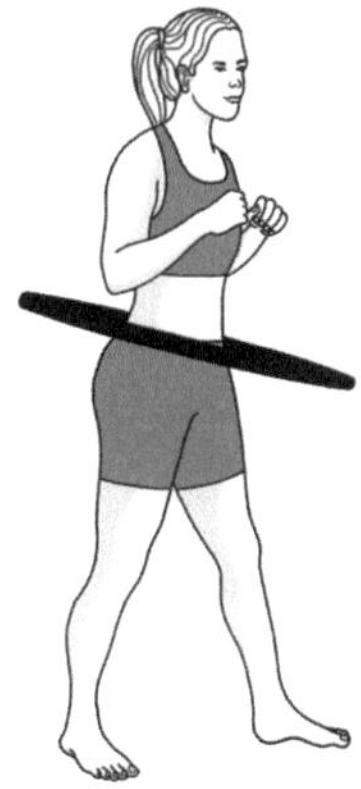

3 **Hullern versetzt |50 Sek.**

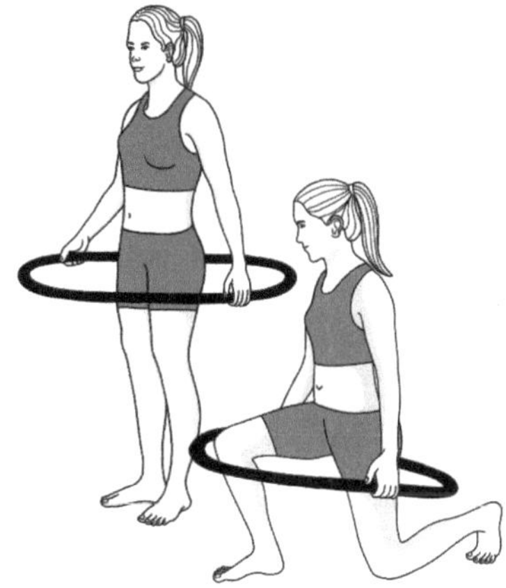

4 **Ausfallschritt |12 Wdh.**

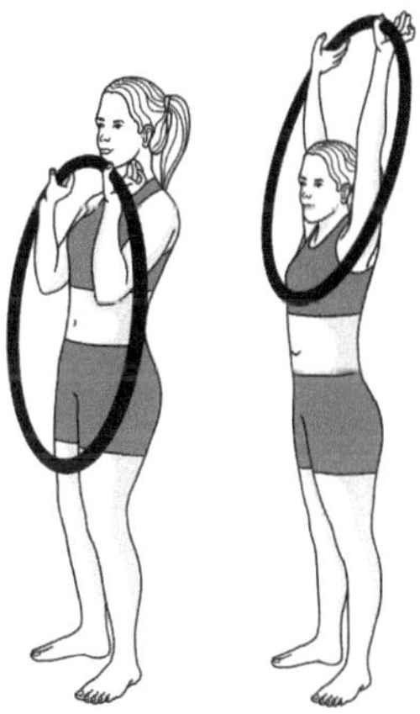

5 **Schulterdrücken |15 Wdh.**

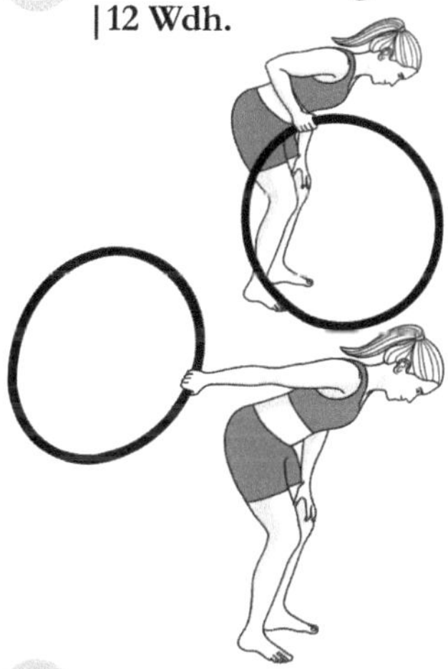

6 **Trizeps Kickbacks |12 Wdh.**

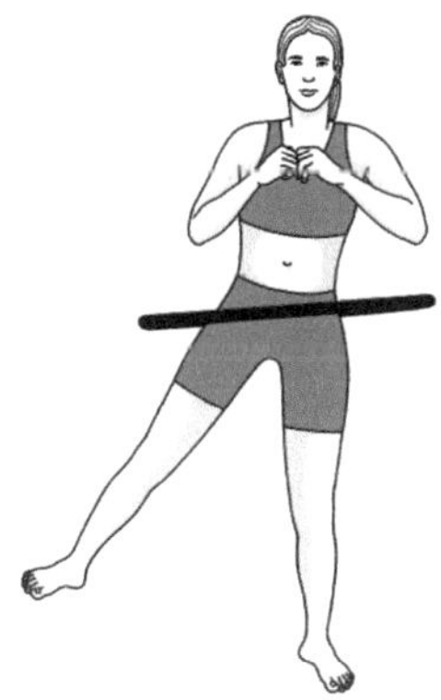

7 **Hullern seitliches Beinheben |30 Sek.**

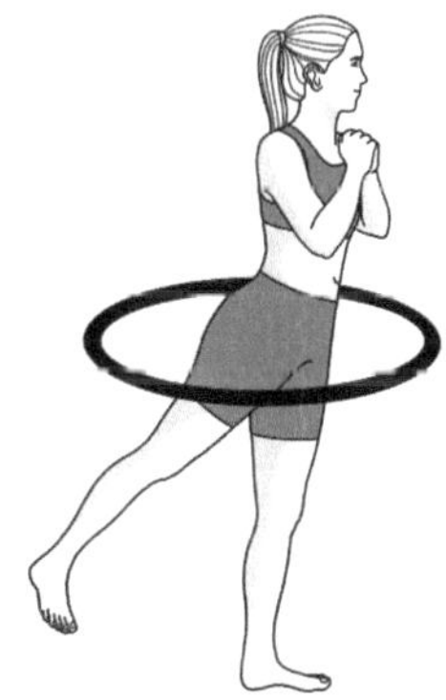

8 **Hullern Backkicks |30 Sek.**

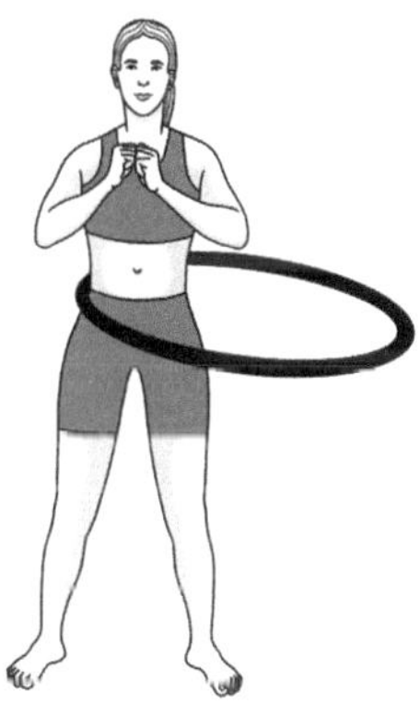

9 **Hullern intensiv |50 Sek.**

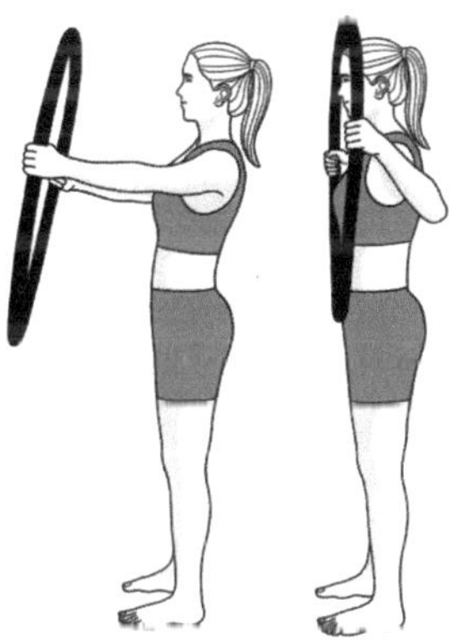

10 **Rückenziehen |15 Wdh.**

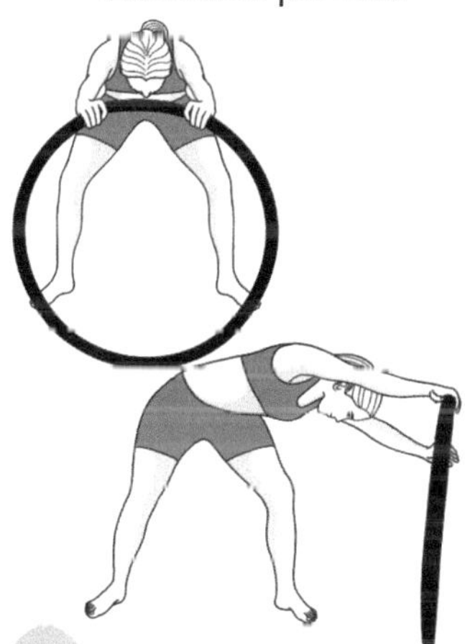

11 **Rollender Reifen |30 Sek.**

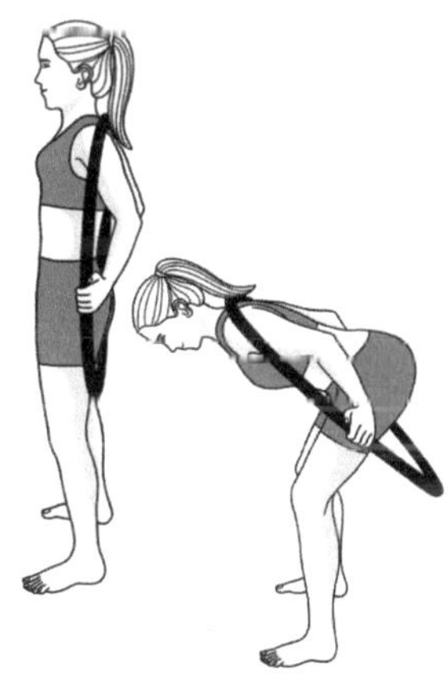

12 **Hoop Mornings |15 Wdh.**

20

Hula Hoop Ganzkörper Workout 10 für Fortgeschrittene

Geschätzte Trainingsdauer: 30 Min.

	Übungen	Wiederholungen/ Belastungszeit	Pause nach der Übung in Sek.	Seite
1	Hullern	50 Sek.	0	/
2	Hullern Arme 1	30 Sek.	0	117
3	Hullern Arme 4	30 Sek.	0	118
4	Hullern Vorwärts-Step	30 Sek.	0	121
5	Hullern Außen-Step	30 Sek.	20	119
6	Squat mit Hoopheben	15 Wdh.	20	141
7	Wechselsprünge	30 Sek.	20	129
8	Frontheben Backkick	40 Sek.	20	139
9	Einarmiges Trizepsdrücken	15 Wdh.	20	136
10	Einbeiniges Beckenheben	12 Wdh.	20	125
11	Banana Hoop	12 Wdh.	0	130
12	Hula Zweifüßler	25 Sek.	30	131

Ein leerer Kreis bedeutet keine Pause nach der Übung.

Drei Durchgänge mit 20 Sekunden Pause zwischen den Übungen

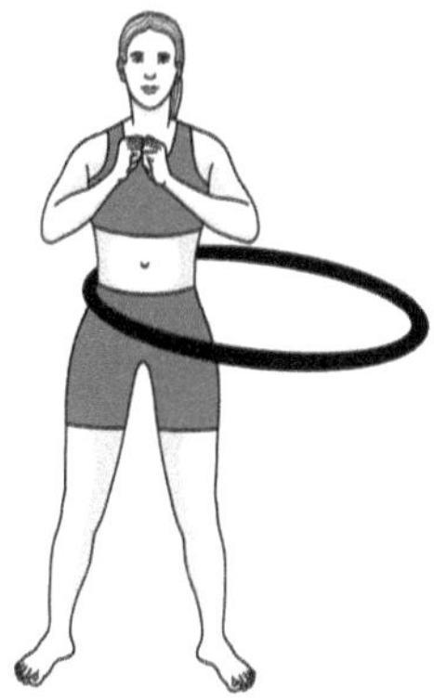

1 Hullern | 50 Sek.

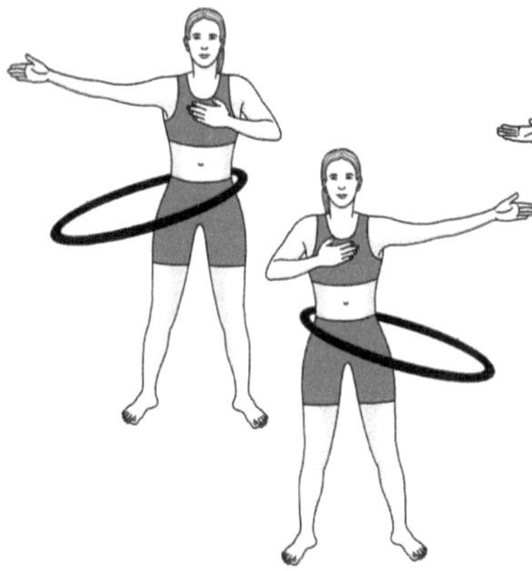

2 Hullern Arme 1 | 30 Sek.

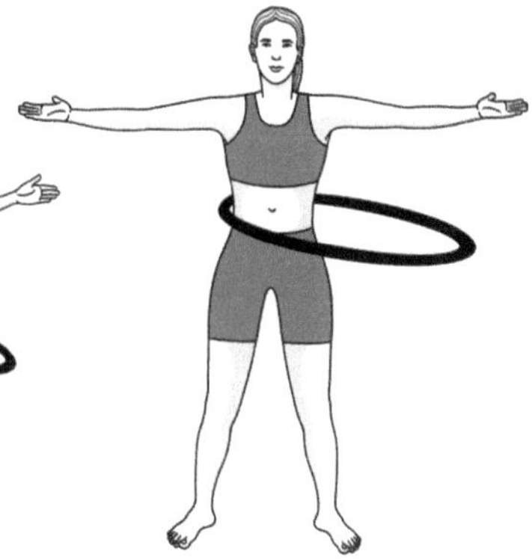

3 Hullern Arme 5 | 30 Sek.

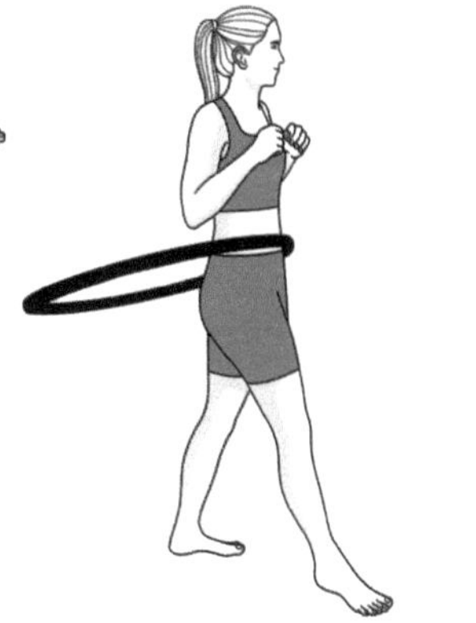

4 Hullern Vorwärts-Step | 30 Sek.

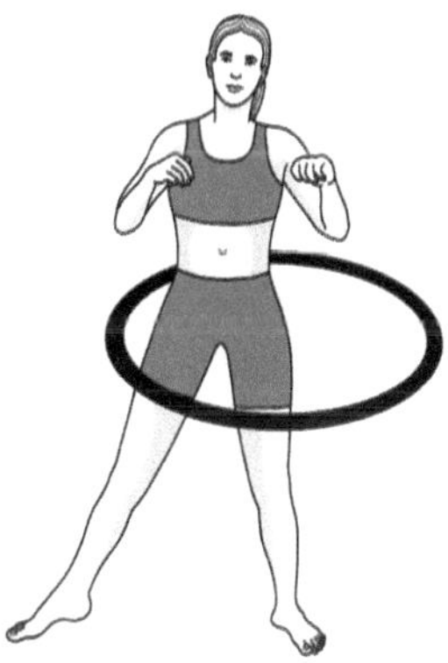

5 Hullern Außen-Step | 30 Sek.

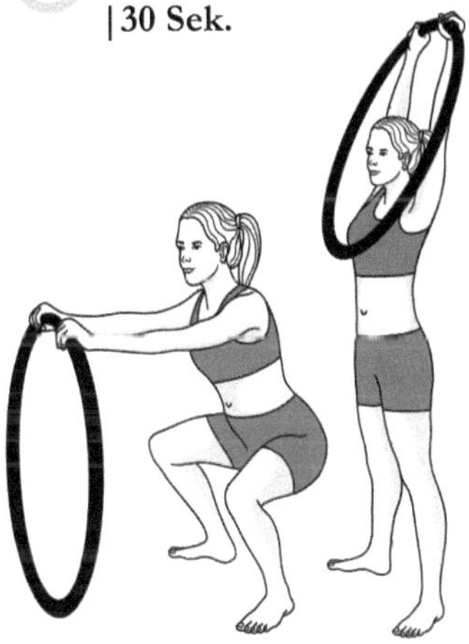

6 Squat mit Hoopheben | 15 Wdh.

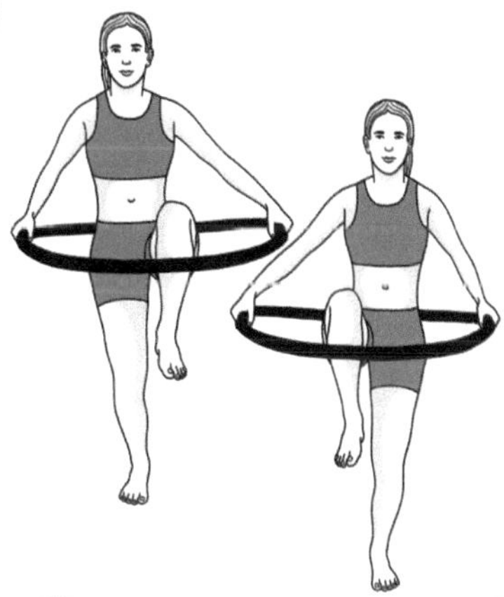

7 Wechselsprünge | 30 Sek.

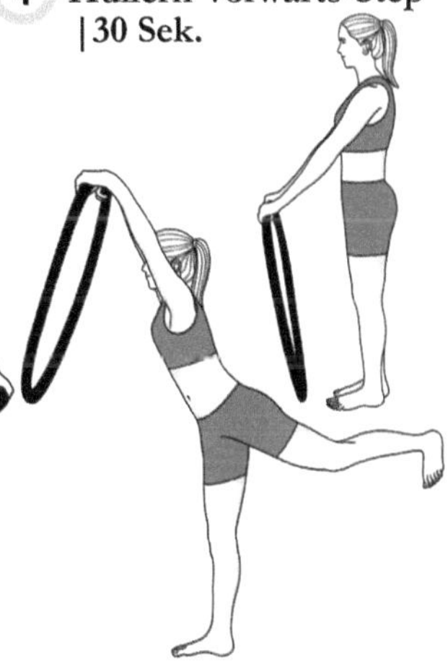

8 Frontheben Backkick | 40 Sek.

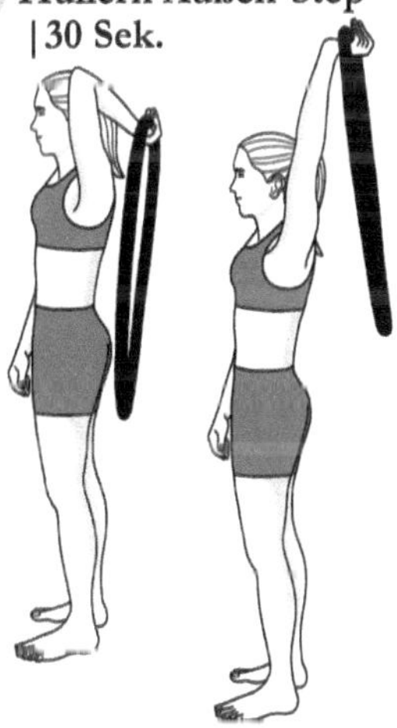

9 Einarmiges Trizepsdrücken | 15 Wdh.

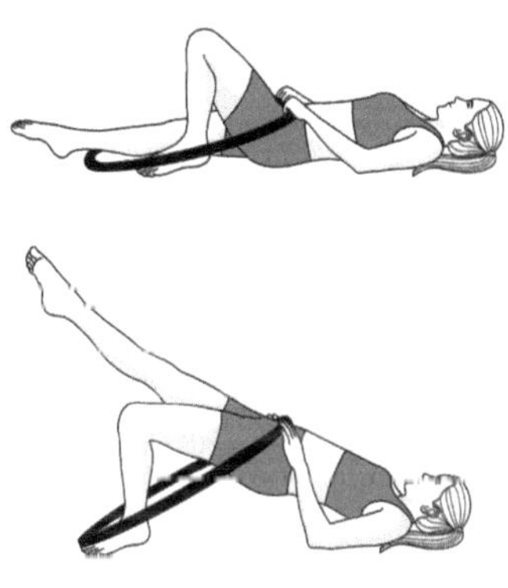

10 Einbeiniges Beckenheben | 12 Wdh.

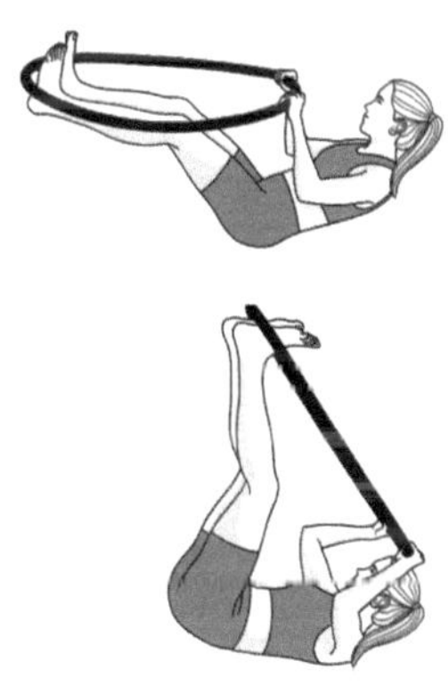

11 Banana Hoop | 12 Wdh.

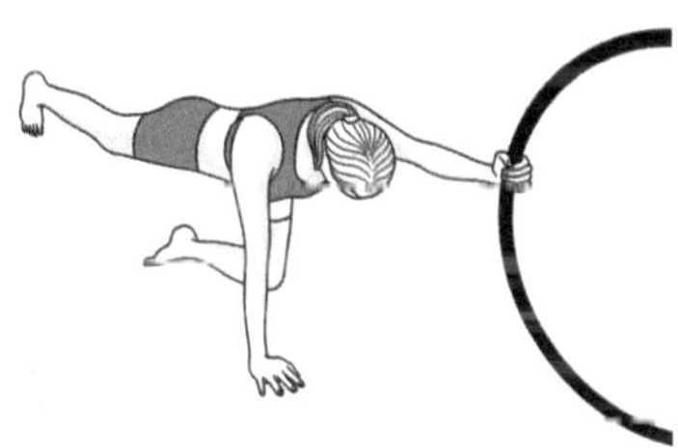

12 Hula Zweifüßler | 25 Sek.

21 Hula Hoop Ganzkörper Workout 1 für Profis

Geschätzte Trainingsdauer: 25 Min.

	Übungen	Wiederholungen/ Belastungszeit	Pause nach der Übung in Sek.	Seite
1	Squat mit Schulterdrücken	15 Wdh.	20	140
2	Hullern intensiv	60 Sek.	20	/
3	Beckenheben	20 Wdh.	20	124
4	Hullern im Ausfallschritt	60 Sek.	20	123
5	Hula Vierfüßler	60 Sek.	20	131
6	Tiefes Hullern	60 Sek.	20	124
7	Kajakfahren	20 Wdh.	20	133
8	Latdrücken	20 Wdh.	20	135
9	Hullern Rückenziehen	60 Sek.	20	120
10	Trizeps Kickbacks	15 Wdh.	20	137

Zwei Durchgänge mit 20 Sekunden Pause zwischen den Übungen

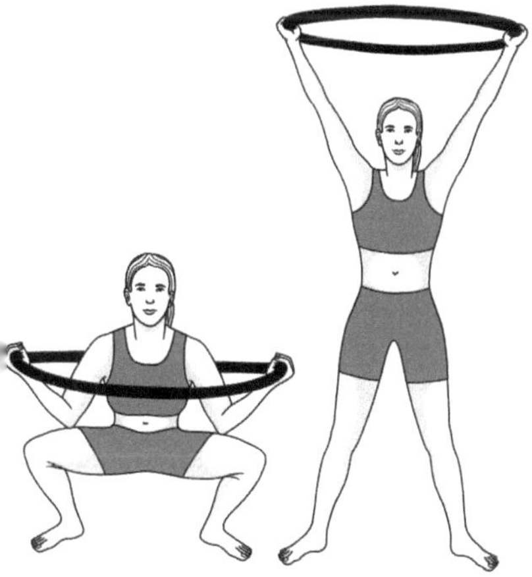

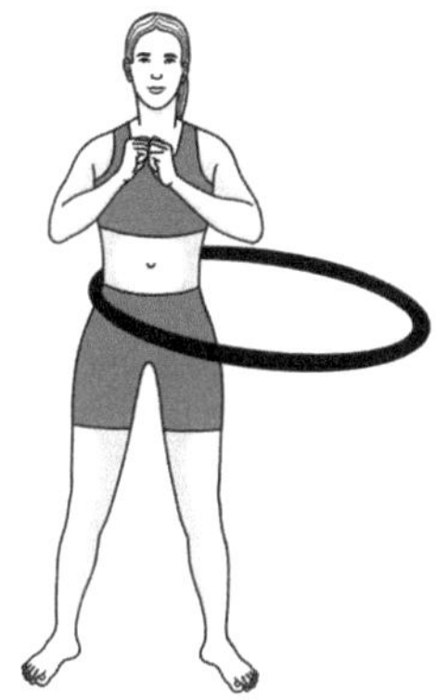

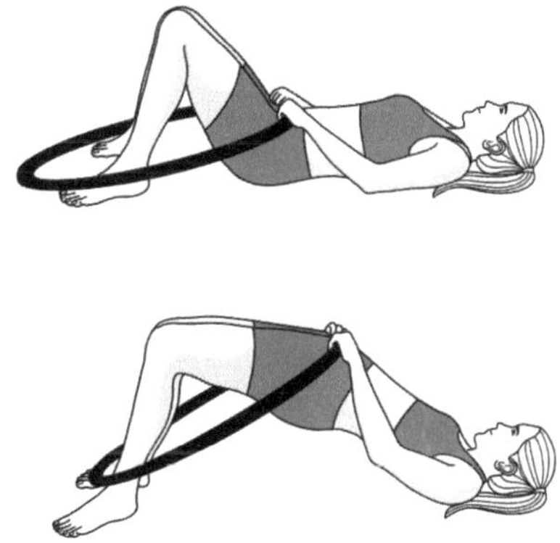

1 Squat mit Schulterdrücken | 15 Wdh.

2 Hullern intensiv | 60 Sek.

3 Beckenheben | 20 Wdh.

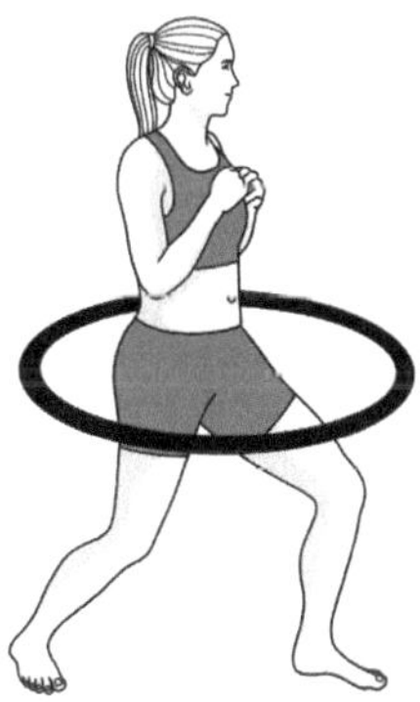

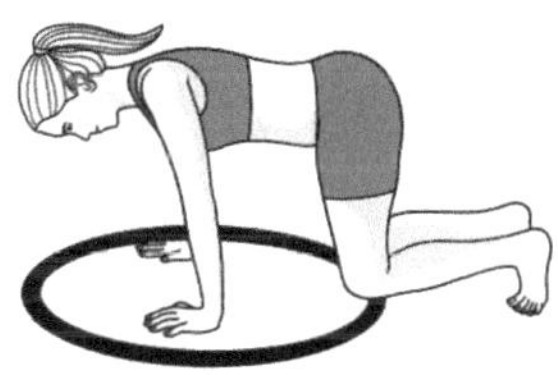

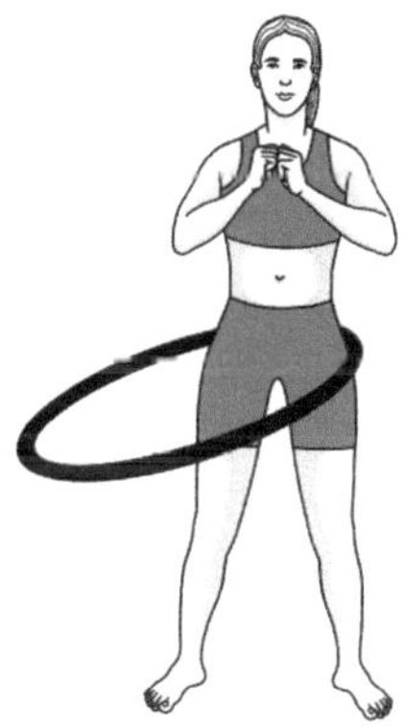

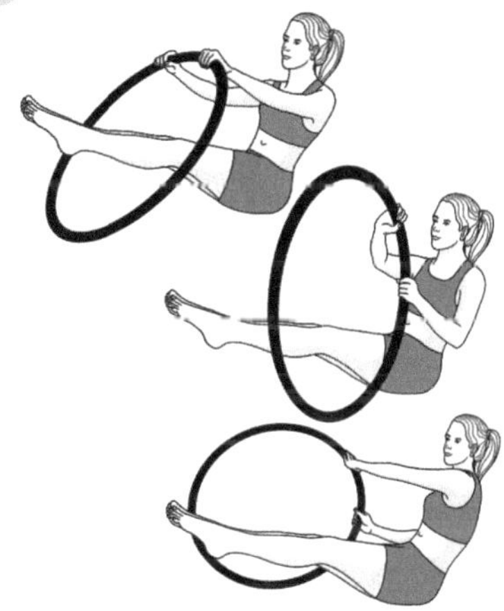

4 Hullern im Ausfallschritt | 12 Wdh.

5 Hula Vierfüßler | 60 Sek.

6 Tiefes Hullern | 60 Sek.

7 Kajakfahren | 20 Wdh.

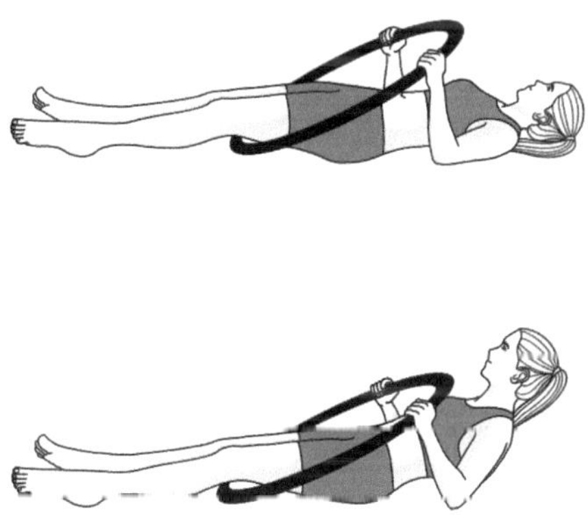

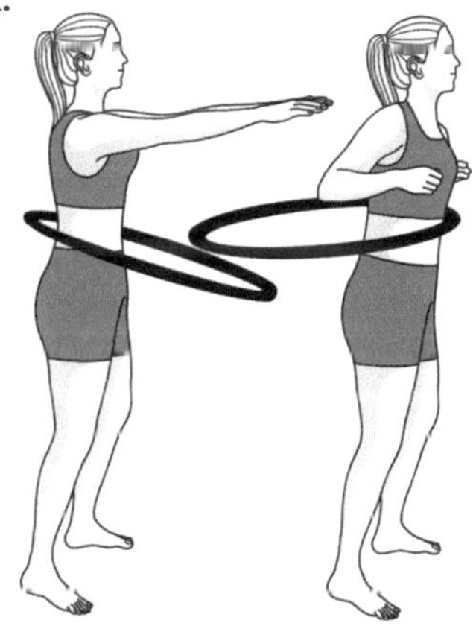

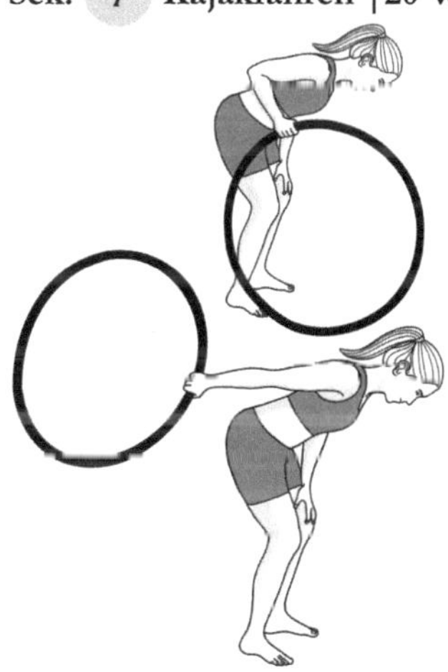

8 Latdrücken | 20 Wdh.

9 Hullern Rückenziehen | 60 Sek.

10 Trizeps Kickbacks | 15 Wdh.

22 Hula Hoop Ganzkörper Workout 2 für Profis

Geschätzte Trainingsdauer: 30 Min.

	Übungen	Wiederholungen/ Belastungszeit	Pause nach der Übung in Sek.	Seite
1	Nadelöhr	15 Wdh.	20	134
2	Hullern intensiv	60 Sek.	20	/
3	Fallender Hoop	60 Sek.	20	139
4	Wandsitzen	45 Sek.	20	130
5	Huller Walk	60 Sek.	0	120
6	Hullern Außen-Step	60 Sek.	20	119
7	Einarmiges Trizepsdrücken	20 Wdh.	20	136
8	Banana Hoop	60 Sek.	20	130
9	Segeln im Wind	30 Sek.	20	133
10	Hullern	60 Sek.	0	/
11	Hullern auf einem Bein	30 Sek.	20	123
12	Hoop Jumps	10 Wdh.	20	128

Zwei Durchgänge mit 20 Sekunden Pause zwischen den Übungen

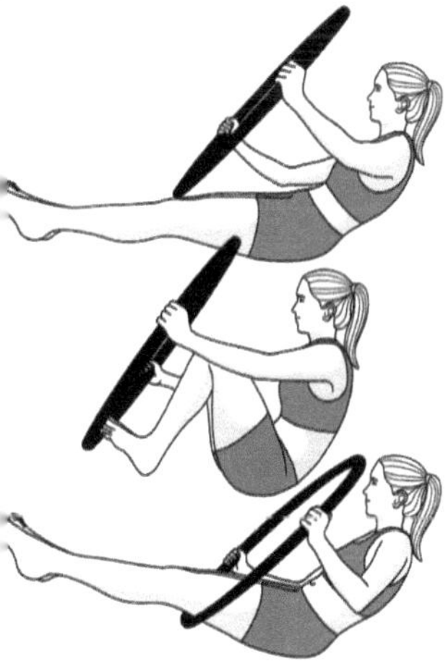

1 Nadelöhr |15 Wdh.

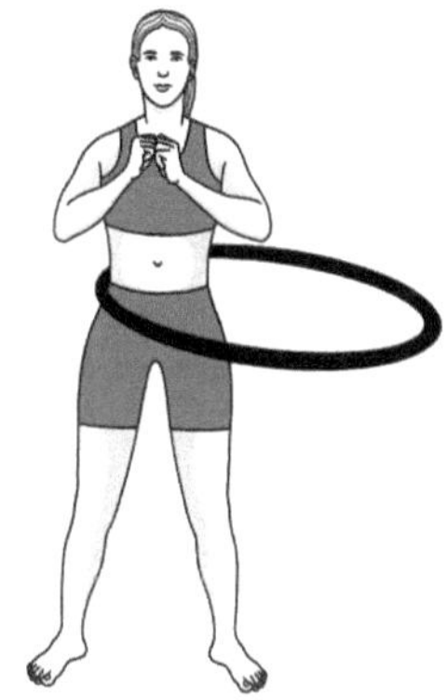

2 Hullern intensiv |60 Sek.

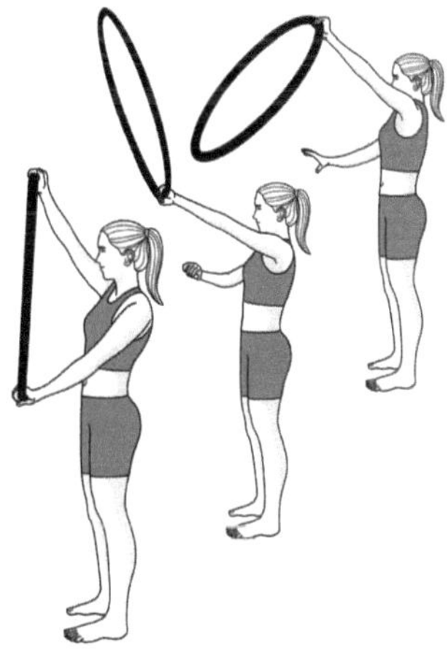

3 Fallender Hoop |60 Sek.

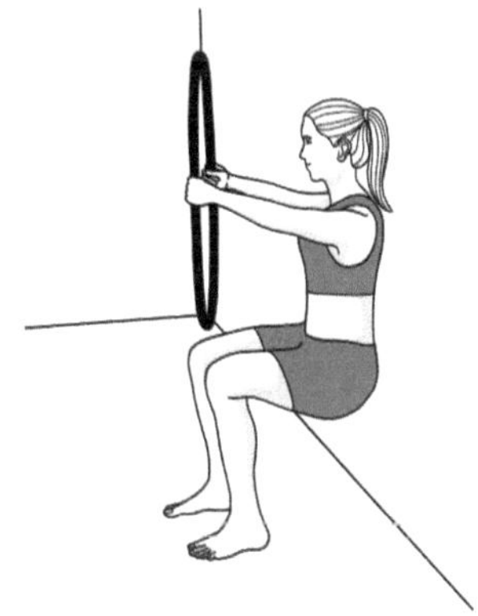

4 Wandsitzen |45 Sek.

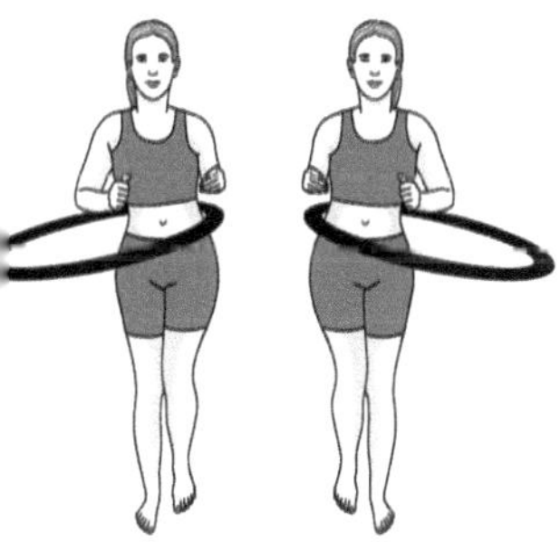

5 Huller Walk |60 Sek.

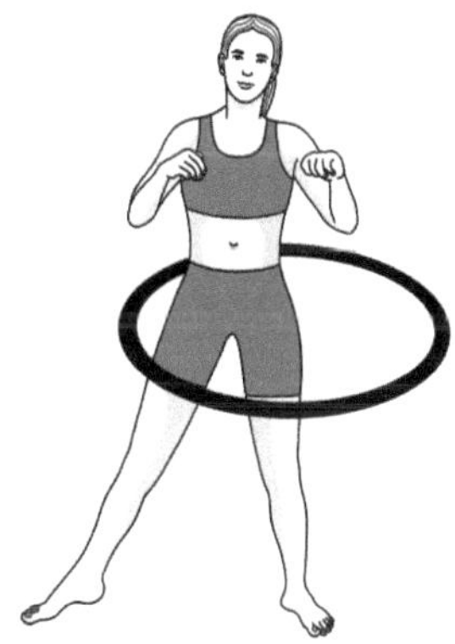

6 Hullern Außen-Step |15 Wdh.

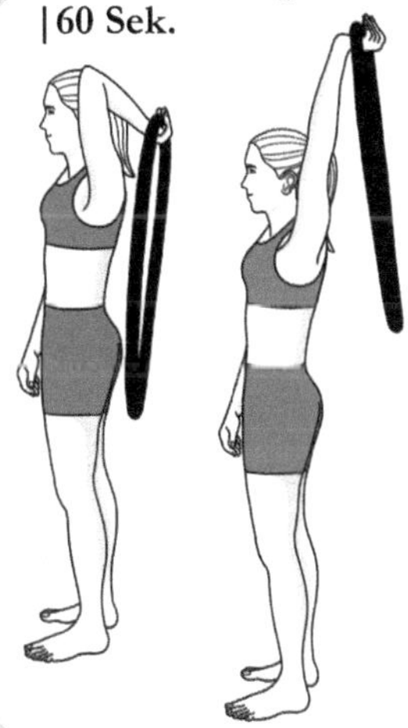

7 Einarmiges Trizepsdrücken |15 Wdh.

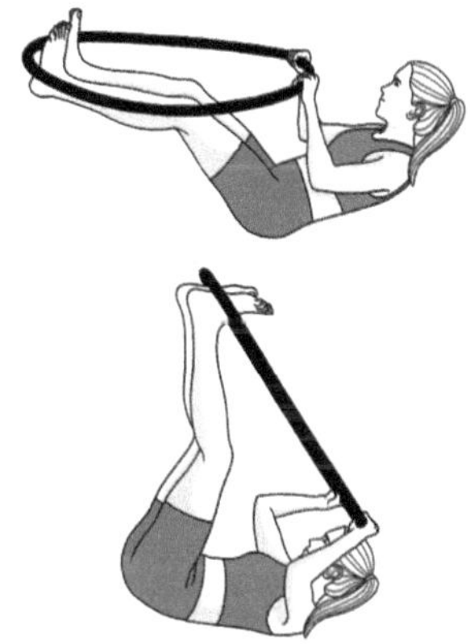

8 Banana Hoop |60 Sek.

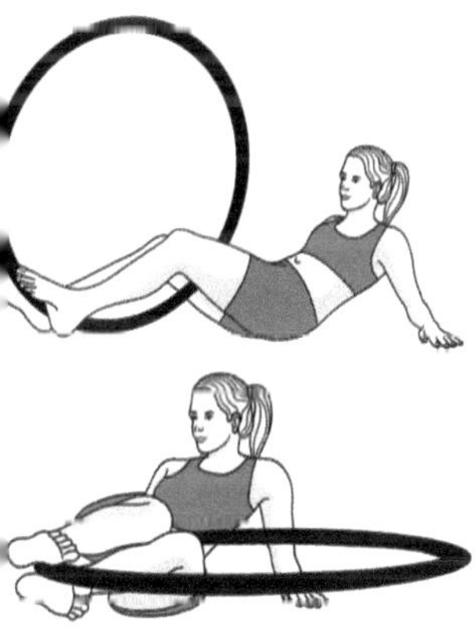

9 Segeln im Wind |15 Wdh.

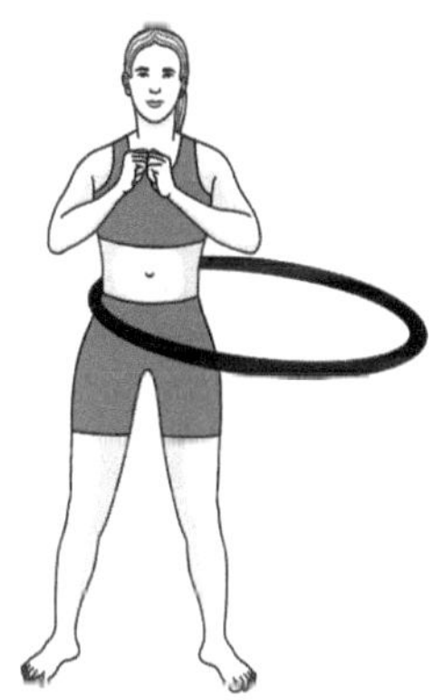

10 Hullern |60 Sek.

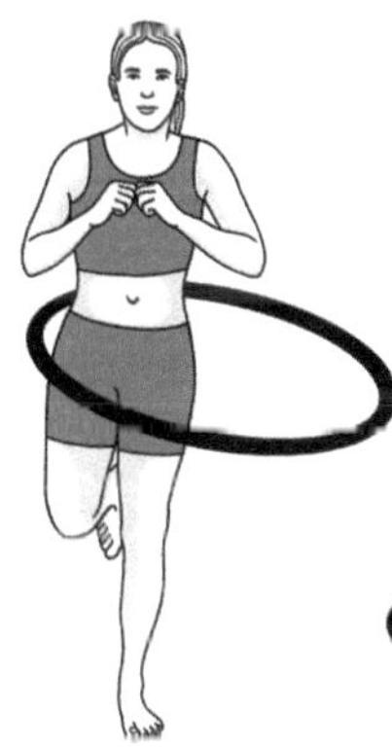

11 Hullern auf einem Bein |15 Wdh.

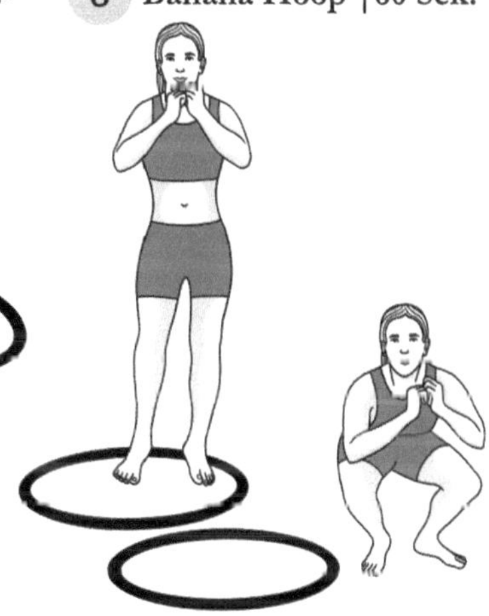

12 Hoop Jumps |30 Sek.

23 Hula Hoop Ganzkörper Workout 3 für Profis

Geschätzte Trainingsdauer: 25 Min.

	Übungen	Wiederholungen/ Belastungszeit	Pause nach der Übung in Sek.	Seite
1	Hullern	60 Sek.	0	/
2	Hullern Backkicks	30 Sek.	0	122
3	Hullern Vorwärts-Step	30 Sek.	20	121
4	Hullern Kniebeuge mit kreisenden Armen	60 Sek.	0	121
5	Hullern auf einem Bein	30 Sek.	0	123
6	Hullern Arme 2	30 Sek.	20	117
7	Seitlicher Ausfallschritt	10 Wdh.	20	129
8	Frontheben Backkick	20 Wdh.	20	139
9	Taucher	15 Wdh.	20	136
10	Liegestütz	20 Wdh.	20	137
11	Seitstütz	45 Sek.	20	134
12	Hooping Leg Raises	15 Wdh.	20	132

Zwei Durchgänge mit 20 Sekunden Pause zwischen den Übungen

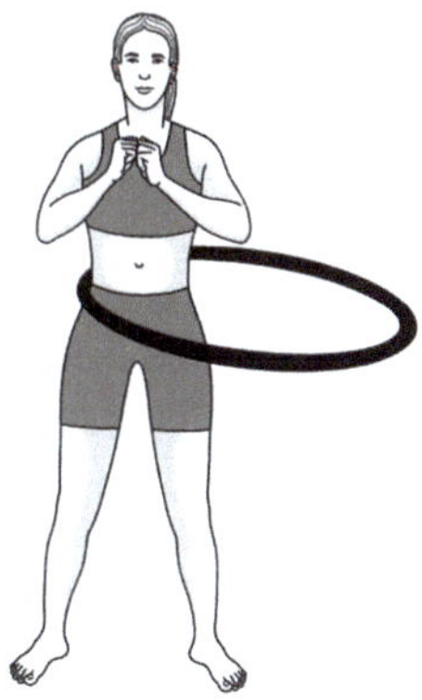

1 **Hullern |60 Sek.**

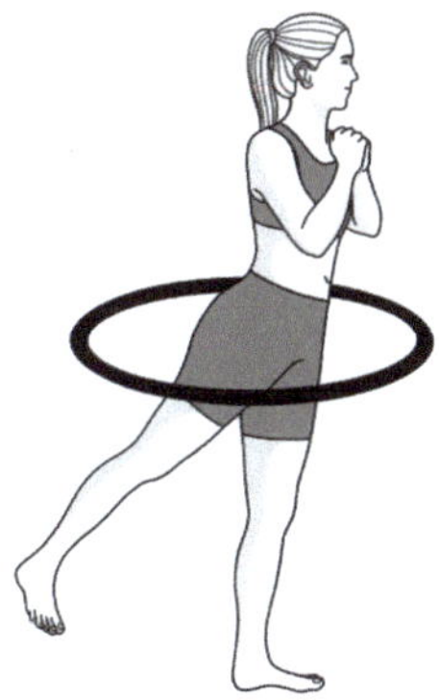

2 **Hullern Backkicks |30 Sek.**

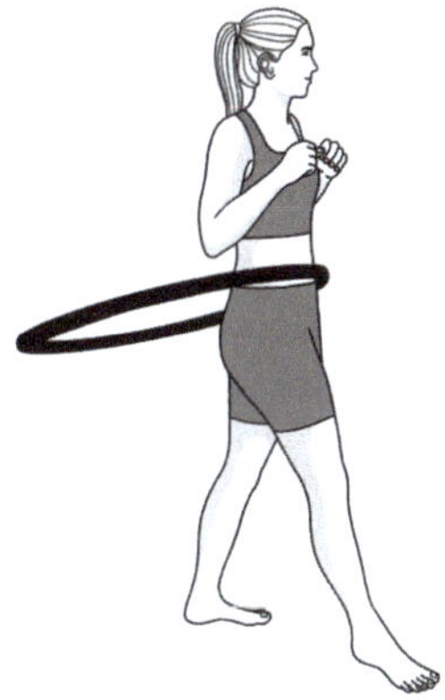

3 **Hullern Vorwärts-Step |30 Sek.**

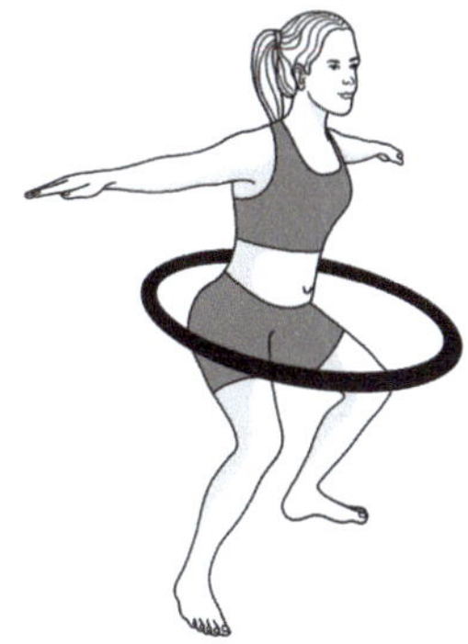

4 **Hullern Kniebeuge mit kreis. Armen |15 Wdh.**

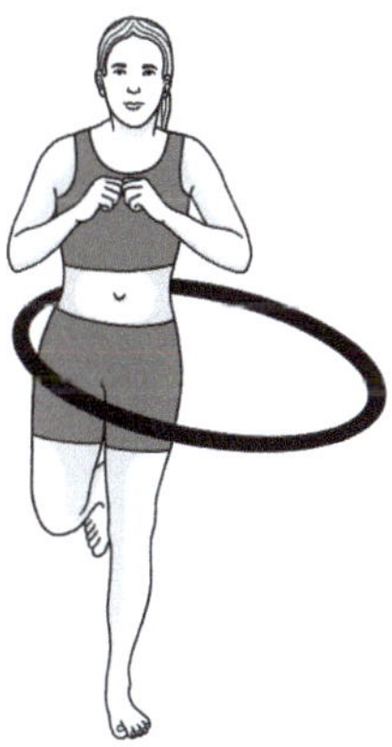

5 **Hullern auf einem Bein |30 Sek.**

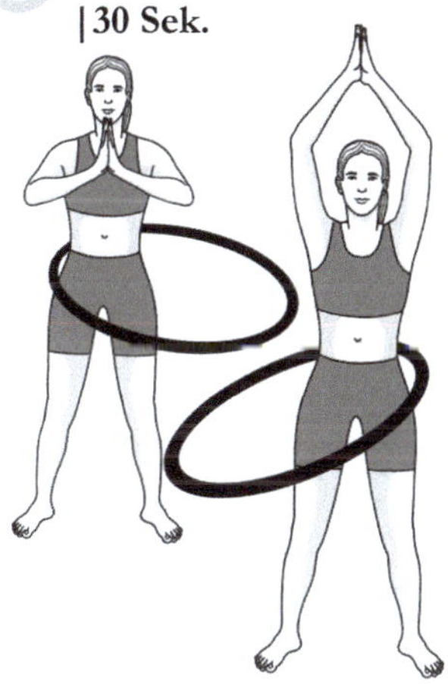

6 **Hullern Arme 2 |30 Sek.**

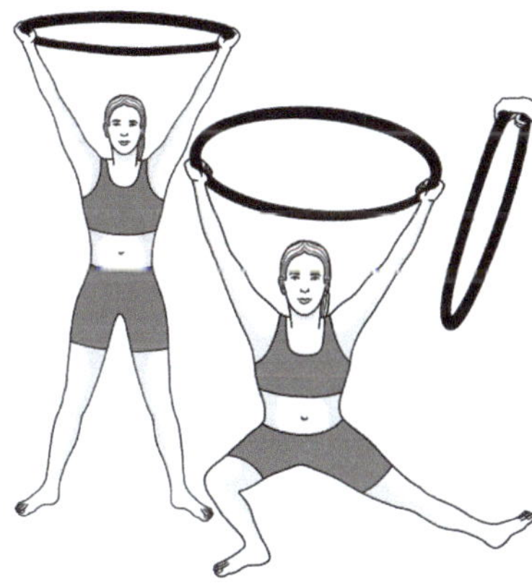

7 **Seitlicher Ausfallschritt |10 Wdh.**

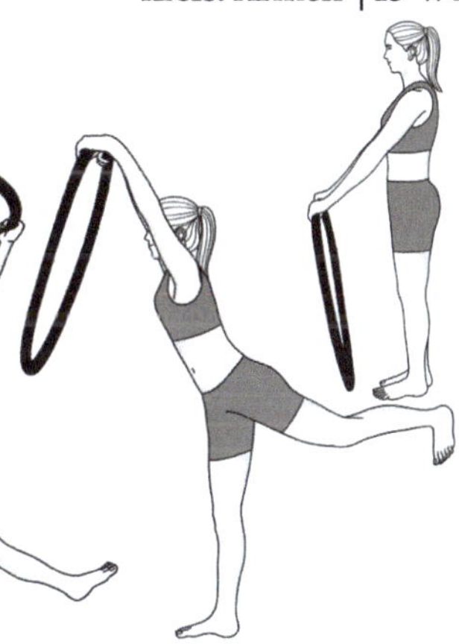

8 **Frontheben Backkick |20 Wdh.**

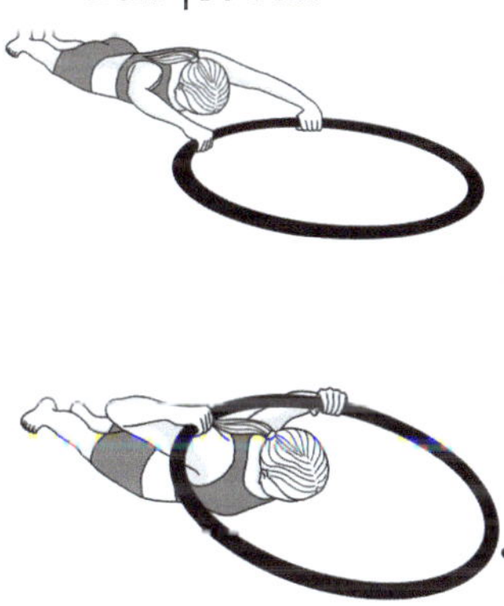

9 **Taucher |15 Wdh.**

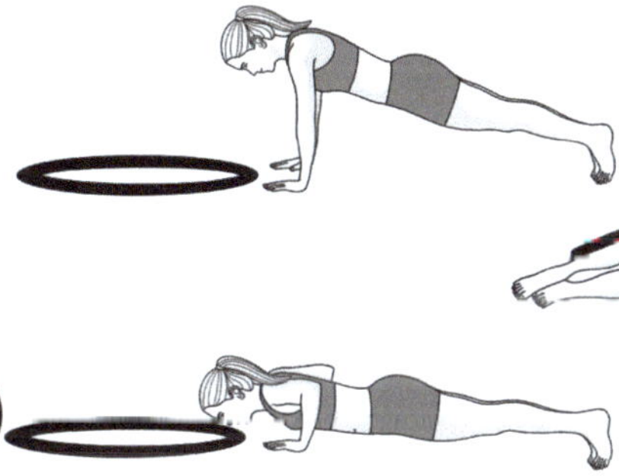

10 **Liegestütz |20 Wdh.**

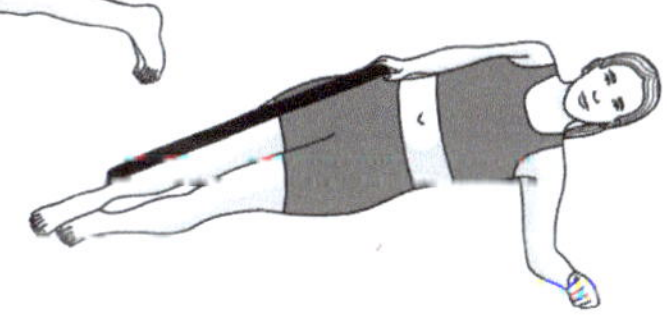

11 **Seitstütz |45 Sek.**

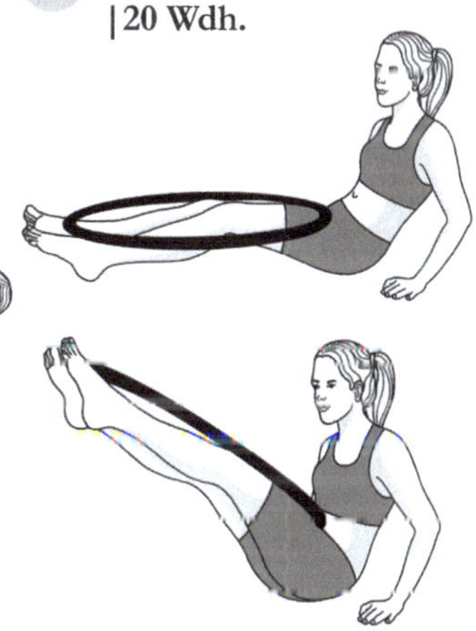

12 **Hooping Leg Raises |15 Wdh.**

24 Hula Hoop Ganzkörper Workout 4 für Profis

Geschätzte Trainingsdauer: 22 Min.

	Übungen	Wiederholungen/ Belastungszeit	Pause nach der Übung in Sek.	Seite
1	Hoop Burpees	10 Wdh.	60	141
2	Hullern im Ausfallschritt	45 Sek.	0	123
3	Hullern Zehenspitz	45 Sek.	0	119
4	Hullern intensiv	60 Sek.	20	/
5	Hoop Crunches	20 Wdh.	20	131
6	Hula Vierfüßler	60 Sek.	20	131
7	Hoopheben aus der Bauchlage	15 Wdh.	20	135
8	Hullern versetzt	60 Sek.	0	119
9	Hullern Arme 1	45 Sek.	0	117
10	Hullern seitliches Beinheben	45 Sek.	0	122

Zwei Durchgänge mit 20 Sekunden Pause zwischen den Übungen

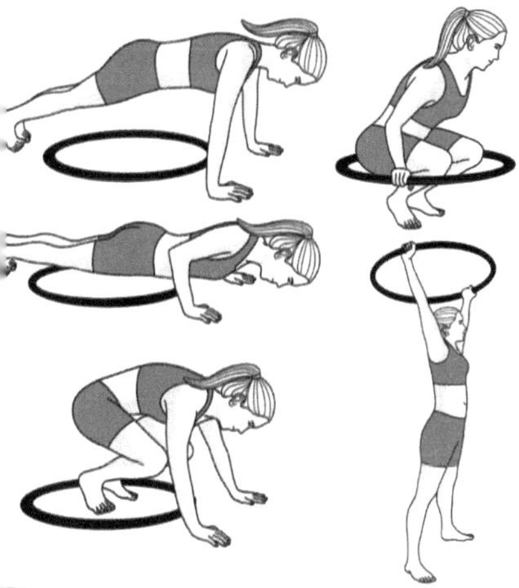

1 Hoop Burpees | 10 Wdh.

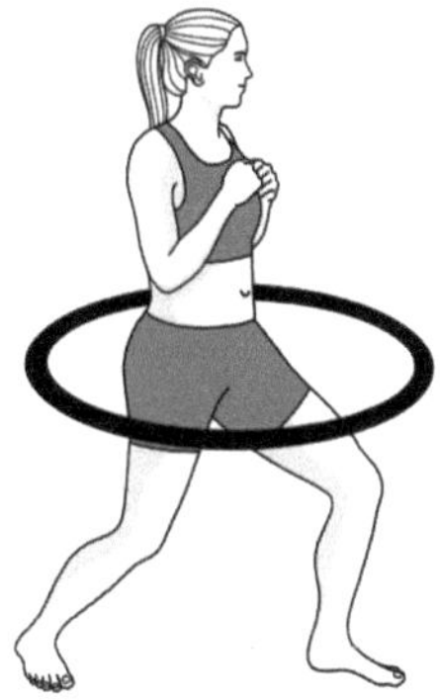

2 Hullern im Ausfallschritt | 45 Sek.

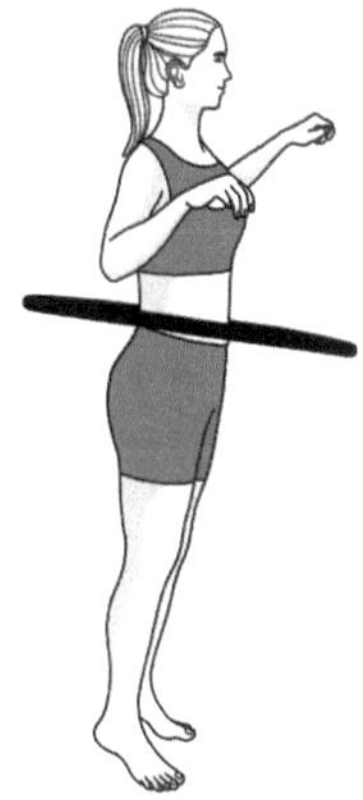

3 Hullern Zehenspitz | 45 Sek.

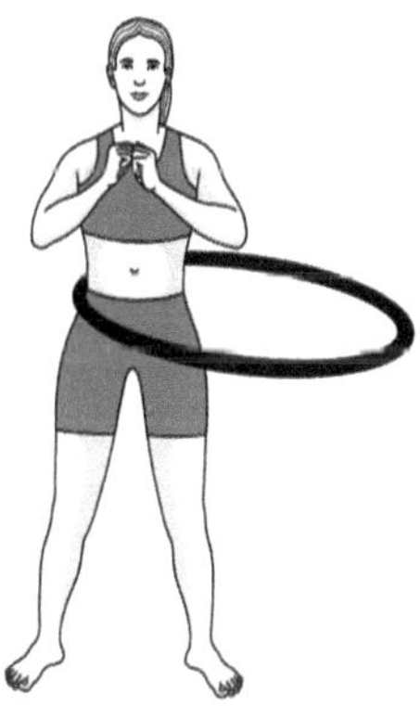

4 Hullern intensiv | 60 Sek.

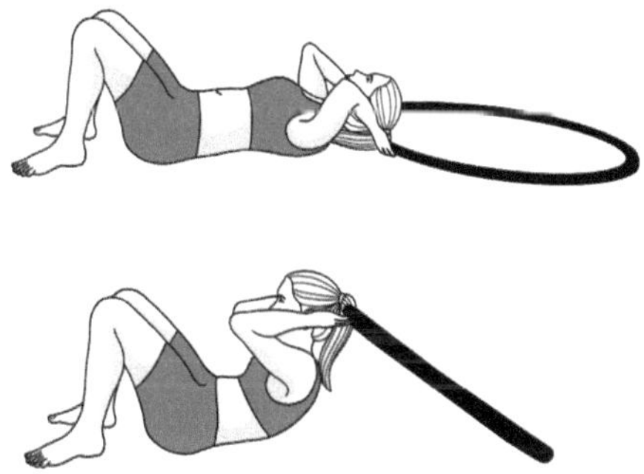

5 Hoop Crunches | 20 Wdh.

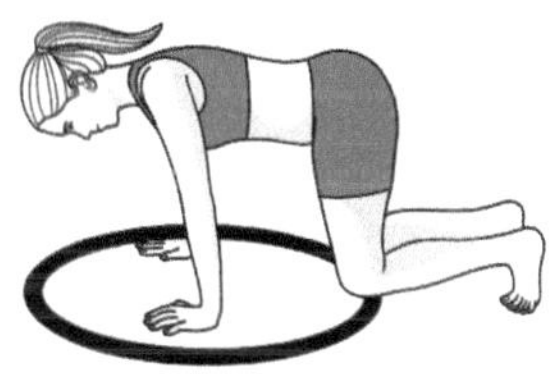

6 Hula Vierfüßler | 60 Sek.

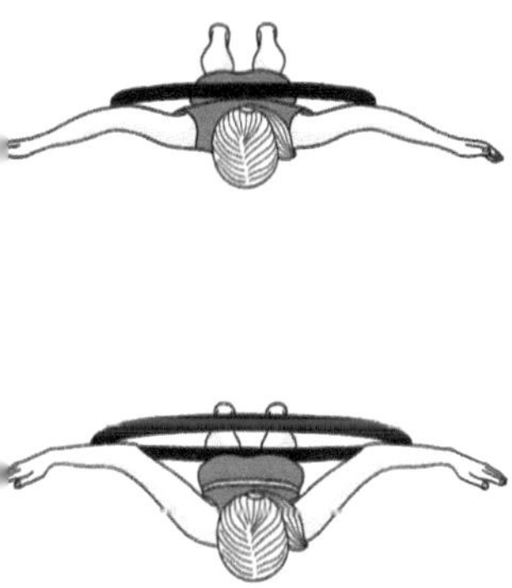

7 Hoopheben aus der Bauchlage | 15 Wdh.

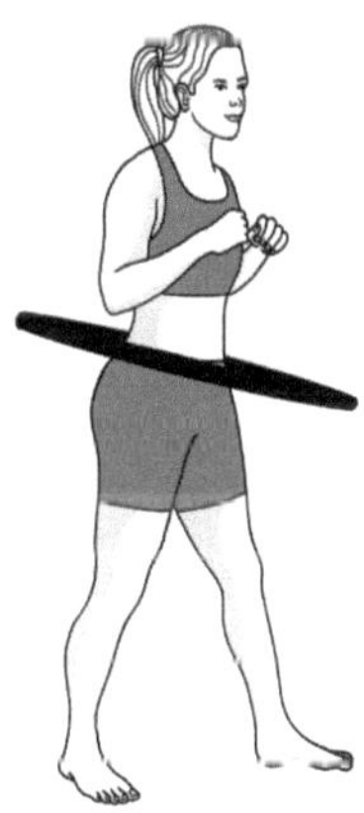

8 Hullern versetzt | 60 Sek.

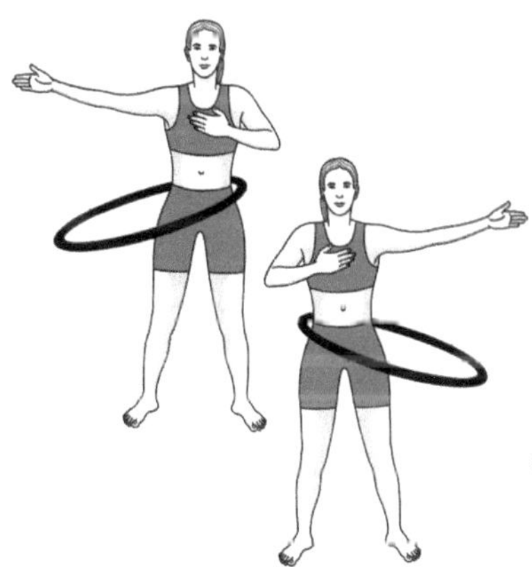

9 Hullern Arme 1 | 45 Sek.

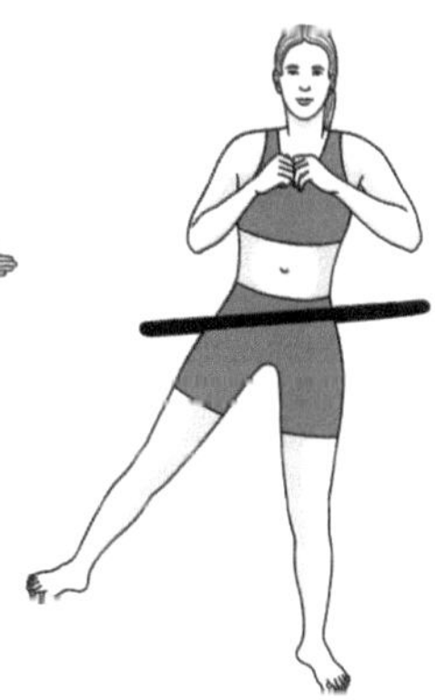

10 Hullern seitliches Beinheben | 15 Wdh.

25 Hula Hoop Ganzkörper Workout 5 für Profis

Geschätzte Trainingsdauer: 45 Min.

	Übungen	Wiederholungen/ Belastungszeit	Pause nach der Übung in Sek.	Seite
1	Hullern	60 Sek.	0	/
2	Hoop In And Outs	30 Sek.	20	128
3	Reversed Überkopfausfallschritt	12 Wdh.	40	128
4	Hullern intensiv	60 Sek.	0	/
5	Hullern Arme kreisend	30 Sek.	0	120
6	Hullern auf den Knien	30 Sek.	0	123
7	Hullern Außen-Step	30 Sek.	0	119
8	Hullern seitliches Beinheben	30 Sek.	0	122
10	Tiefes Hullern	60 Sek.	30	124
10	Einbeiniges Beckenheben	15 Wdh.	20	125
11	Hula Zweifüßler	45 Sek.	20	131
12	Nadelöhr	10 Wdh.	20	134
13	Latdrücken	15 Wdh.	20	135
14	Knieliegestütz	20 Wdh.	20	137

Ein leerer Kreis bedeutet keine Pause nach der Übung.

Drei Durchgänge mit 20 Sekunden Pause zwischen den Übungen

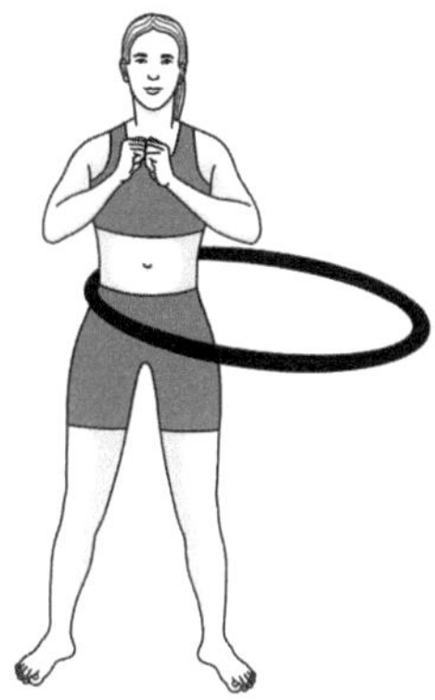

1 Hullern | 60 Sek.

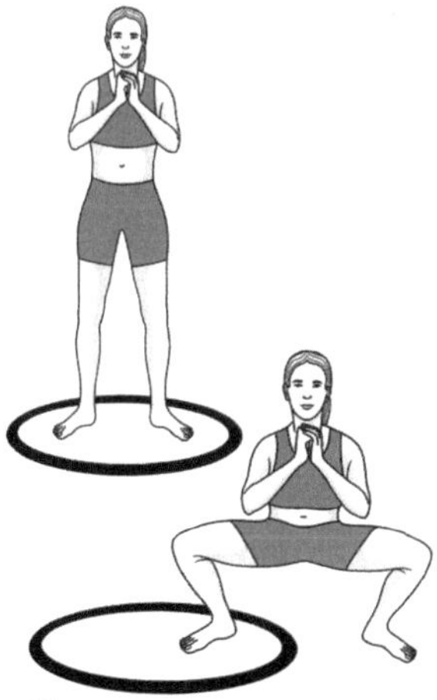

2 Hoop In And Outs | 30 Sek.

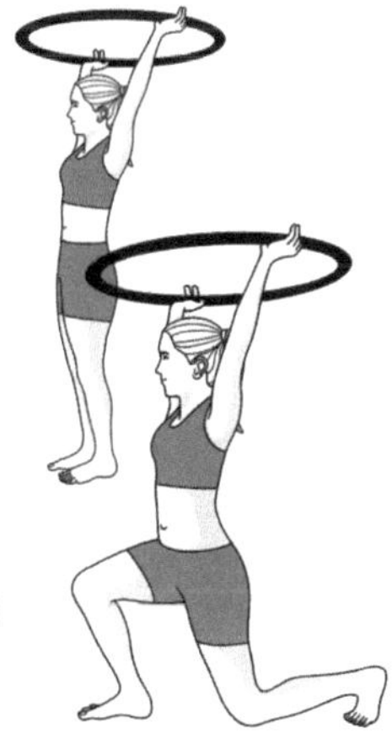

3 Rev. Überkopfausfallschritt | 12 Wdh.

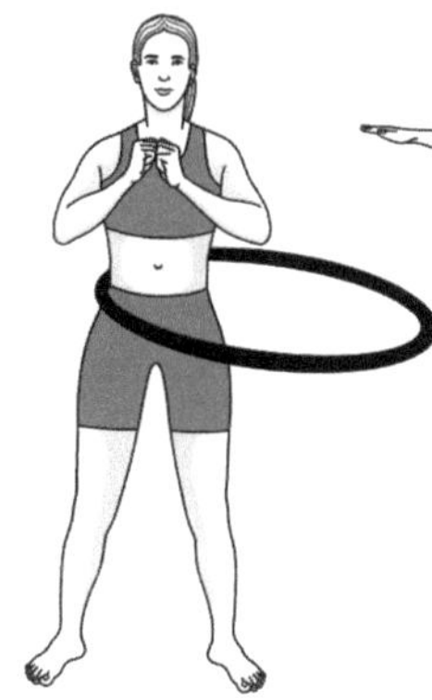

4 Hullern intensiv | 60 Sek.

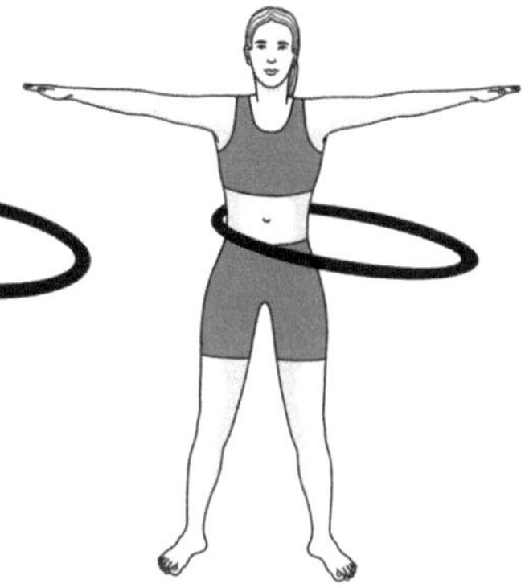

5 Hullern Arme kreis. | 30 Sek.

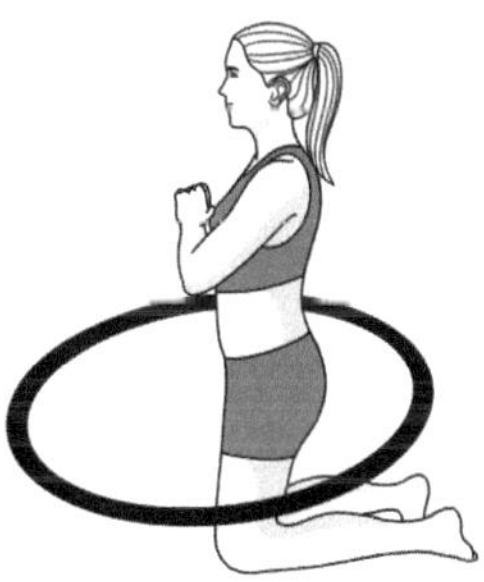

6 Hullern auf den Knien | 30 Sek.

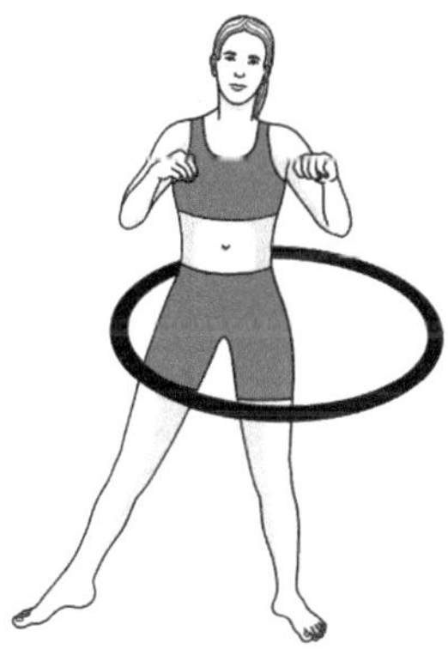

7 Hullern Außen-Step | 30 Sek.

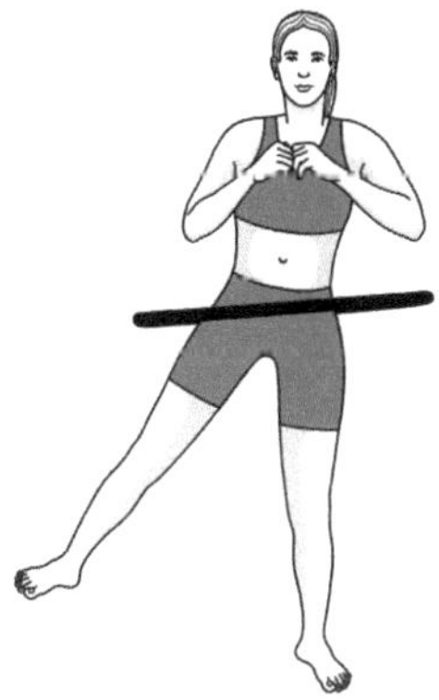

8 Hullern seitliches Beinheben | 30 Sek.

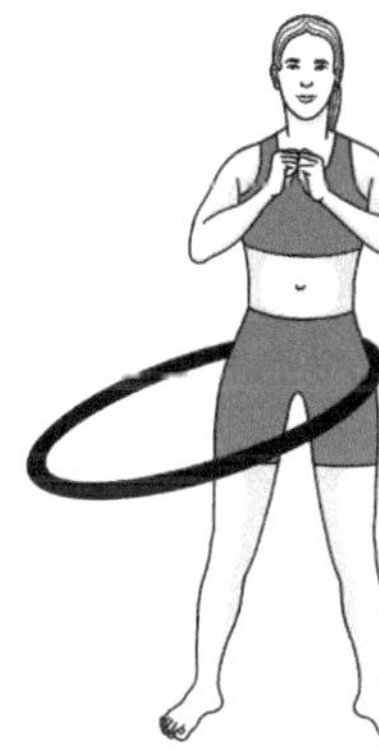

9 Tiefes Hullern | 60 Sek.

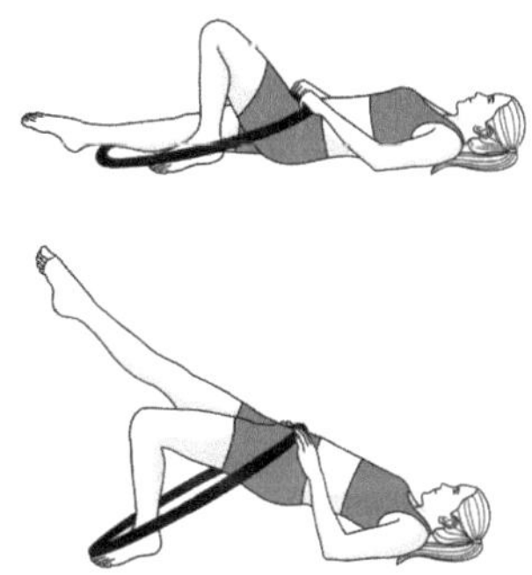

10 Einbein. Beckenheben | 15 Wdh.

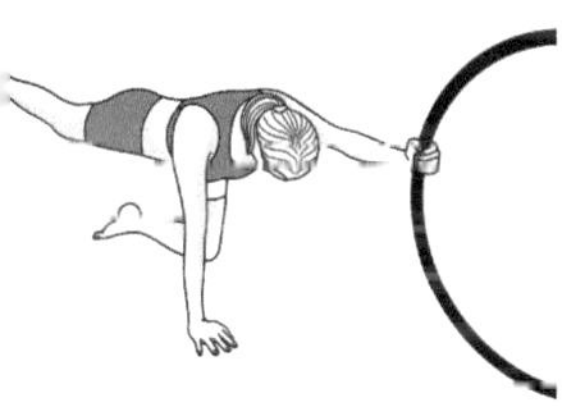

11 Hula Zweifüßler | 45 Sek.

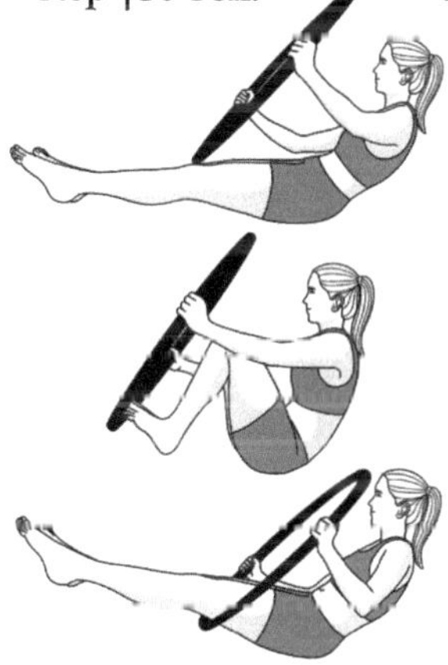

12 Nadelöhr | 10 Wdh.

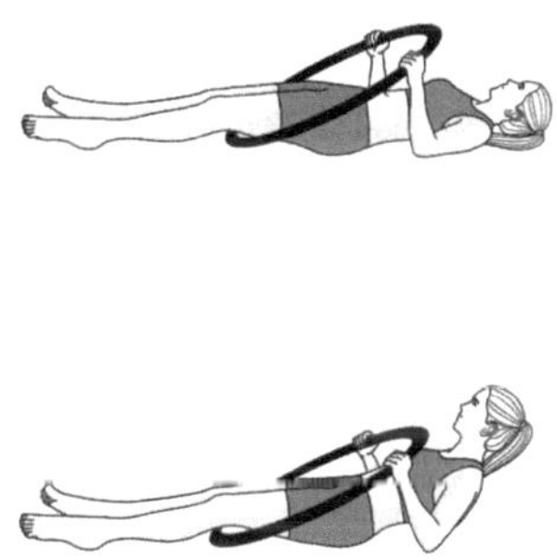

13 Latdrücken | 15 Wdh.

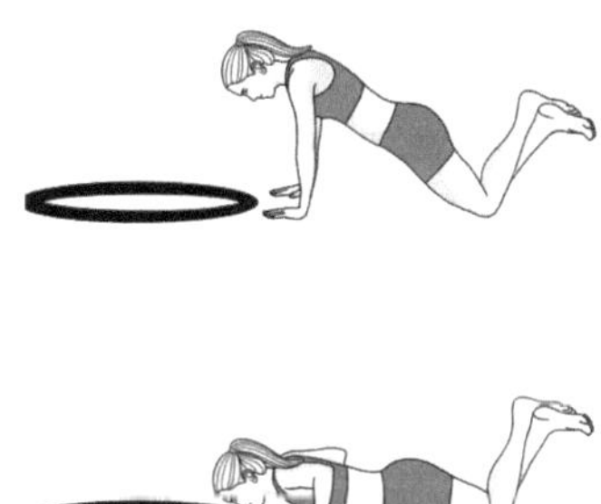

14 Knieliegestütz | 20 Wdh.

Die Hula Hoop Spezial Workouts

3

26 Bauch, Beine, Po Hula Hoop Workout für Anfänger I

Geschätzte Trainingsdauer: 20 Min.

	Übungen	Wiederholungen/ Belastungszeit	Pause nach der Übung in Sek.	Seite
1	Hullern intensiv	40 Sek.	20	/
2	Gestützter Squat	15 Wdh.	20	126
3	Hullern breiter Stand	40 Sek.	20	118
4	Beckenheben	15 Wdh.	20	124
5	Hullern Backkicks	40 Sek.	20	122
6	Hula Vierfüßler	15 Wdh.	20	131
7	Kajakfahren	30 Sek.	20	133

Drei Durchgänge mit 20 Sekunden Pause zwischen den Übungen

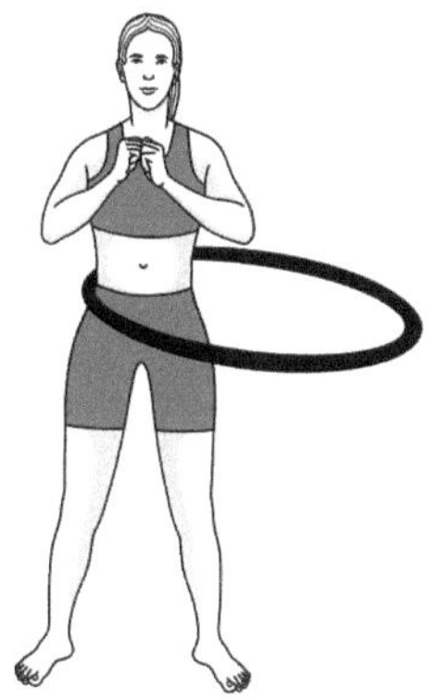

1 Hullern intensiv | 40 Sek.

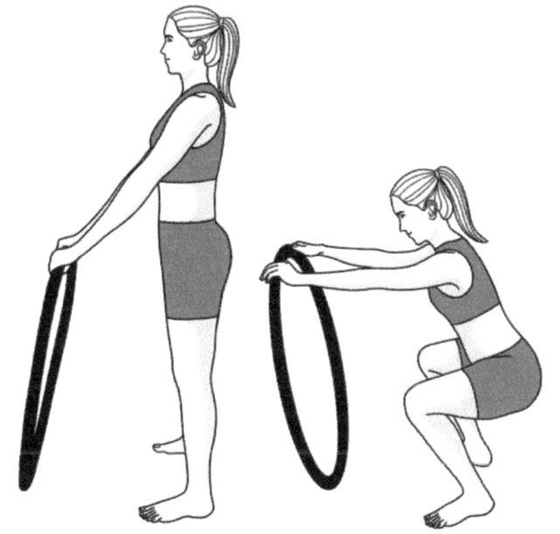

2 Gestützter Squat | 15 Wdh.

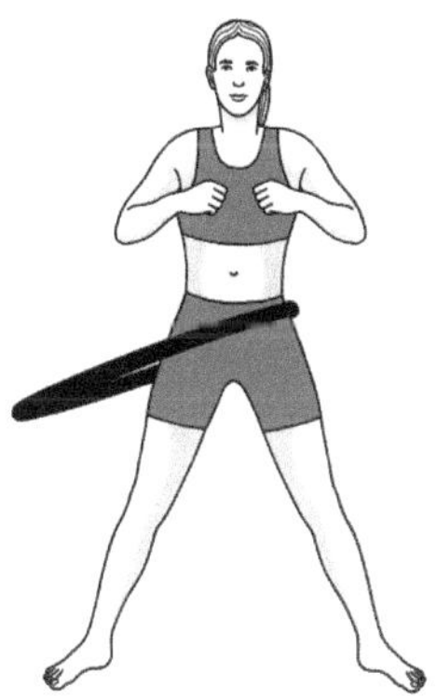

3 Hullern breiter Stand | 40 Sek.

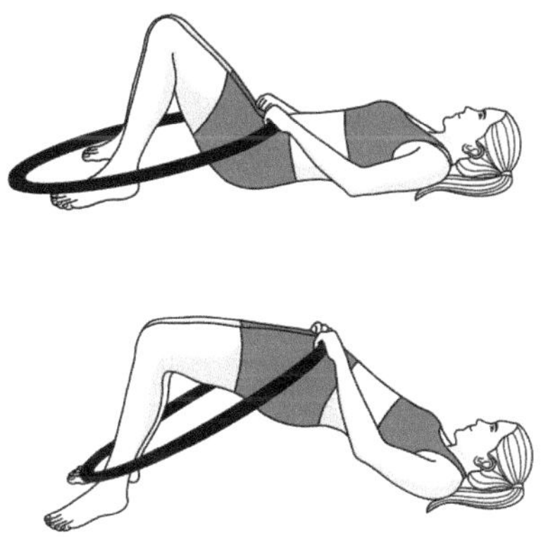

4 Beckenheben | 15 Wdh .

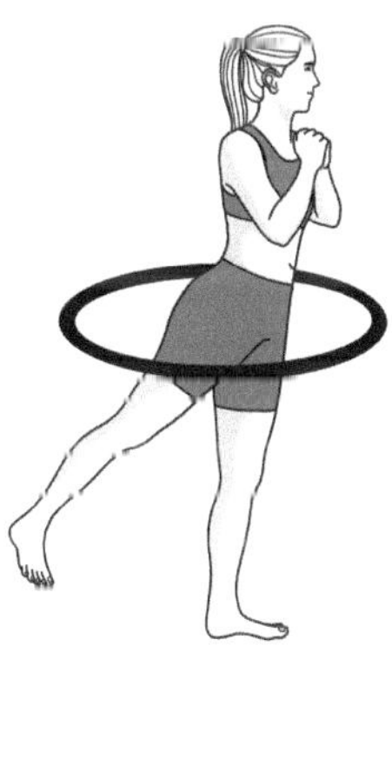

5 Hullern Backkicks | 40 Sek.

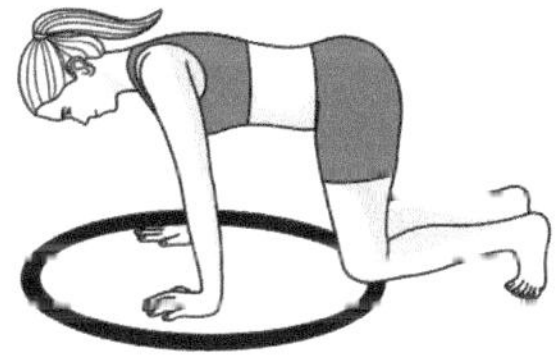

6 Hula Vierfüßler | 15 Wdh.

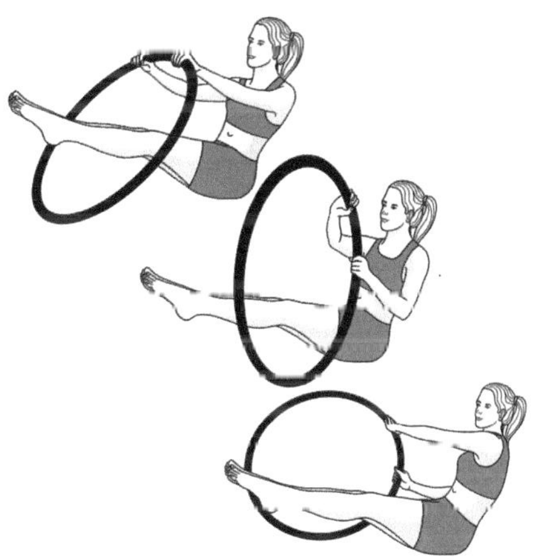

7 Kajakfahren | 30 Sek.

27 Bauch, Beine, Po Hula Hoop Workout für Anfänger II

Geschätzte Trainingsdauer: 18 Min.

	Übungen	Wiederholungen/ Belastungszeit	Pause nach der Übung in Sek.	Seite
1	Hullern	40 Sek.	20	/
2	Hoop Mornings	15 Wdh.	20	127
3	Hullern Zehenspitz	30 Sek.	0	119
4	Hullern intensiv	30 Sek.	20	/
5	Gestützter Sumo Squat	15 Wdh.	20	126
6	Hullern versetzt	40 Sek.	20	119
7	Hoop Plank	30 Sek.	20	132
8	Einfacher Seitstütz	20 Sek.	20	130

Zwei Durchgänge mit 20 Sekunden Pause zwischen den Übungen

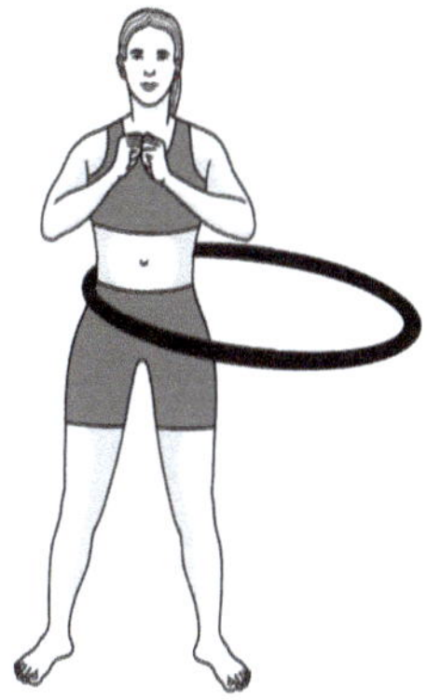

1 Hullern | 40 Sek.

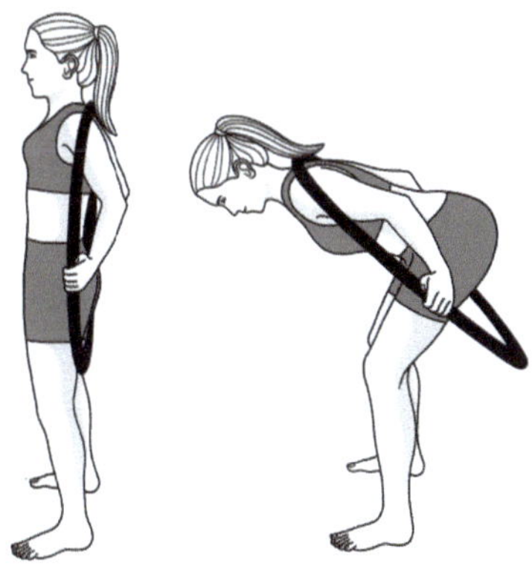

2 Hoop Mornings | 15 Wdh.

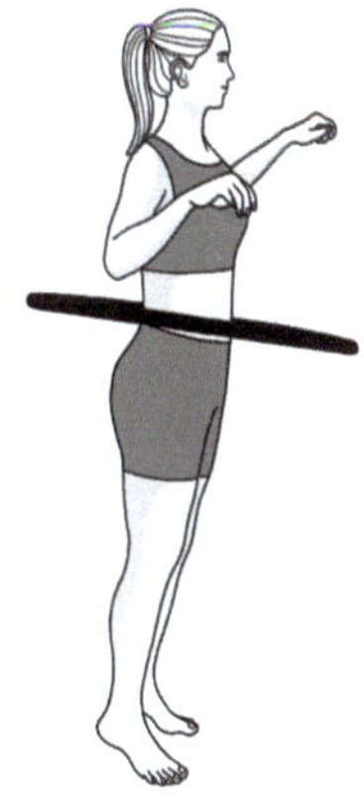

3 Hullern Zehenspitz | 30 Sek.

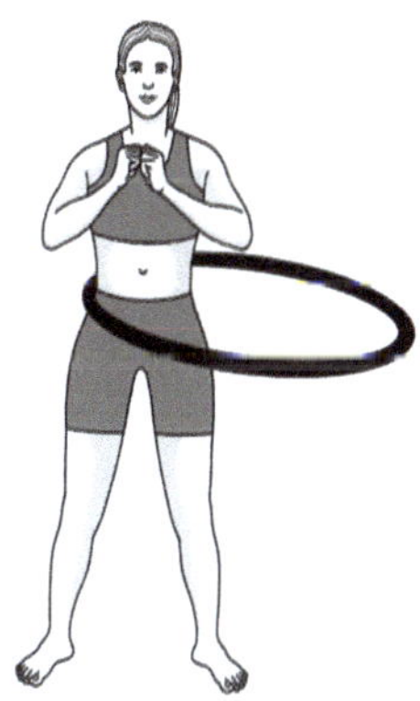

4 Hullern intensiv | 30 Sek.

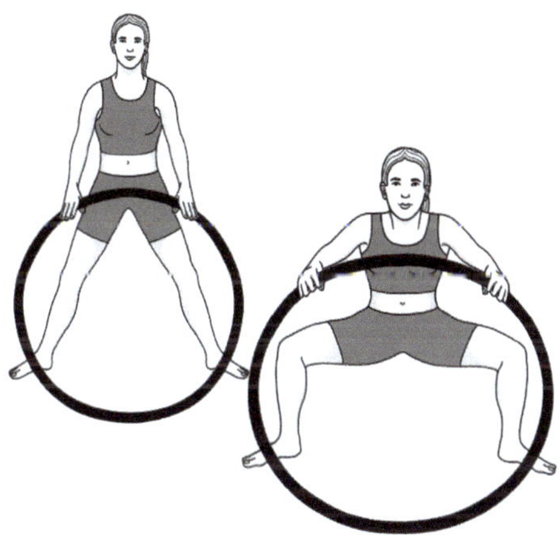

5 Gestützter Sumo Squat | 15 Wdh.

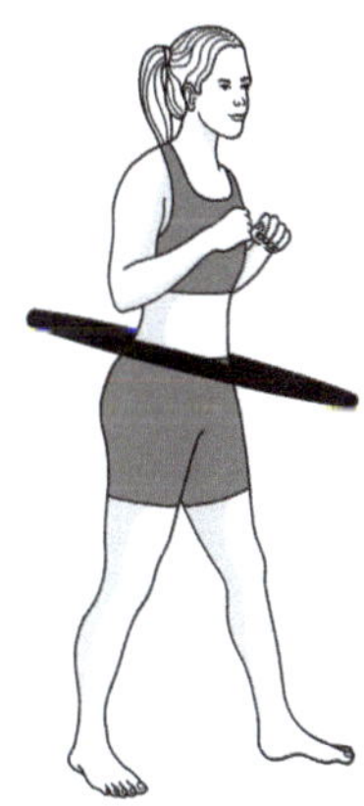

6 Hullern versetzt | 40 Sek.

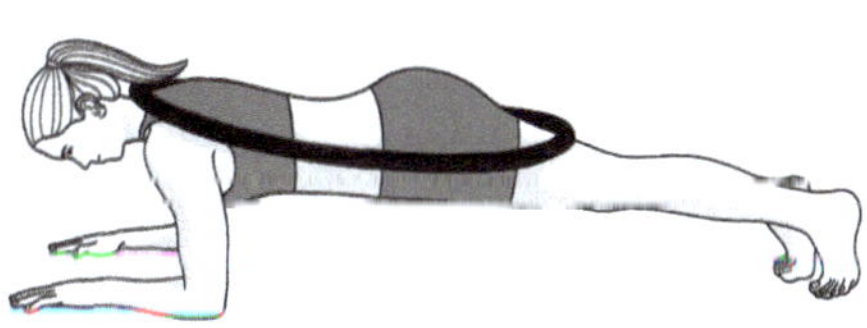

7 Hoop Plank | 30 Sek.

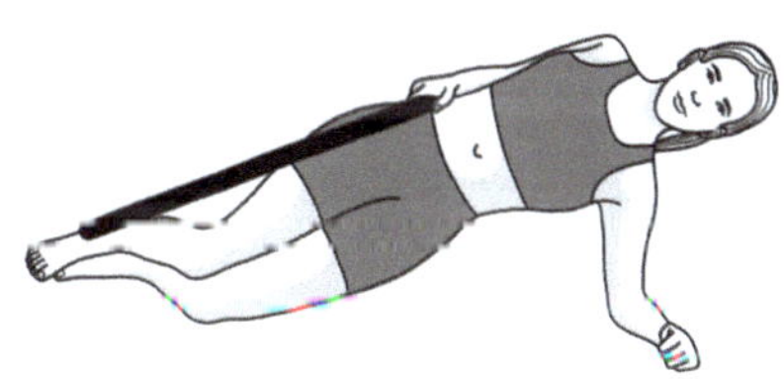

8 Einfacher Seitstütz | 20 Sek.

28 Bauch, Beine, Po Hula Hoop Workout für Fortgeschrittene I

Geschätzte Trainingsdauer: 20 Min.

	Übungen	Wiederholungen/ Belastungszeit	Pause nach der Übung in Sek.	Seite
1	Huller Walk	50 Sek.	0	120
2	Hullern Kniebeuge	30 Sek.	20	121
3	Reversed Überkopfausfallschritt	12 Wdh.	20	128
4	Seitliches Beinheben	12 Wdh.	20	139
5	Gestützter Backkick	12 Wdh.	20	125
6	Hullern intensiv	50 Sek.	0	/
7	Hullern Außen-Step	30 Sek.	20	119
8	Hula Squats	10 Wdh.	20	126
9	Hoop Crunches	15 Wdh.	20	131
10	Segeln im Wind	30 Sek.	20	133

Zwei Durchgänge mit 20 Sekunden Pause zwischen den Übungen

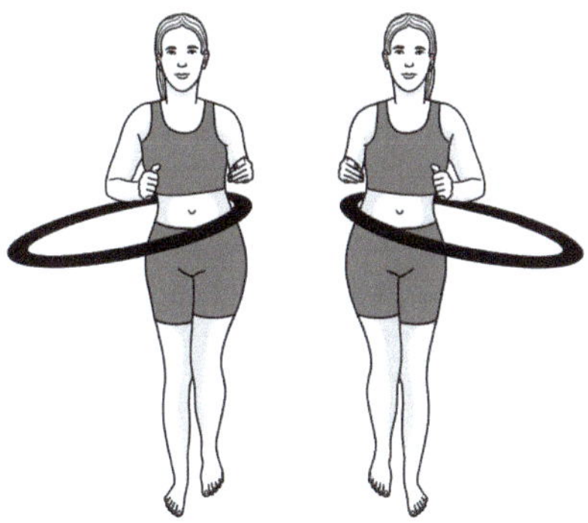

1 Huller Walk | 50 Sek.

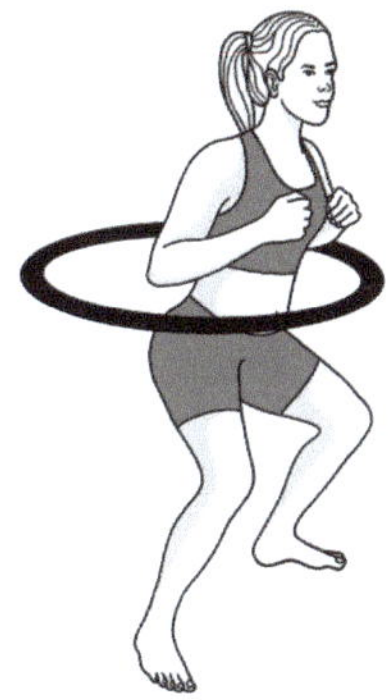

2 Hullern Kniebeuge | 30 Sek.

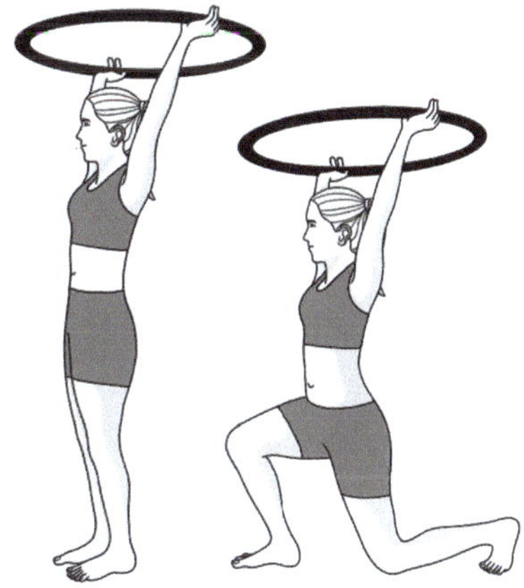

3 Reversed Überkopfausfallschritt | 12 Wdh.

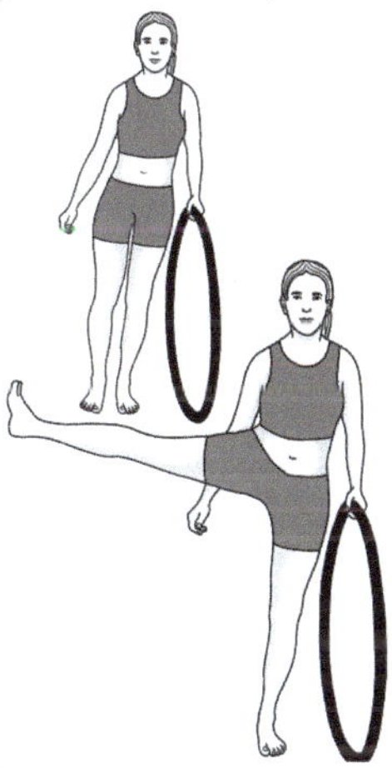

4 Seitliches Beinheben | 12 Wdh.

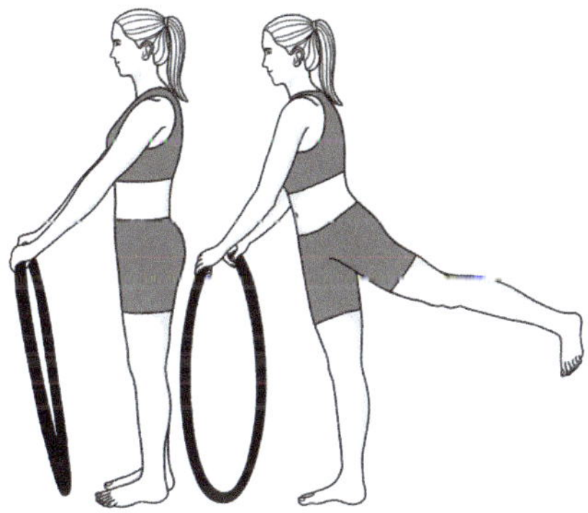

5 Gestützter Backkick | 12 Wdh.

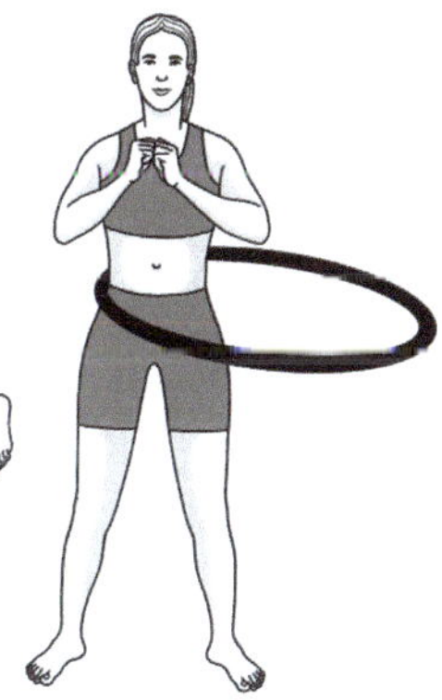

6 Hullern intensiv | 50 Sek.

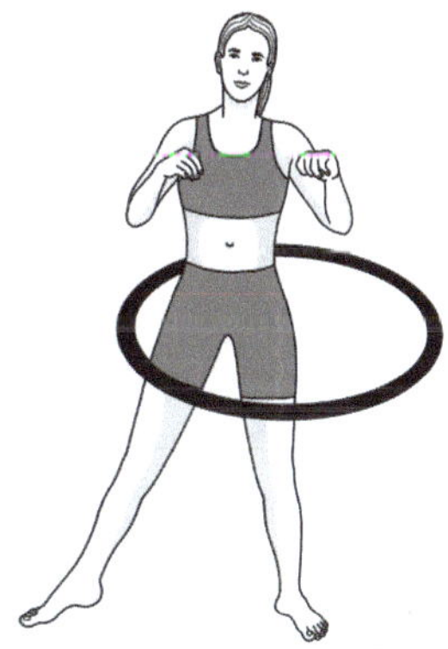

7 Hullern Außen-Step | 30 Sek.

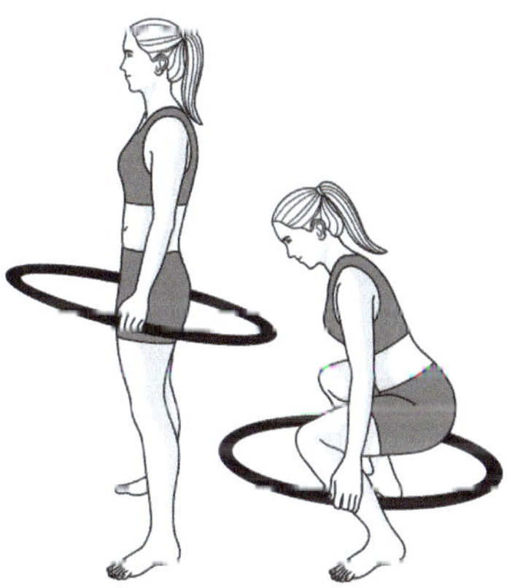

8 Hula Squats | 10 Wdh.

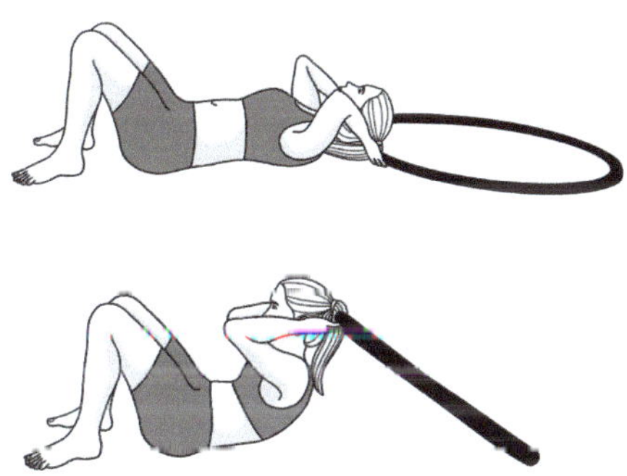

9 Hoop Crunches | 15 Wdh.

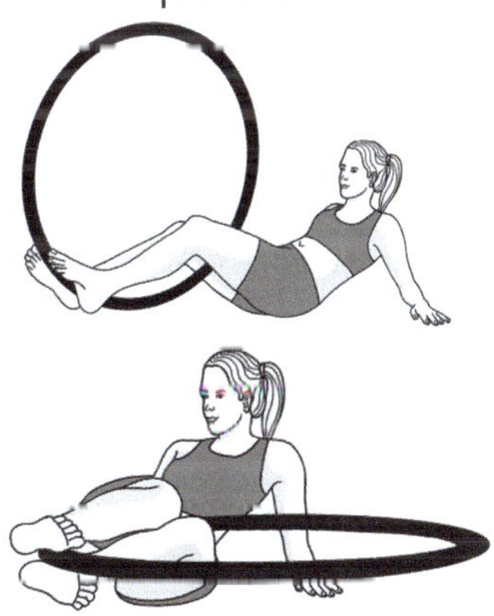

10 Segeln im Wind | 30 Sek.

29

Bauch, Beine, Po Hula Hoop Workout für Fortgeschrittene II

Geschätzte Trainingsdauer: 22 Min.

	Übungen	Wiederholungen/ Belastungszeit	Pause nach der Übung in Sek.	Seite
1	Hullern versetzt	50 Sek.	0	119
2	Hullern im Ausfallschritt	30 Sek.	20	123
3	Hoopheben	15 Wdh.	20	127
4	Wandsitzen	40 Sek.	20	130
5	Hoop Kick	12 Wdh.	20	127
6	Hullern intensiv	50 Sek.	0	/
7	Tiefes Hullern	30 Sek.	0	124
8	Hullern 360°	4 Wdh.	20	122
9	Beckenheben	15 Wdh.	20	124
10	Seitstütz	30 Sek.	20	134
11	Hula Zweifüßler	30 Sek.	20	131

Zwei Durchgänge mit 20 Sekunden Pause zwischen den Übungen

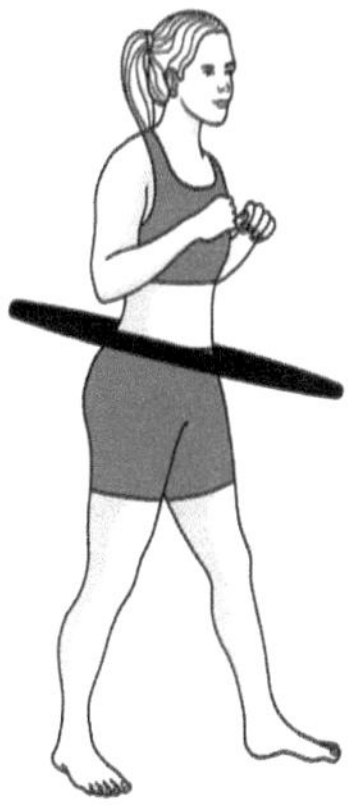

1 Hullern versetzt |50 Sek.

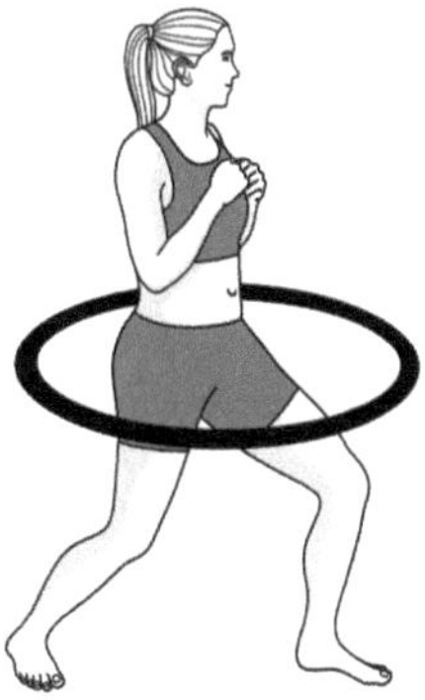

2 Hullern im Ausfallschritt |50 Sek.

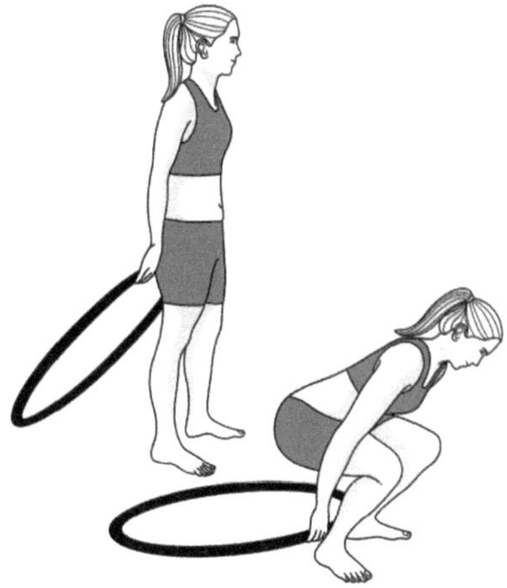

3 Hoopheben |15 Wdh.

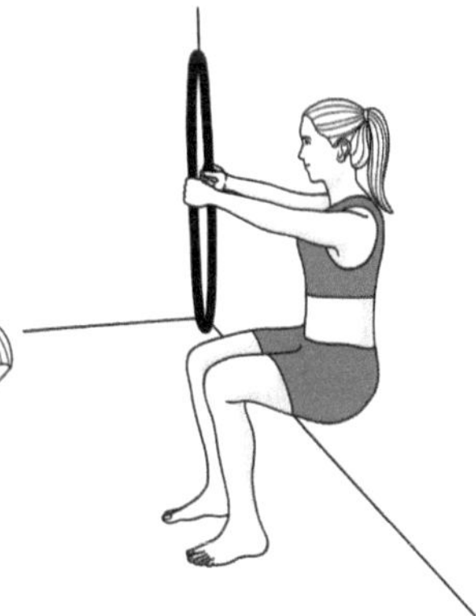

4 Wandsitzen |40 Sek.

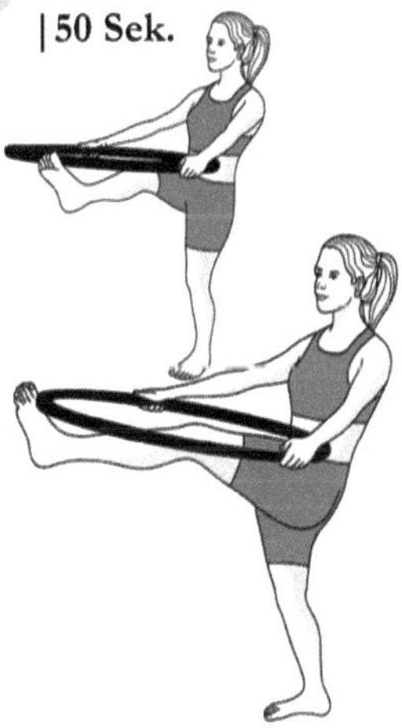

5 Hoop Kick |12 Wdh.

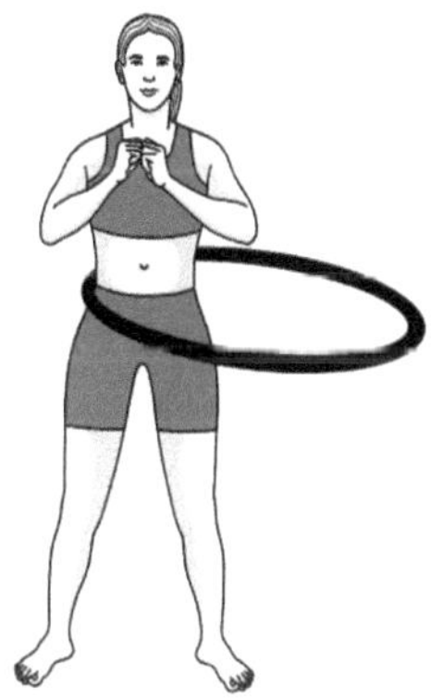

6 Hullern intensiv |50 Sek.

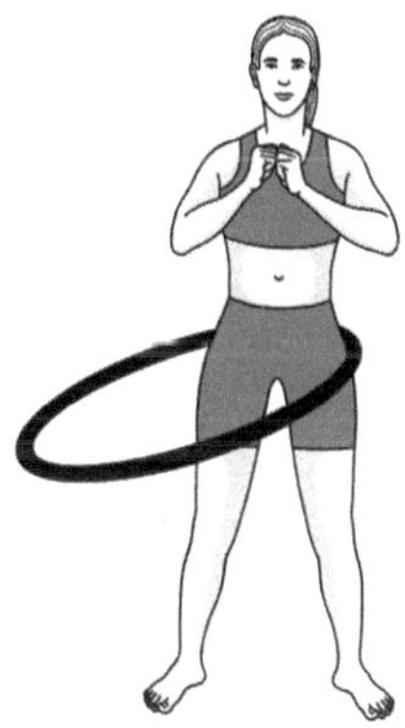

7 Tiefes Hullern |30 Sek.

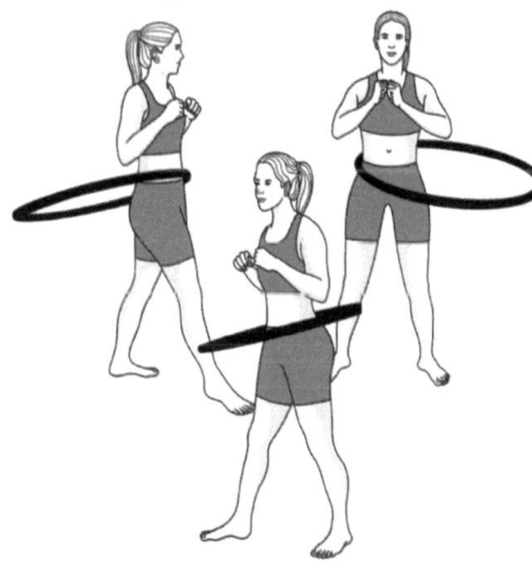

8 Hullern 360° |4 Wdh.

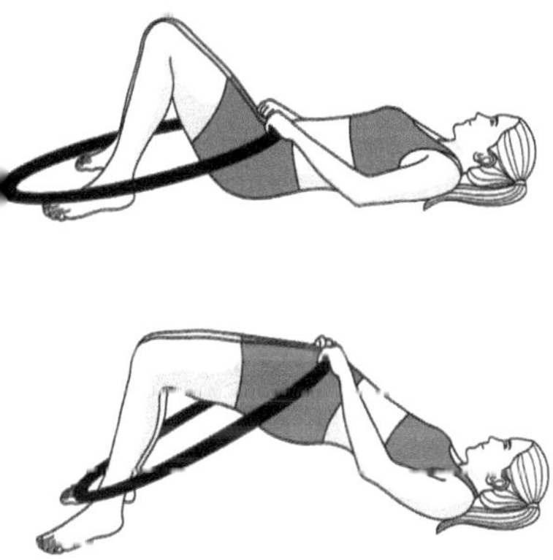

9 Beckenheben |15 Wdh.

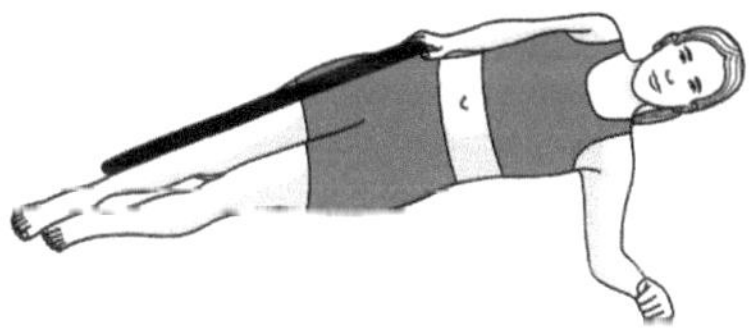

10 Seitstütz |30 Sek.

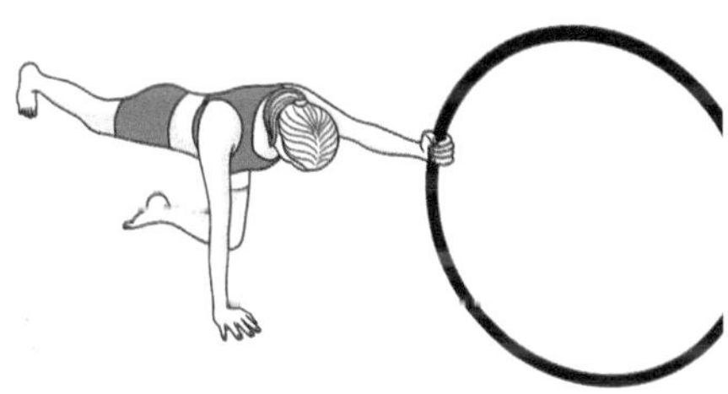

11 Hula Zweifüßler |30 Sek.

30 Bauch, Beine, Po Hula Hoop Workout für Profis

Geschätzte Trainingsdauer: 30 Min.

	Übungen	Wiederholungen/ Belastungszeit	Pause nach der Übung in Sek.	Seite
1	Hullern	50 Sek.	0	/
2	Hullern auf einem Bein	20Sek.	20	123
3	Banana Hoop	15 Wdh.	20	130
4	Kajakfahren	40 Sek.	20	133
5	Seitstütz	30 Sek.	20	134
6	Hullern Kniebeuge	50 Sek.	0	121
7	Hullern Außen-Step	50 Sek.	20	119
8	Reversed Überkopfausfallschritt	12 Wdh.	20	128
9	Seitlicher Ausfallschritt	8 Wdh.	30	129
10	Einbeiniges Beckenheben	15 Wdh.	30	125
11	Hula Vierfüßler	50 Sek.	20	131
12	Hullern intensiv	50 Sek.	0	/
13	Hullern versetzt	50 Sek.	0	119
14	Hullern breiter Stand	50 Sek.	20	118
15	Hoop Mornings	15 Wdh.	20	127

Ein leerer Kreis bedeutet keine Pause nach der Übung.

Zwei Durchgänge mit 20 Sekunden Pause zwischen den Übungen

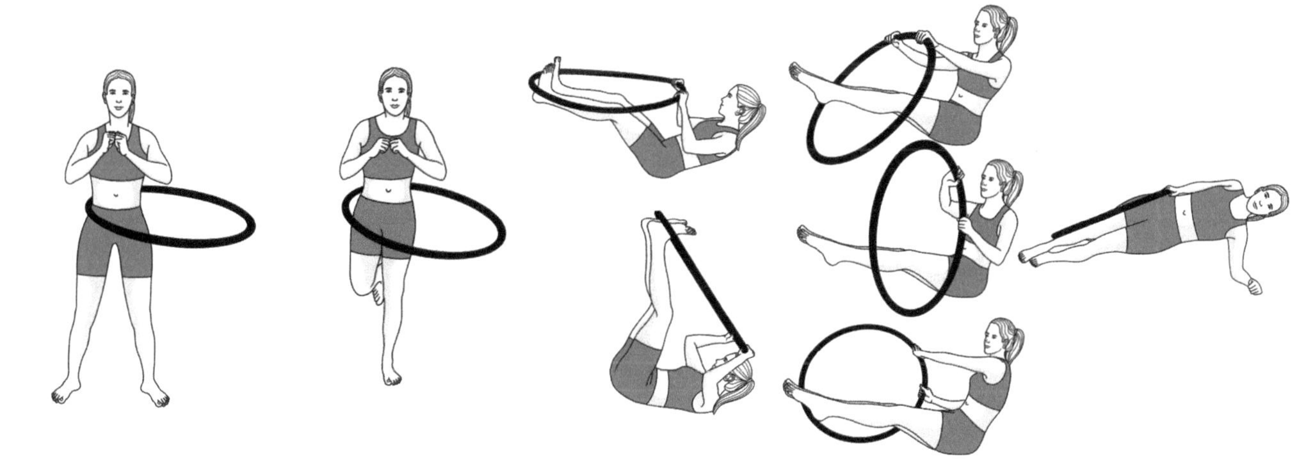

1 Hullern | 50 Sek.

2 Hullern auf einem Bein | 20 Sek.

3 Banana Hoop | 15 Wdh.

4 Kajakfahren | 40 Sek.

5 Seitstütz | 30 Sek.

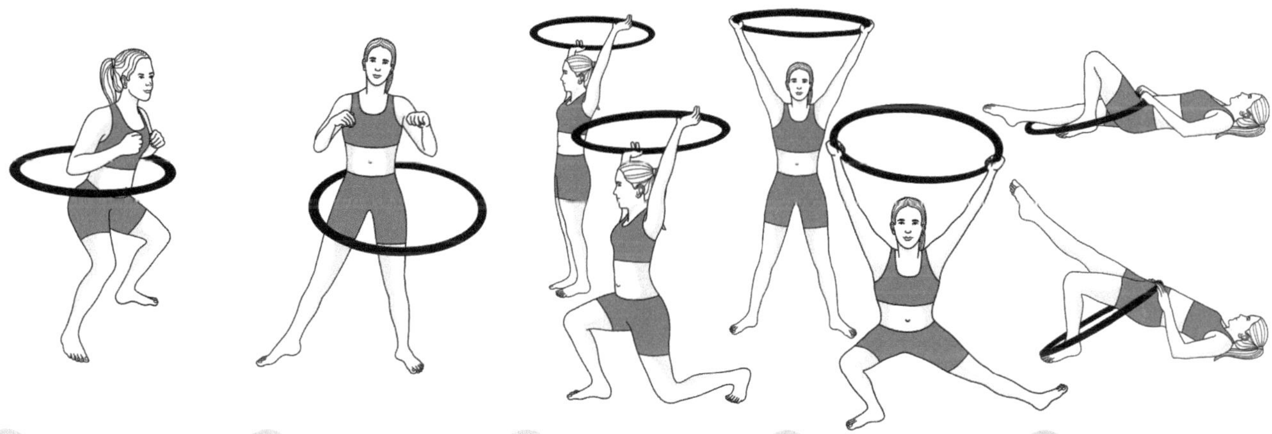

6 Hullern Kniebeuge | 50 Sek.

7 Hullern Außen-Step | 50 Sek.

8 Rev. Überkopf Ausfallschritt | 12 Wdh.

9 Seitl. Ausfallschritt | 8 Wdh.

10 Einbein. Beckenheben | 15 Wdh.

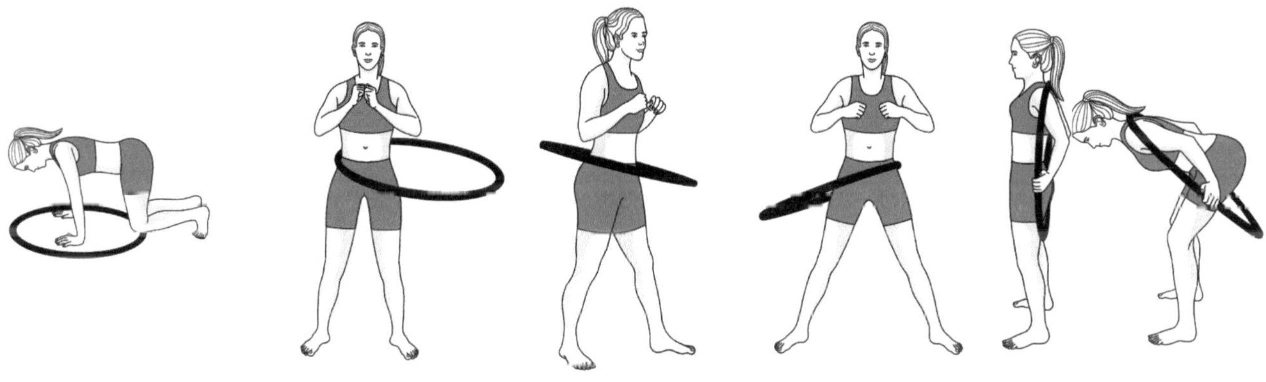

11 Hula Vierfüßler | 50 Sek.

12 Hullern intensiv | 50 Sek.

13 Hullern versetzt | 50 Sek.

14 Hullern breiter Stand | 50 Sek.

15 Hoop Mornings | 15 Wdh.

31

Kalorien verbrennen I

Geschätzte Trainingsdauer: 18 Min.

	Übungen	Wiederholungen/ Belastungszeit	Pause nach der Übung in Sek.	Seite
1	Hullern intensiv	40 Sek.	0	/
2	Touch the Hoop	60 Sek.	20	129
3	Hullern Arme 1	40 Sek.	0	117
4	Huller Walk	30 Sek.	20	120
5	Hoopelmann	40 Sek.	20	140
6	Hoop Burpees	30 Sek.	20	141

Drei Durchgänge mit 20 Sekunden Pause zwischen den Übungen

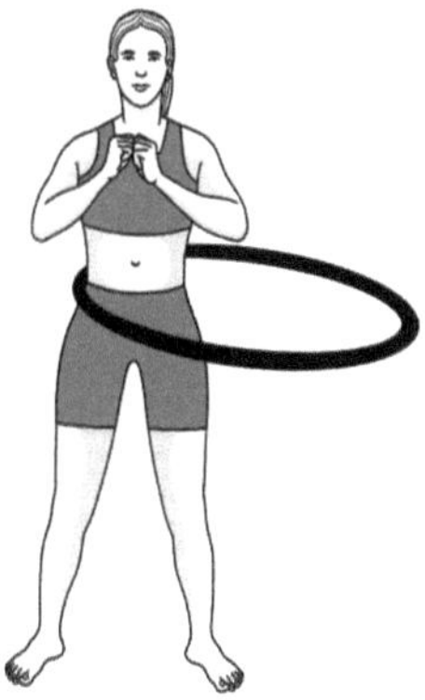

1 Hullern intensiv | 40 Sek.

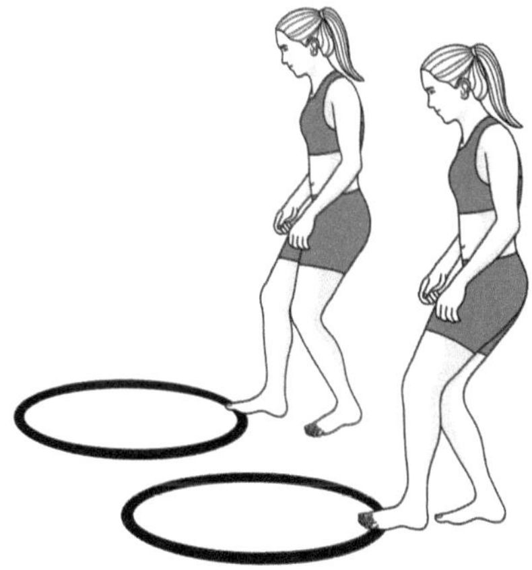

2 Touch the Hoop | 60 Sek.

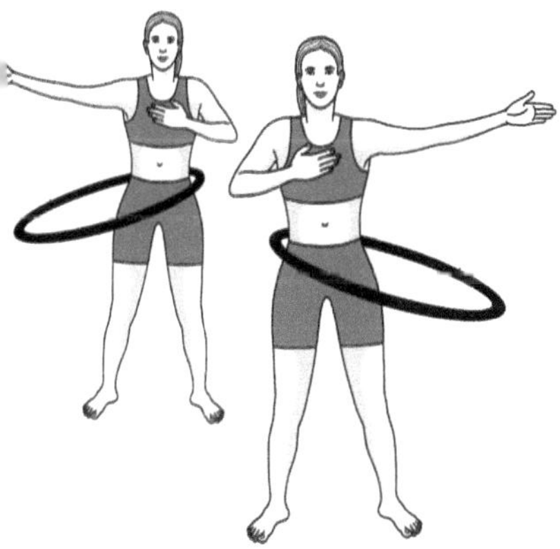

3 Hullern Arme 1 | 40 Sek.

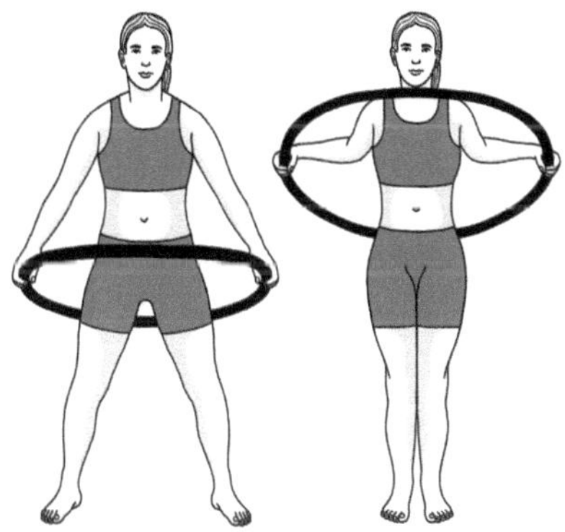

4 Huller Walk | 30 Sek.

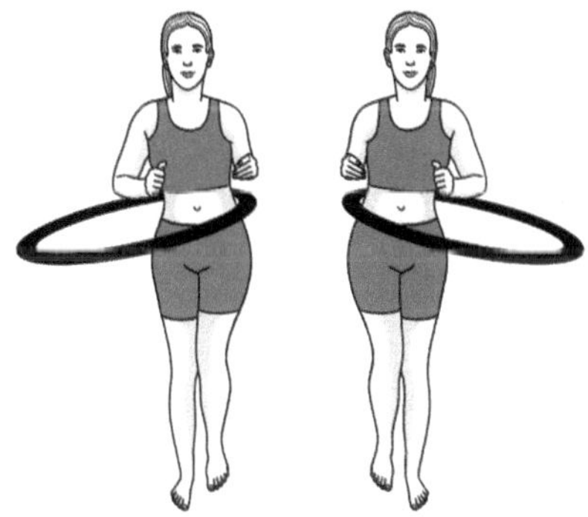

5 Hoopelmann | 40 Sek.

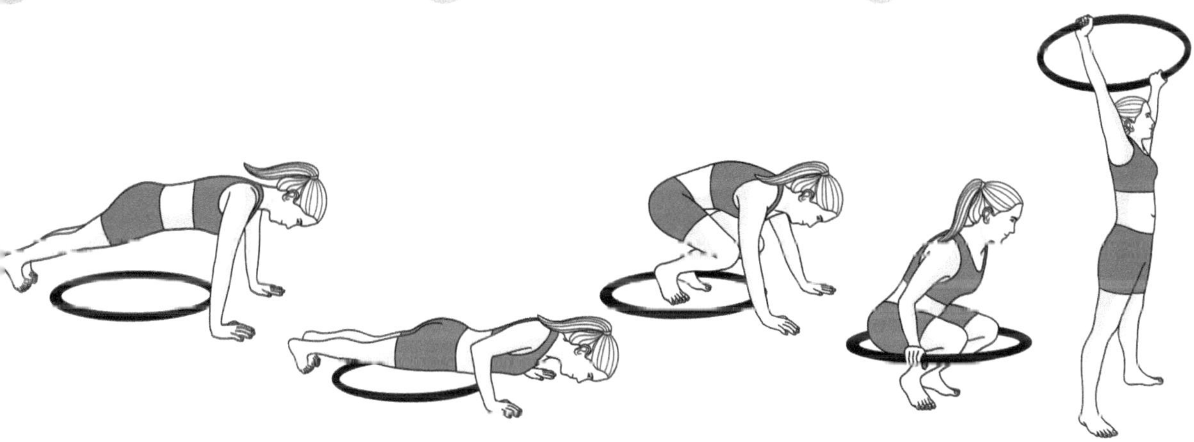

6 Hoop Burpees | 30 Sek.

32 Kalorien verbrennen II

Geschätzte Trainingsdauer: 25 Min.

	Übungen	Wiederholungen/ Belastungszeit	Pause nach der Übung in Sek.	Seite
1	Wechselsprünge	40 Sek.	0	129
2	Hoopelmann	60 Sek.	20	140
3	Hullern intensiv	40 Sek.	0	/
4	Huller Walk	30 Sek.	0	120
5	Hullern Arme kreisend	40 Sek.	0	120
6	Kniebeuge mit Schulterdrücken	15 Wdh.	20	140
7	Hoop Plank	30 Sek.	0	132
8	Hullern Zehenspitz	60 Sek.	40	119

Drei Durchgänge mit 20 Sekunden Pause zwischen den Übungen

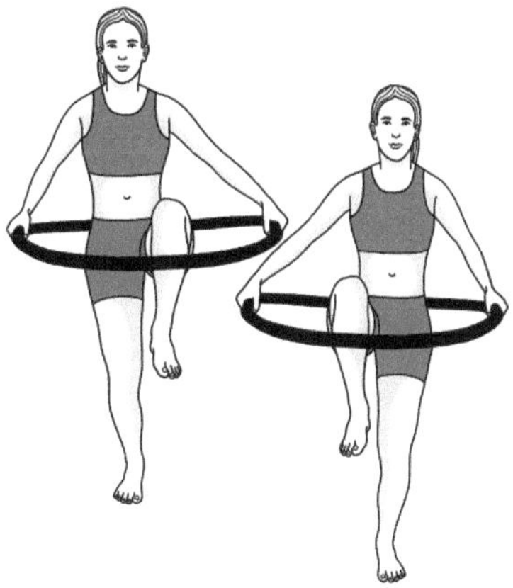

1 Wechselsprünge |40 Sek.

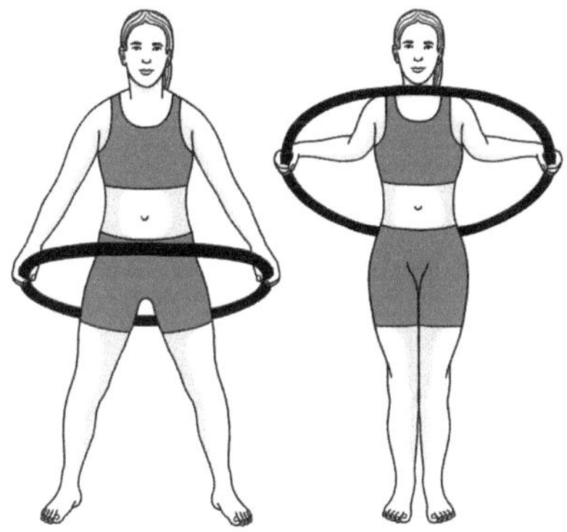

2 Hoopelmann |60 Sek.

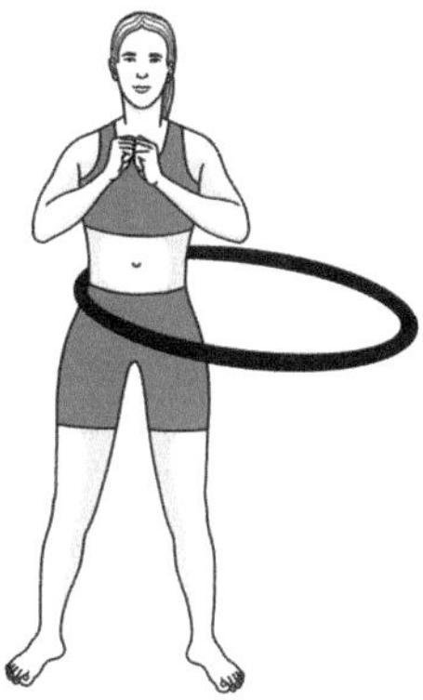

3 Hullern intensiv |40 Sek.

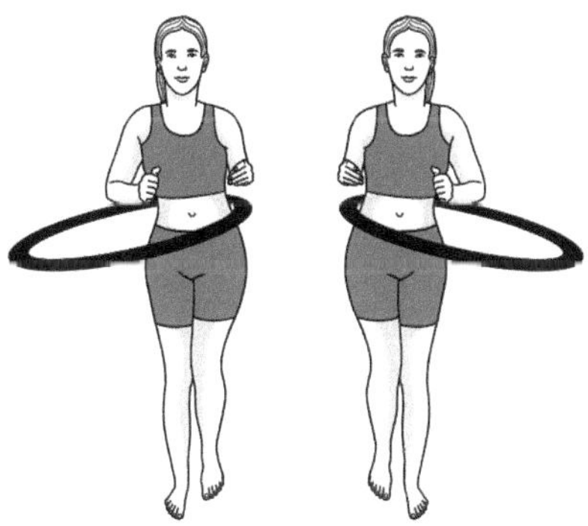

4 Huller Walk |30 Sek.

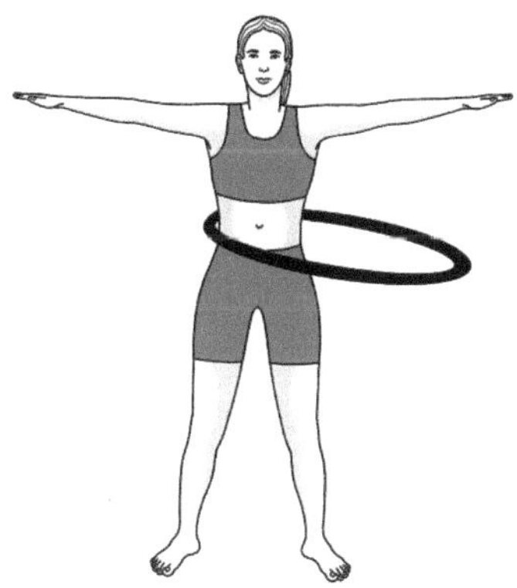

5 Hullern Arme kreisend |40 Sek.

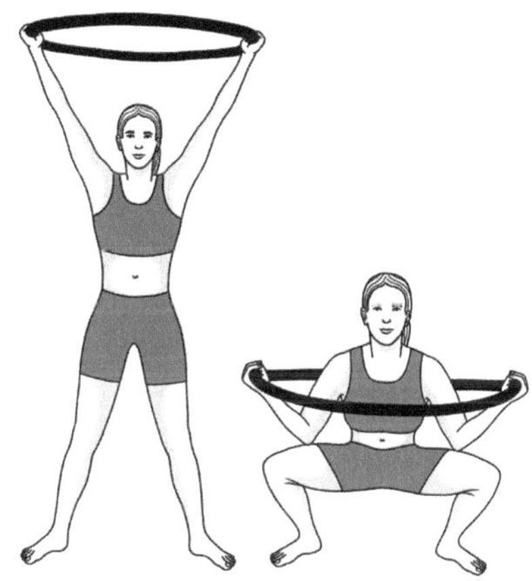

6 Kniebeuge mit Schulterdrücken |15 Wdh.

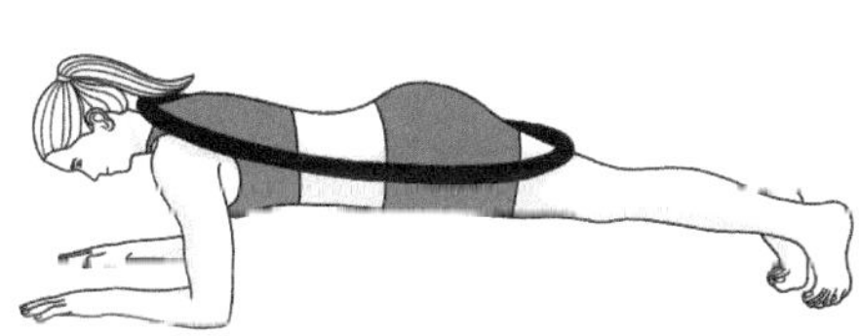

7 Hoop Plank |30 Sek.

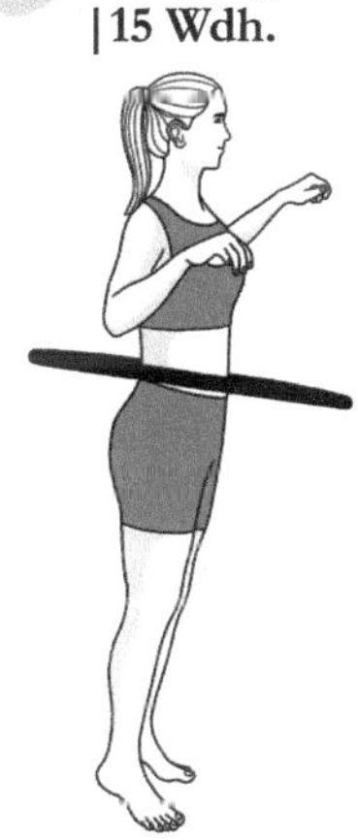

8 Hullern Zehenspitz |60 Sek.

33 Kalorien verbrennen III

Geschätzte Trainingsdauer: 15 Min.

	Übungen	Wiederholungen/ Belastungszeit	Pause nach der Übung in Sek.	Seite
1	Hullern intensiv	40 Sek.	20	/
2	Gestützter Sumo Squat	60 Sek.	0	126
3	Gestützter Backkick	40 Sek.	20	125
4	Hoopelmann	30 Sek.	0	140
5	Hullern Arme 4	40 Sek.	0	118
6	Hullern Vorwärts-Step	30 Sek.	0	121
7	Hullern Außen-Step	30 Sek.	20	119
8	Hoop In And Outs	30 Sek.	0	128
9	Touch the Hoop	60 Sek.	20	129

Zwei Durchgänge mit 20 Sekunden Pause zwischen den Übungen

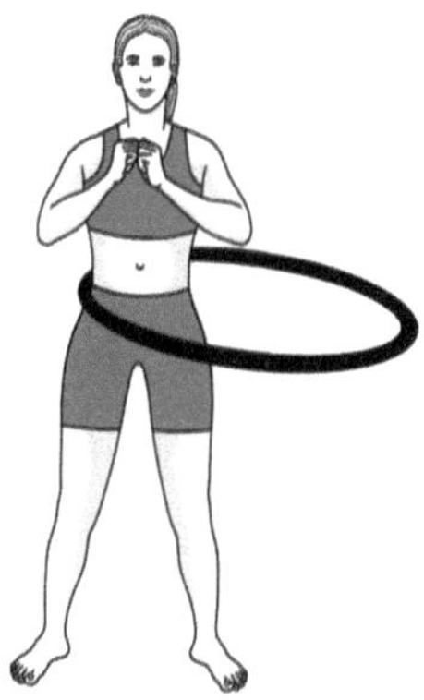

1 Hullern intensiv | 40 Sek.

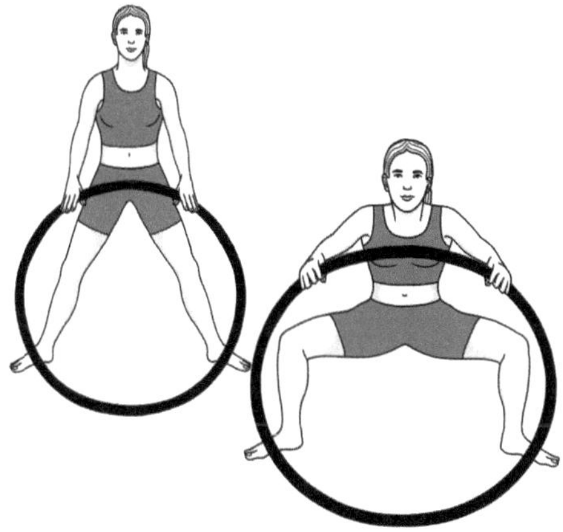

2 Gestützter Sumo Squat | 60 Sek.

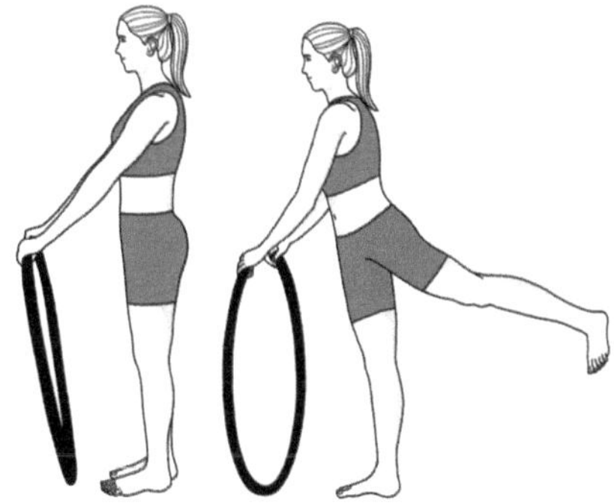

3 Gestützter Backkick | 40 Sek.

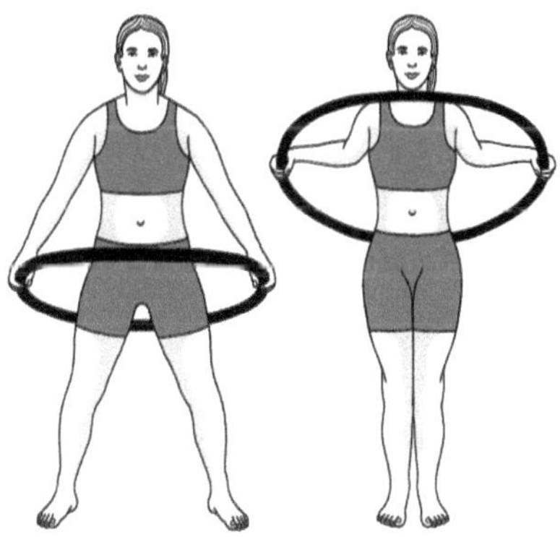

4 Hoopelmann | 30 Sek.

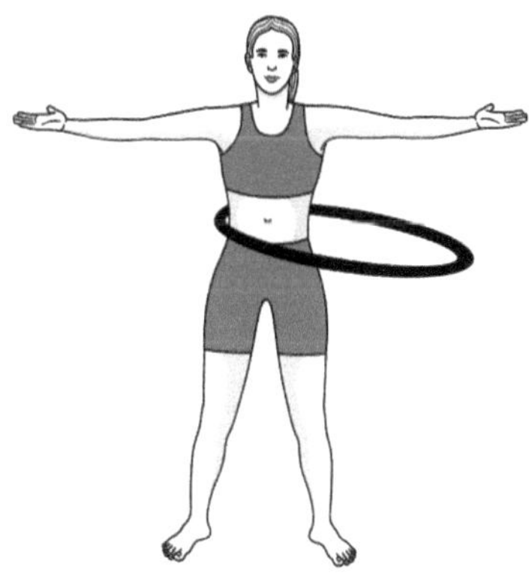

5 Hullern Arme 4 | 40 Sek.

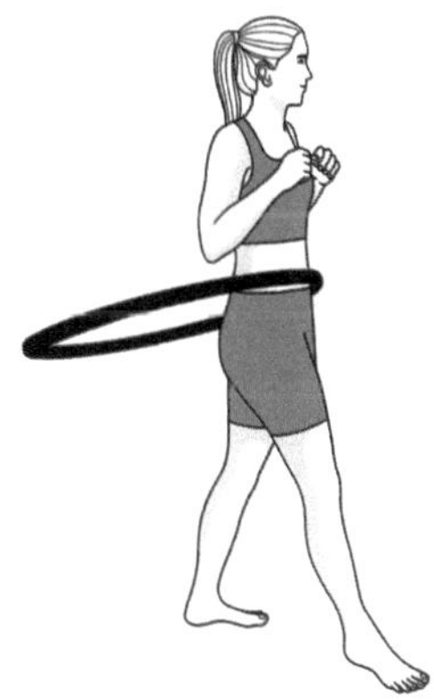

6 Hullern Vorwärts-Step | 30 Sek.

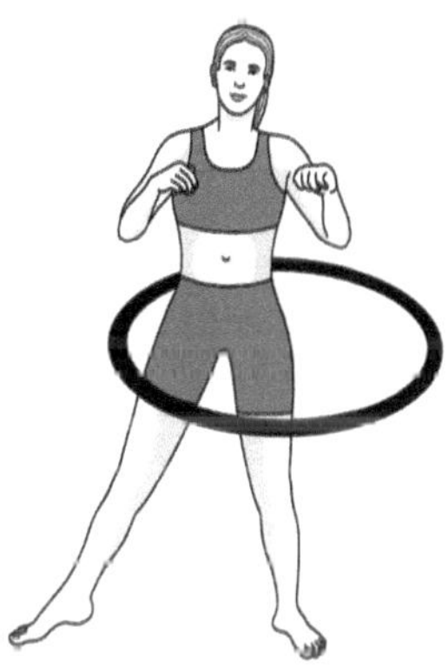

7 Hullern Außen-Step | 30 Sek.

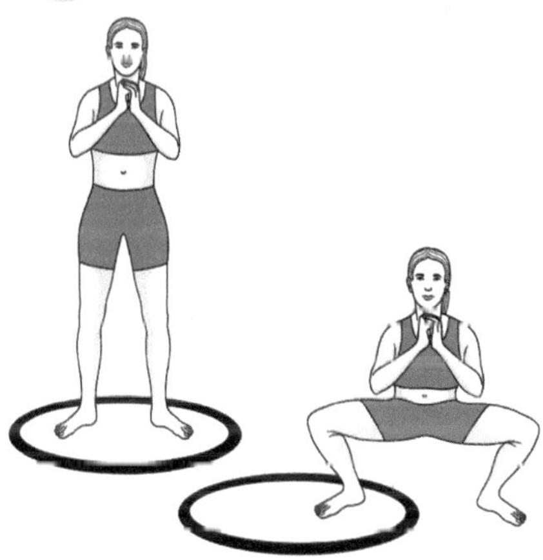

8 Hoop In And Outs | 30 Sek.

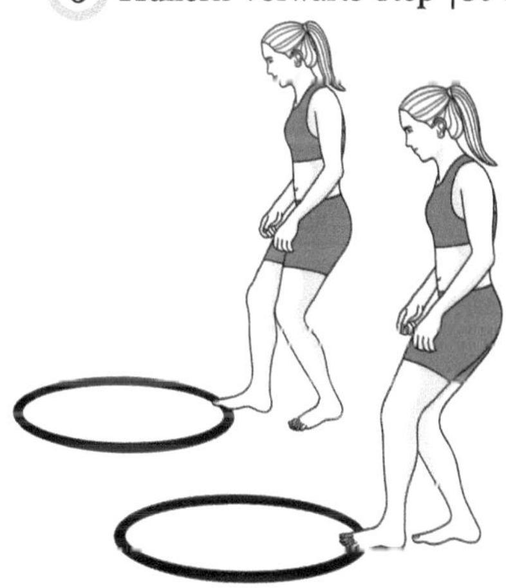

9 Touch the Hoop | 60 Sek.

34 Kalorien verbrennen IV

Geschätzte Trainingsdauer: 18 Min.

	Übungen	Wiederholungen/ Belastungszeit	Pause nach der Übung in Sek.	Seite
1	Hullern intensiv	40 Sek.	20	/
2	Hoop Jumps	40 Sek.	0	128
3	Hoop Kicks	40 Sek.	20	127
4	Hoopelmann	30 Sek.	0	140
5	Tiefes Hullern	40 Sek.	0	124
6	Huller Walk	30 Sek.	0	120
7	Hullern in der Kniebeuge	40 Sek.	20	121
8	Hoop Burpees	30 Sek.	0	141
9	Hooping Leg Raises	30 Sek.	20	132
10	Hullern breiter Stand	40 Sek.	0	118

Zwei Durchgänge mit 20 Sekunden Pause zwischen den Übungen

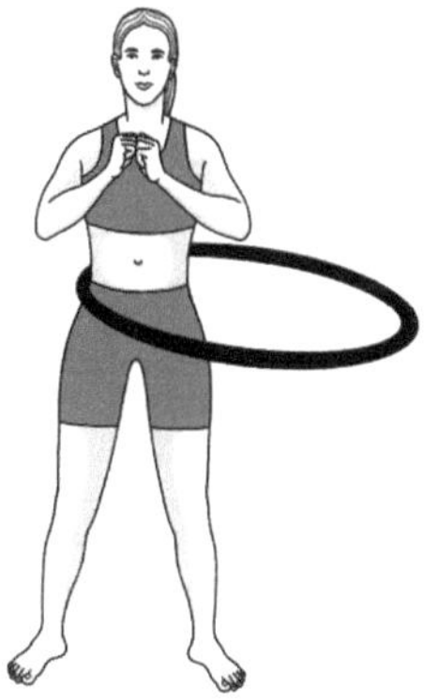

1 Hullern intensiv | 40 Sek.

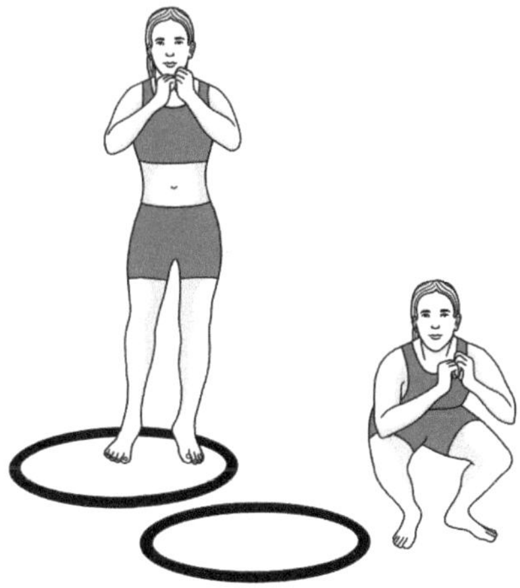

2 Hoop Jumps | 40 Sek.

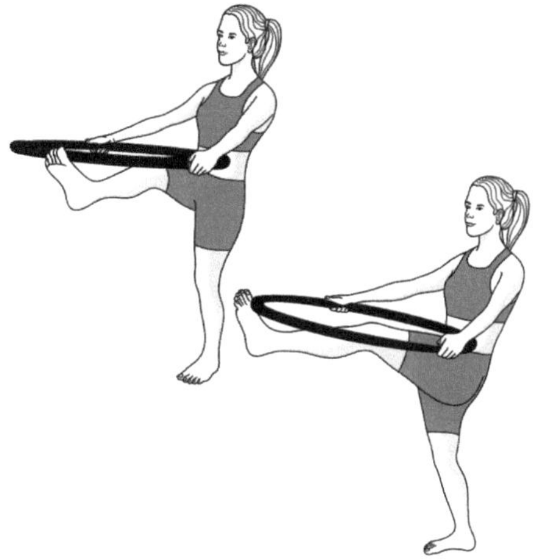

3 Hoop Kicks | 40 Sek.

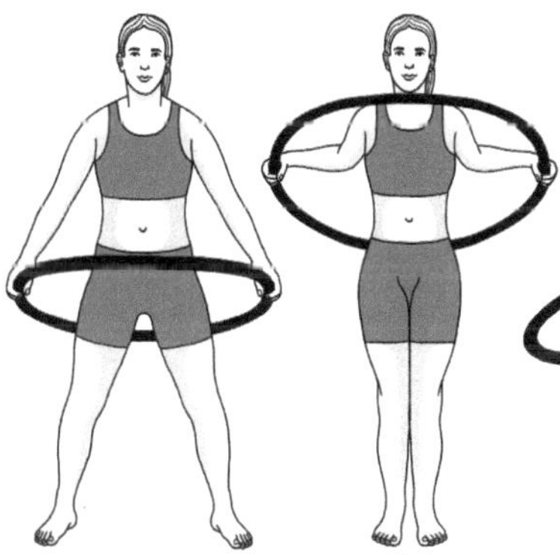

4 Hoopelmann | 30 Sek.

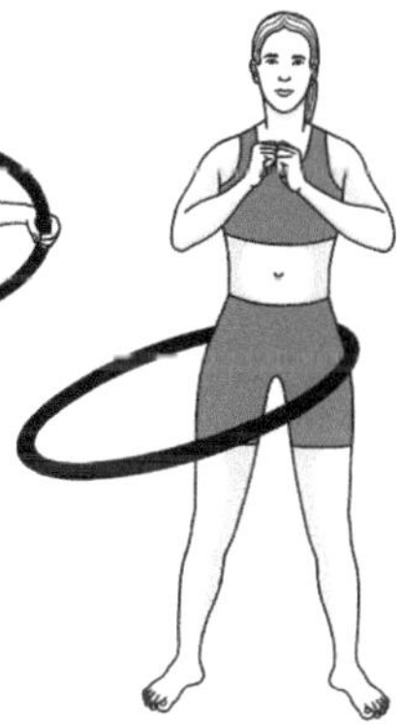

7 Tiefes Hullern | 30 Sek.

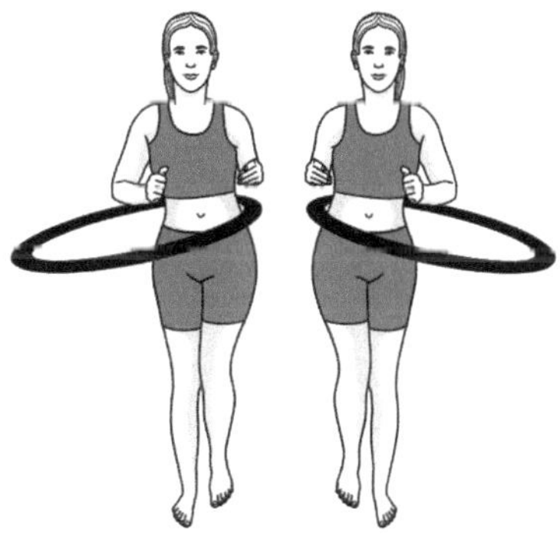

6 Huller Walk | 30 Sek.

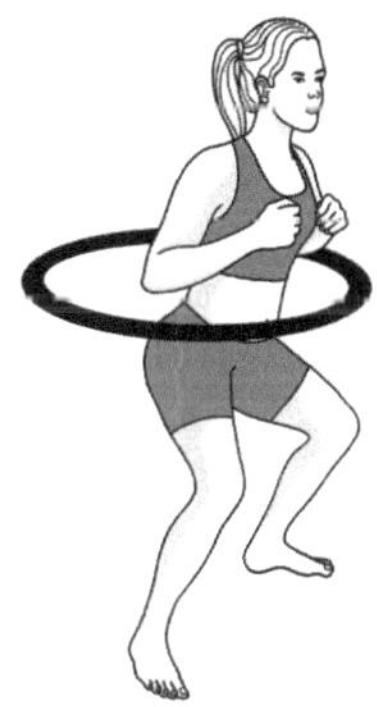

5 Hullern in der Kniebeuge | 40 Sek.

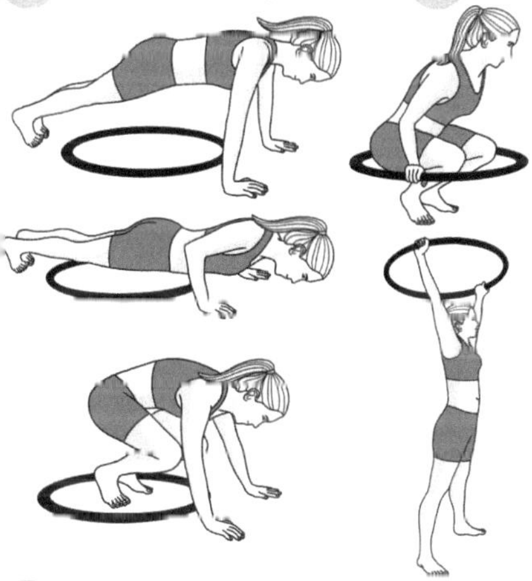

8 Hoop Burpees | 30 Sek.

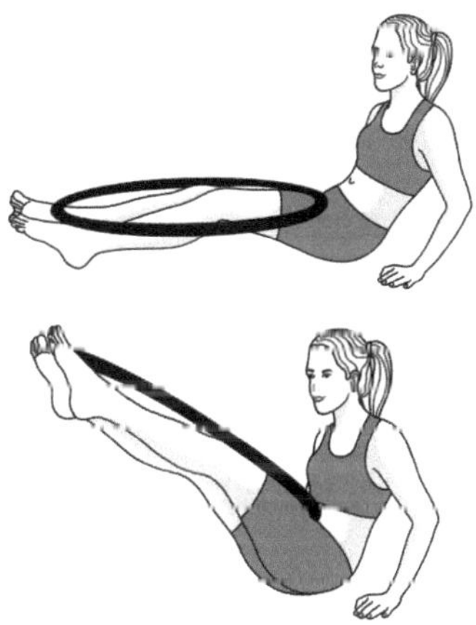

9 Hooping Leg Raises | 30 Sek.

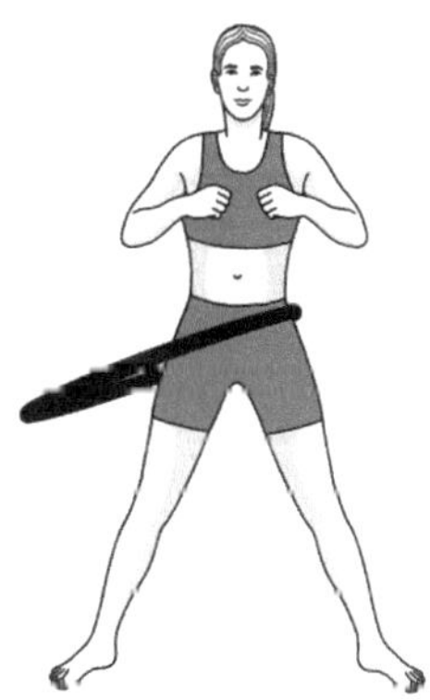

10 Hullern breiter Stand | 40 Sek.

35

Straffe Arme 1
Hula Hoop Workout

Geschätzte Trainingsdauer: 10 Min.

	Übungen	Wiederholungen/ Belastungszeit	Pause nach der Übung in Sek.	Seite
1	Hullern Arme 5	40 Sek.	0	118
2	Einarmiges Trizepsdrücken	20 Wdh.	20	136
3	Hullern Arme 1	40 Sek.	0	117
4	Schulterdrücken	15 Wdh.	20	138
5	Hullern Arme kreisend	40 Sek.	0	120
6	Knieliegestütz	15 Wdh.	20	137

Ein leerer Kreis bedeutet keine Pause nach der Übung.

Zwei Durchgänge mit 20 Sekunden Pause zwischen den Übungen

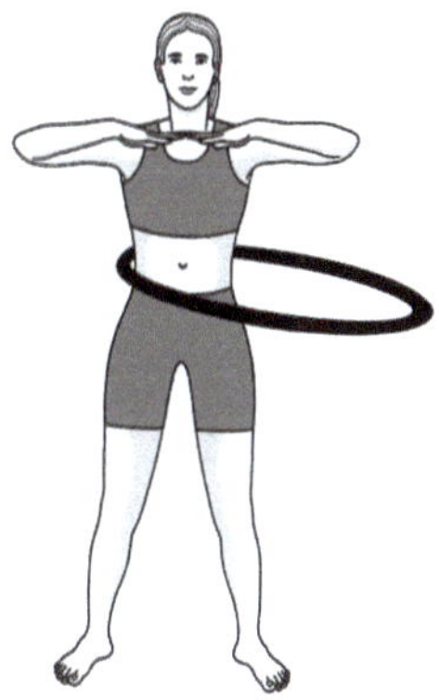

1 Hullern Arme 5 | 40 Sek.

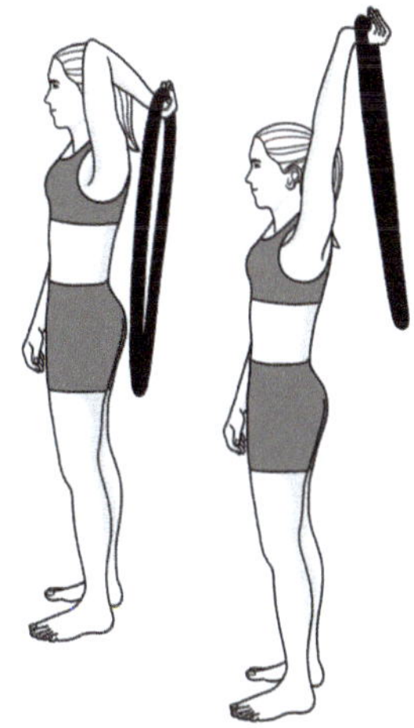

2 Einarmiges Trizepsdrücken | 20 Wdh.

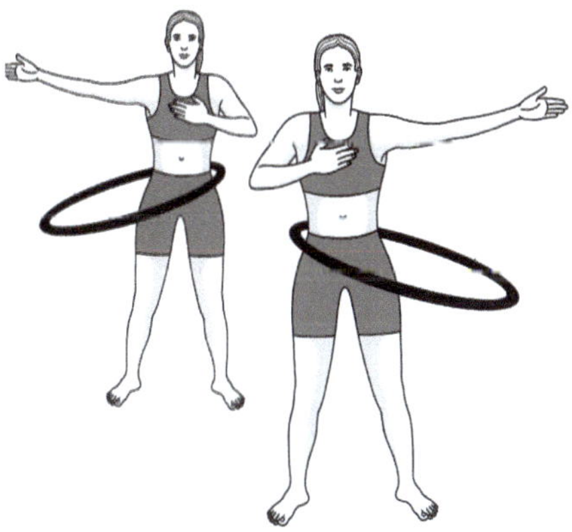

3 Hullern Arme 1 | 40 Sek.

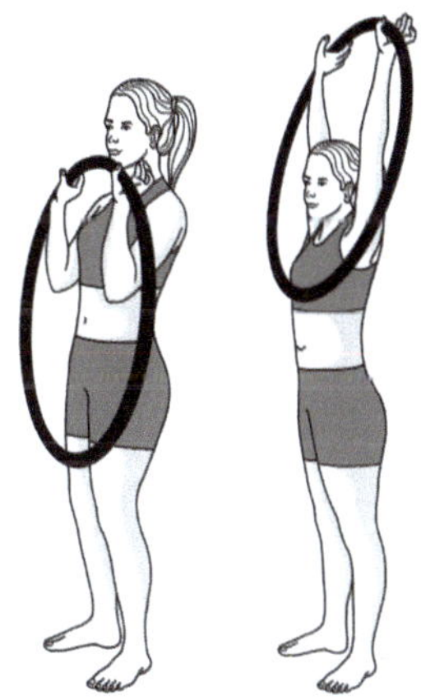

4 Schulterdrücken | 15 Wdh.

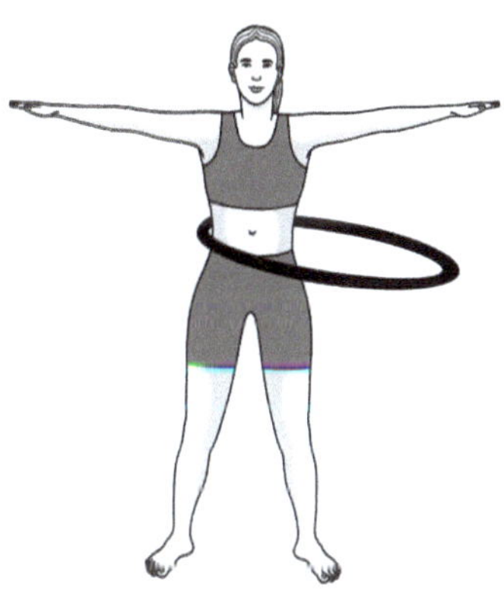

5 Hullern Arme kreisend | 40 Sek.

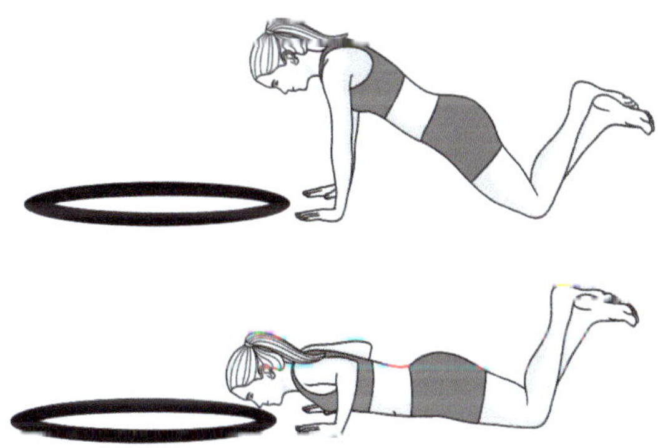

6 Knieliegestütz | 15 Wdh.

36 Straffe Arme 2
Hula Hoop Workout

Geschätzte Trainingsdauer: 15 Min.

	Übungen	Wiederholungen/ Belastungszeit	Pause nach der Übung in Sek.	Seite
1	Hullern	40 Sek.	0	/
2	Trizeps Kickbacks	15 Wdh.	20	137
3	Hullern Rückenziehen	40 Sek.	0	120
4	Fallender Hoop	15 Wdh.	20	139
5	Hullern Arme 4	40 Sek.	0	118
6	Trizepsdrücken	15 Wdh.	20	136
7	Hullern Arme kreisend	40 Sek.	0	120
8	Liegestütz	15 Wdh.	20	137

Zwei Durchgänge mit 20 Sekunden Pause zwischen den Übungen

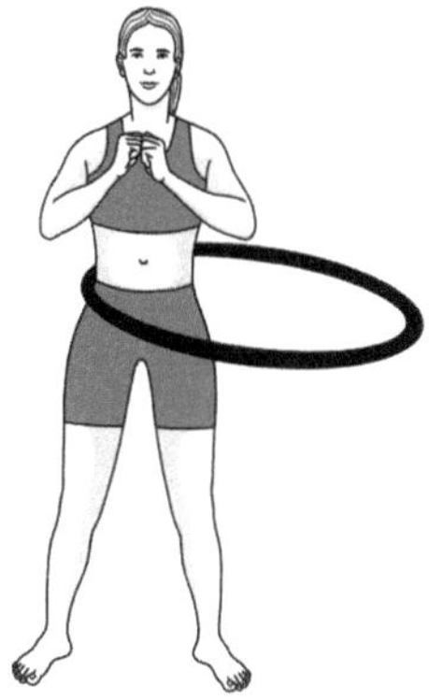

1 Hullern | 40 Sek.

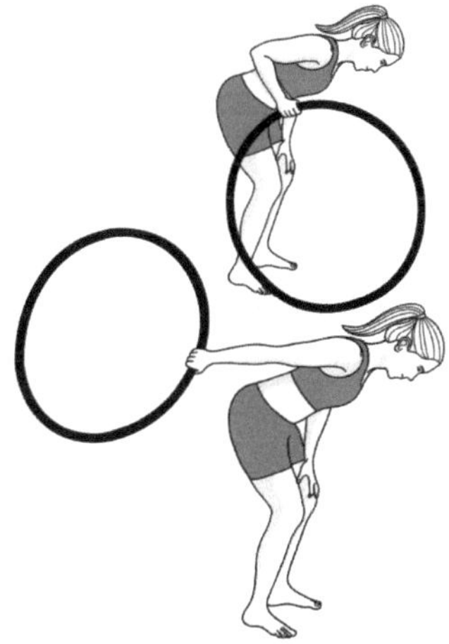

2 Trizeps Kickbacks | 15 Wdh.

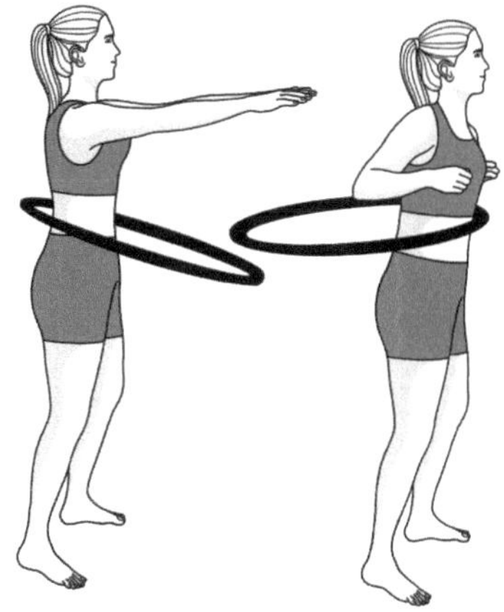

3 Hullern Rückenziehen | 40 Sek.

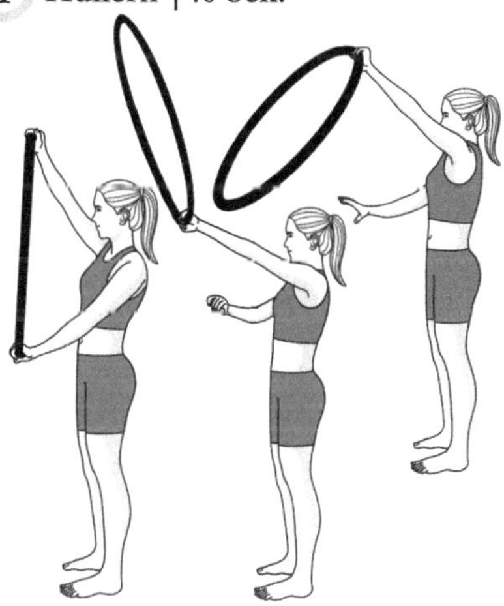

4 Fallender Hoop | 15 Wdh.

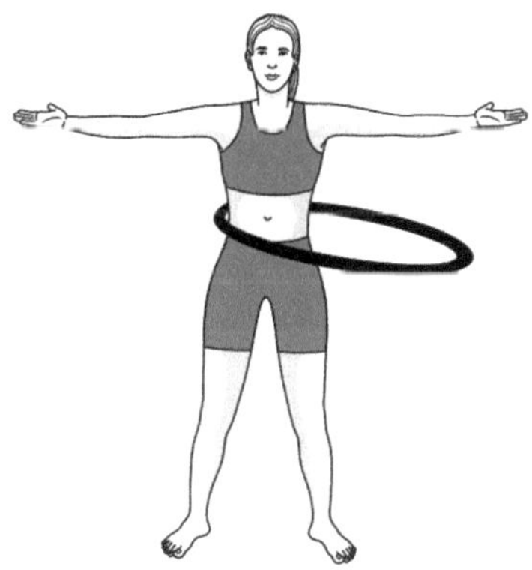

5 Hullern Arme 4 | 40 Sek.

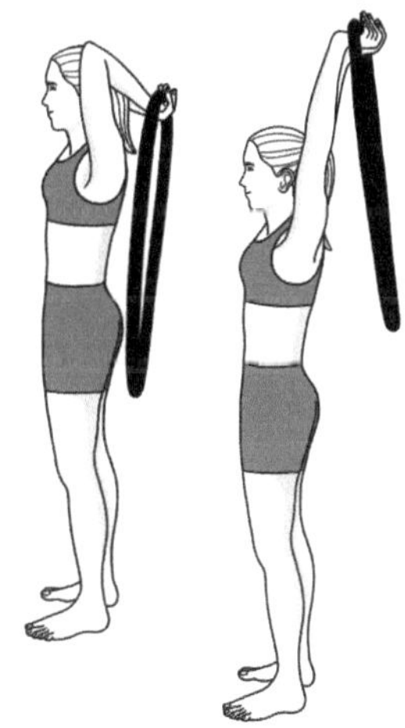

6 Trizepsdrücken | 15 Wdh.

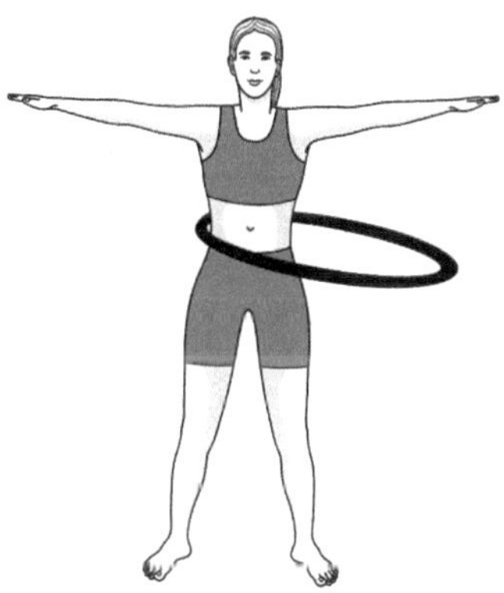

7 Hullern Arme kreisend | 40 Sek.

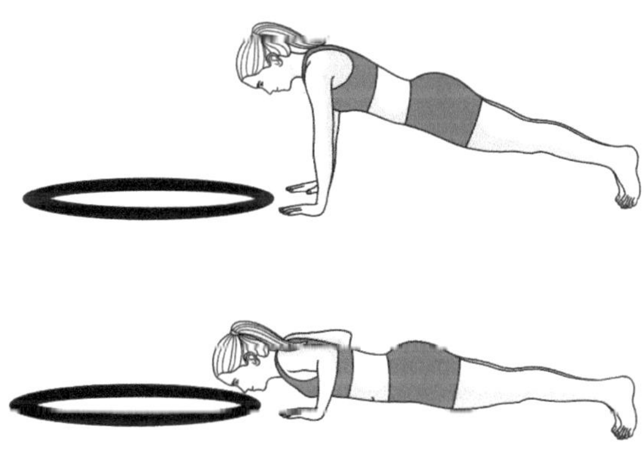

8 Liegestütz | 15 Wdh.

37 Po Spezial I
Hula Hoop Workout

Geschätzte Trainingsdauer: 20 Min.

	Übungen	Wiederholungen/ Belastungszeit	Pause nach der Übung in Sek.	Seite
1	Tiefes Hullern	40 Sek.	0	124
2	Hullern Kniebeuge	30 Sek.	20	121
3	Gestützter Backkick	20 Wdh.	20	125
4	Ausfallschritt	15 Wdh.	20	124
5	Hullern	60 Sek.	20	/
6	Beckenheben	20 Wdh.	20	124
7	Hoop In And Outs	40 Sek.	20	128
8	Hullern versetzt	60 Sek.	20	119

Zwei Durchgänge mit 20 Sekunden Pause zwischen den Übungen

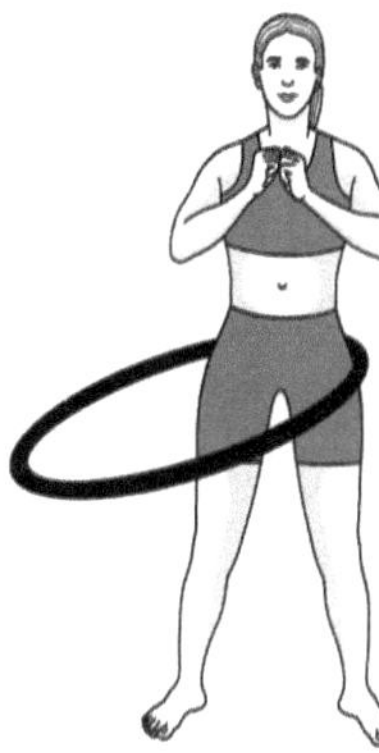

1 **Tiefes Hullern | 40 Sek.**

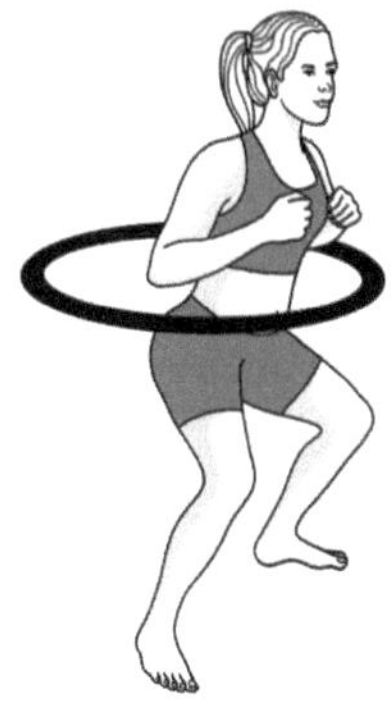

2 **Hullern Kniebeuge | 30 Sek.**

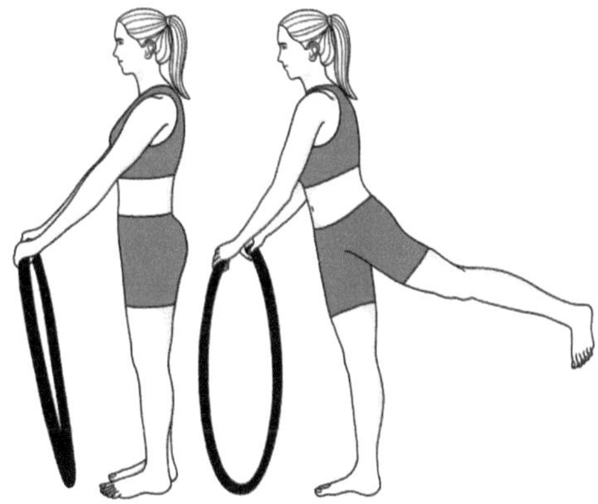

3 **Gestützter Backkick | 20 Wdh.**

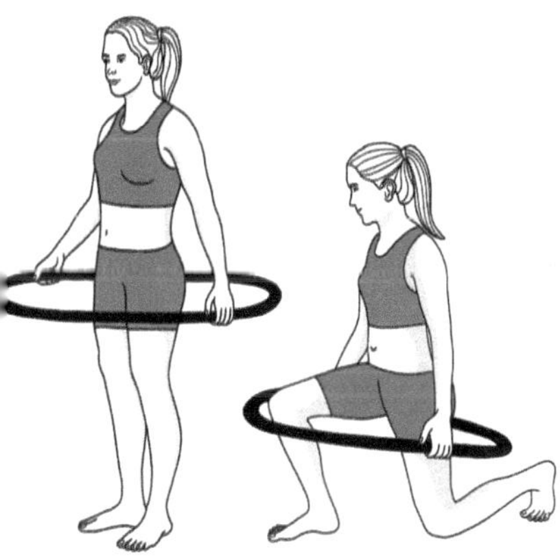

4 **Ausfallschritt | 15 Wdh.**

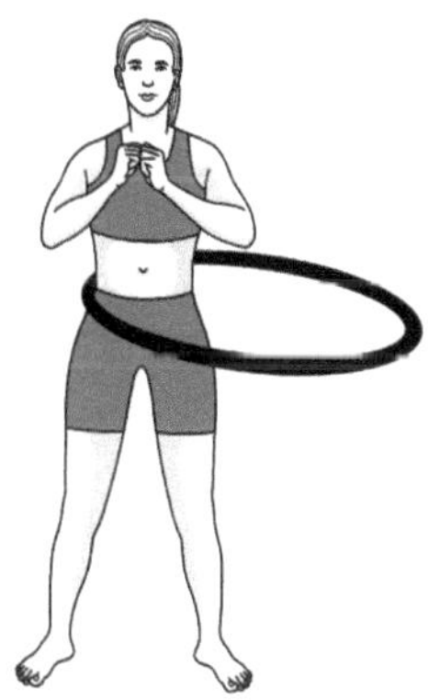

5 **Hullern | 60 Sek.**

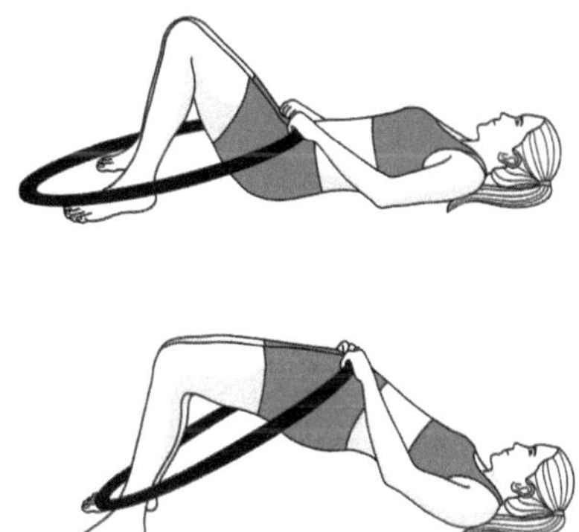

6 **Beckenheben | 20 Wdh.**

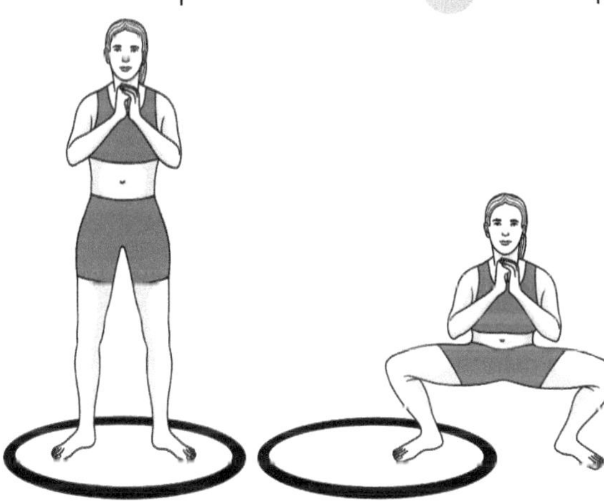

7 **Hoop In And Outs | 40 Sek.**

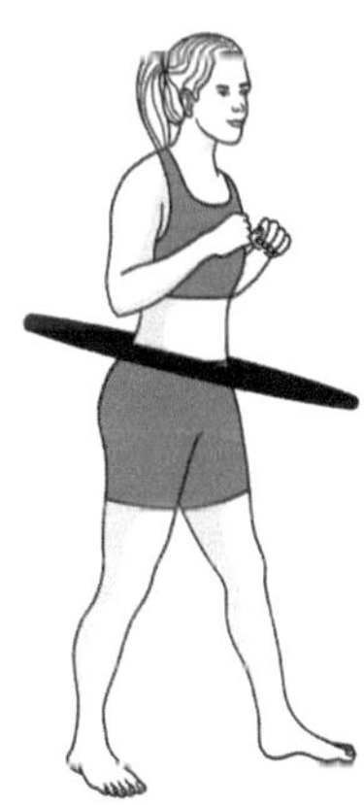

8 **Hullern versetzt | 60 Sek.**

38 Po Spezial II Hula Hoop Workout

Geschätzte Trainingsdauer: 20 Min.

	Übungen	Wiederholungen/ Belastungszeit	Pause nach der Übung in Sek.	Seite
1	Hula Squats	15 Wdh.	20	126
2	Hullern im Ausfallschritt	50 Sek.	20	123
3	Gestützter Sumo Squat	15 Wdh.	20	126
4	Hullern Backkicks	50 Sek.	0	122
5	Hullern	50 Sek.	20	/
6	Einbeiniges Beckenheben	15 Wdh.	20	125
7	Plank	60 Sek.	20	132
8	Hoop Mornings	15 Wdh.	20	127
9	Hullern breiter Stand	50 Sek.	20	118

Zwei Durchgänge mit 20 Sekunden Pause zwischen den Übungen

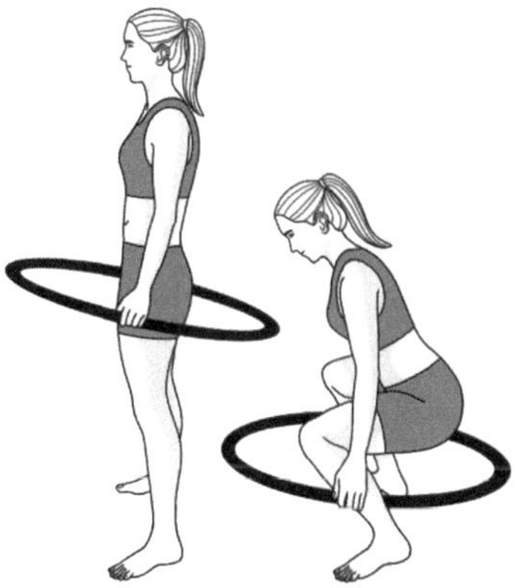

1 **Hula Squat | 15 Wdh.**

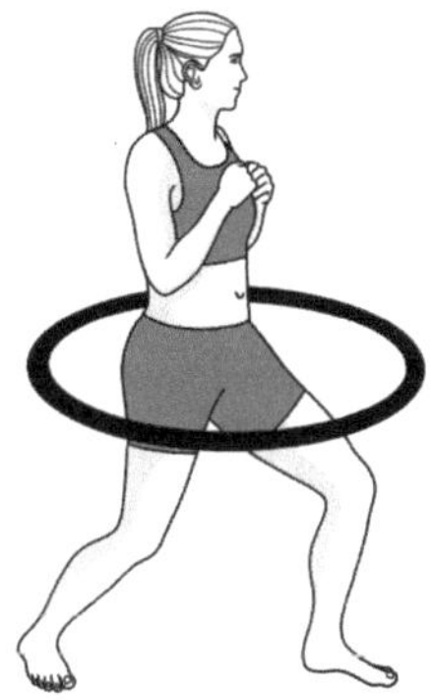

2 **Hullern im Ausfallschritt | 50 Sek.**

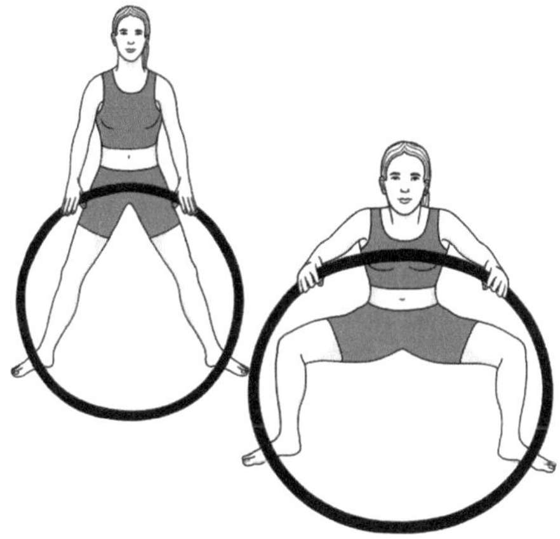

3 **Gestützter Sumo Squat | 15 Wdh.**

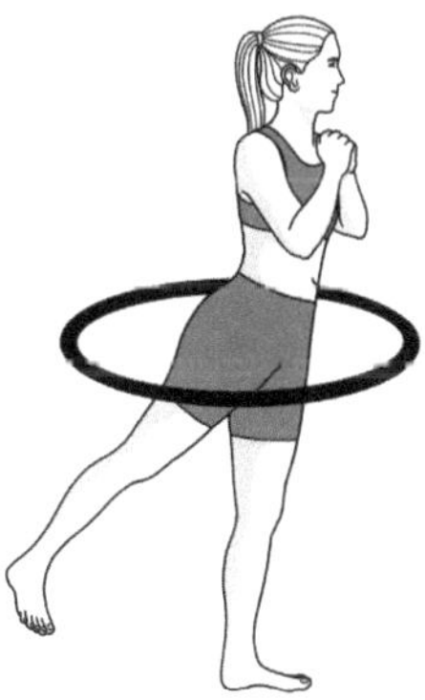

4 **Hullern Backkicks | 50 Sek.**

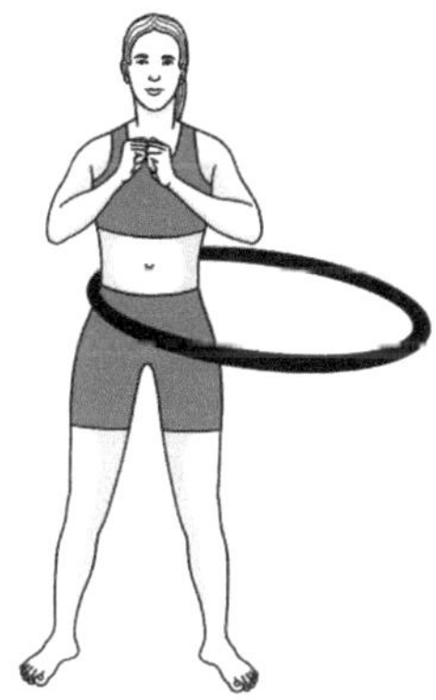

5 **Hullern | 50 Sek.**

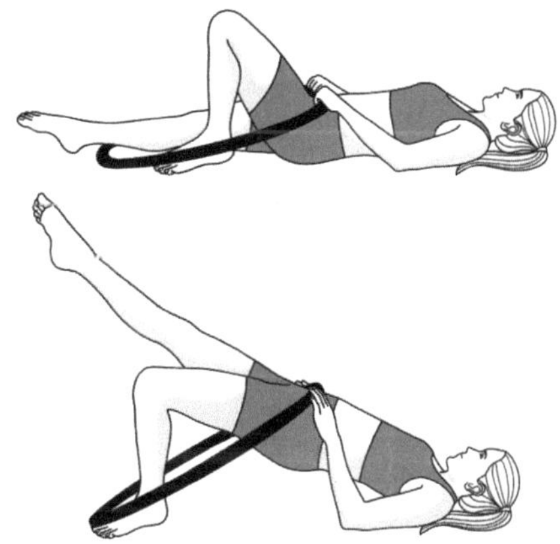

6 **Einbeiniges Beckenheben | 15 Wdh.**

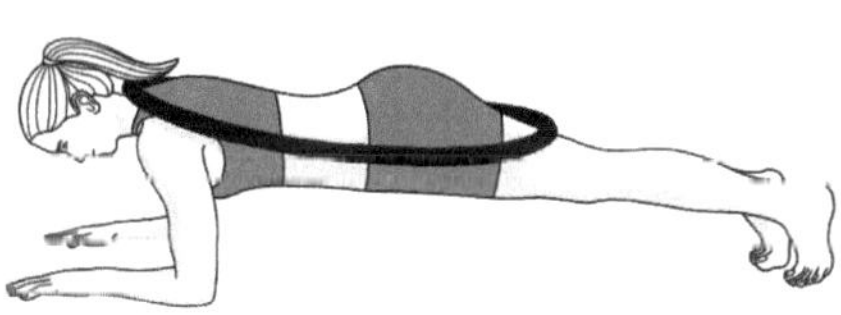

7 **Plank | 60 Sek.**

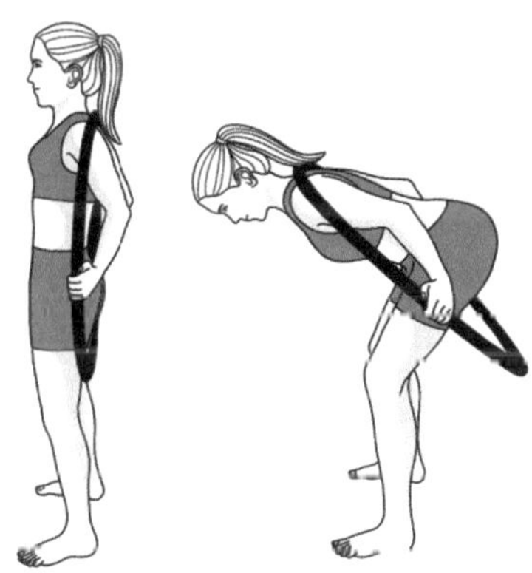

8 **Hoop Mornings | 15 Wdh.**

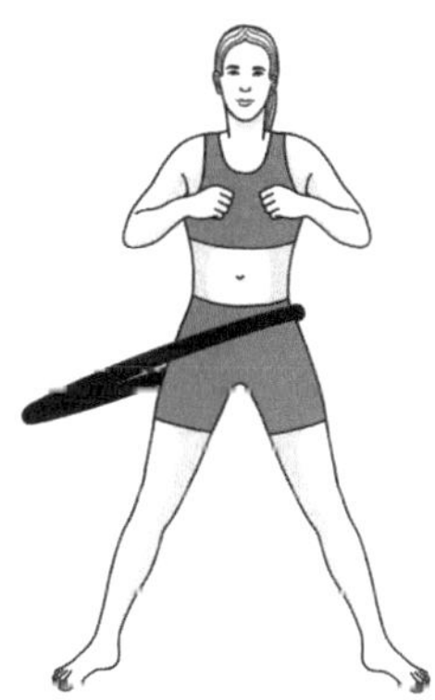

9 **Hullern breiter Stand | 50 Sek.**

39

Bauch Spezial I Hula Hoop Workout

Geschätzte Trainingsdauer: 20 Min.

	Übungen	Wiederholungen/ Belastungszeit	Pause nach der Übung in Sek.	Seite
1	Hullern	60 Sek.	20	/
2	Hullern auf einem Bein	30 Sek.	0	123
3	Hoop Crunches	20 Wdh.	20	131
4	Hooping Leg Raises	15 Wdh.	20	132
5	Huller Walk	60 Sek.	0	120
6	Tiefes Hullern	30 Sek.	20	124
7	Hula Vierfüßler	60 Sek.	20	131
8	Einfacher Seitstütz	30 Sek.	20	130
9	Banana Hoop	15 Wdh.	20	130

Zwei Durchgänge mit 20 Sekunden Pause zwischen den Übungen

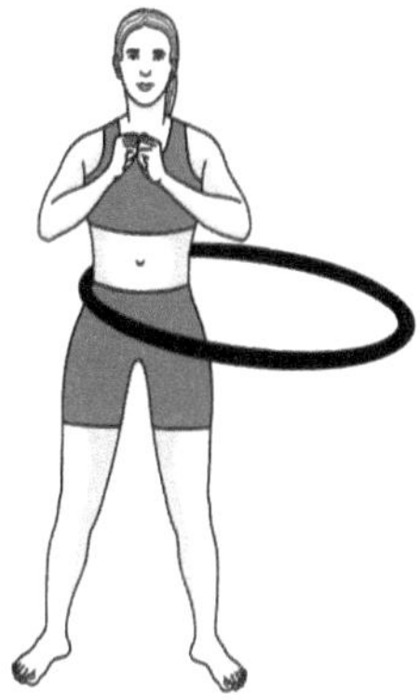

1 **Hullern | 60 Sek.**

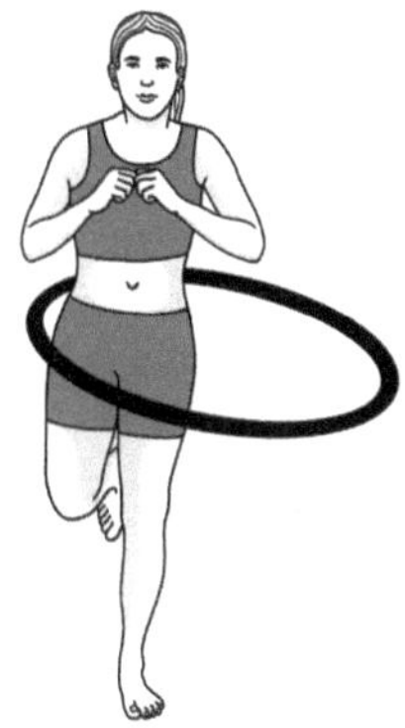

2 **Hullern auf einem Bein | 30 Sek.**

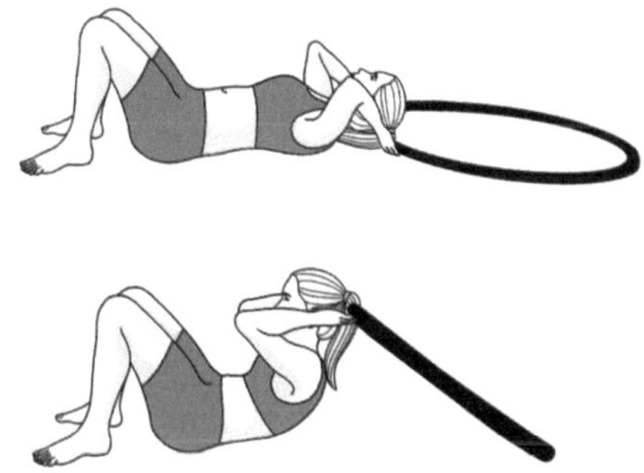

3 **Hoop Crunches | 20 Wdh.**

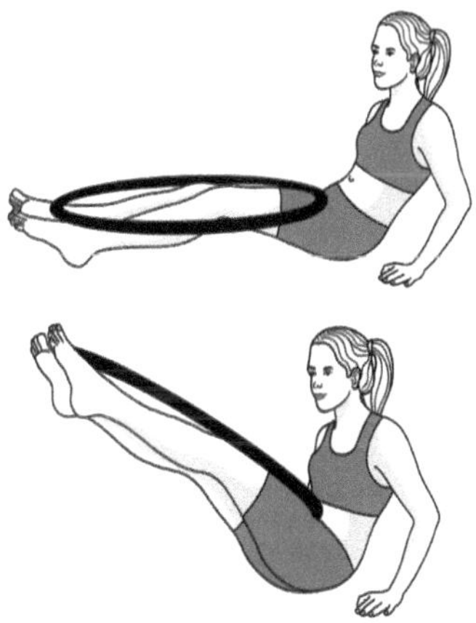

4 **Hooping Leg Raises | 15 Wdh.**

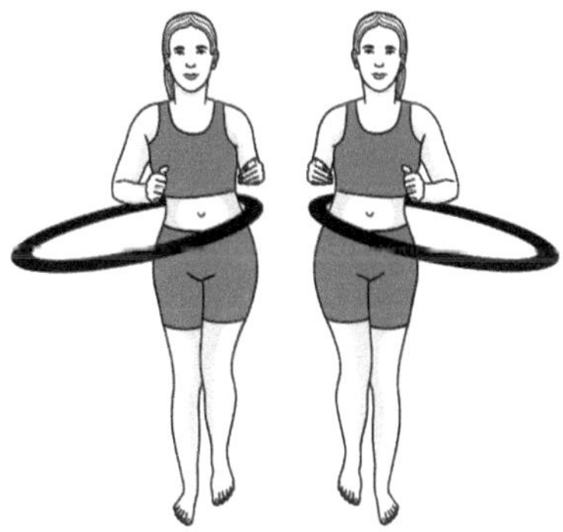

5 **Huller Walk | 60 Sek.**

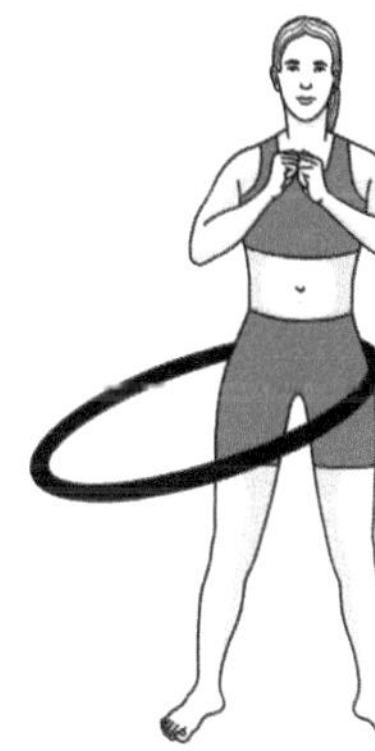

6 **Tiefes Hullern | 30 Sek.**

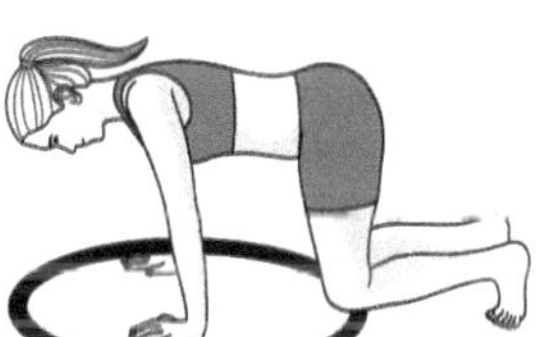

7 **Hula Vierfüßler | 60 Sek.**

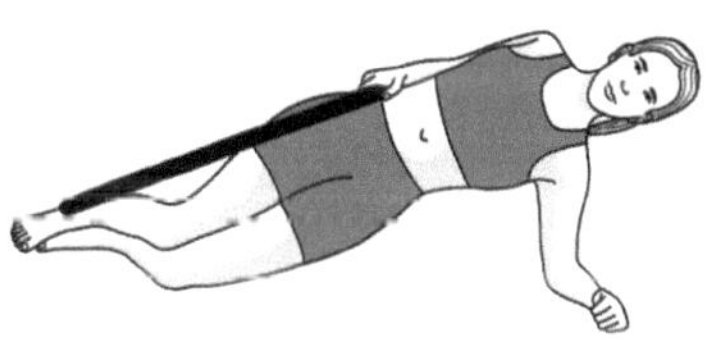

8 **Einfacher Seitstütz | 30 Sek.**

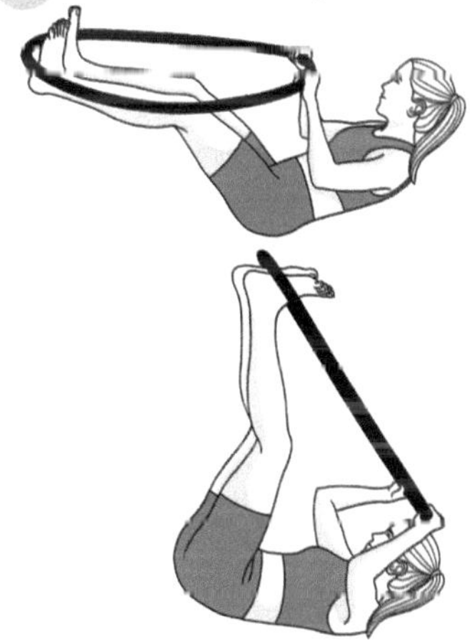

9 **Banana Hoop | 15 Wdh.**

40

Bauch Spezial II
Hula Hoop Workout

Geschätzte Trainingsdauer: 20 Min.

	Übungen	Wiederholungen/ Belastungszeit	Pause nach der Übung in Sek.	Seite
1	Seitstütz	45 Sek.	20	134
2	Nadelöhr	15 Wdh.	20	134
3	Hoop Plank	60 Sek.	20	132
4	Kajakfahren	30 Sek.	20	133
5	Hula Zweifüßler	30 Sek.	20	131
6	Hullern Vorwärts-Step	60 Sek.	0	121
7	Tiefes Hullern	30 Sek.	0	124
8	Hullern Zehenspitz	60 Sek.	0	119
9	Hullern 360°	5 Wdh.	20	122

Ein leerer Kreis bedeutet keine Pause nach der Übung.

Zwei Durchgänge mit 20 Sekunden Pause zwischen den Übungen

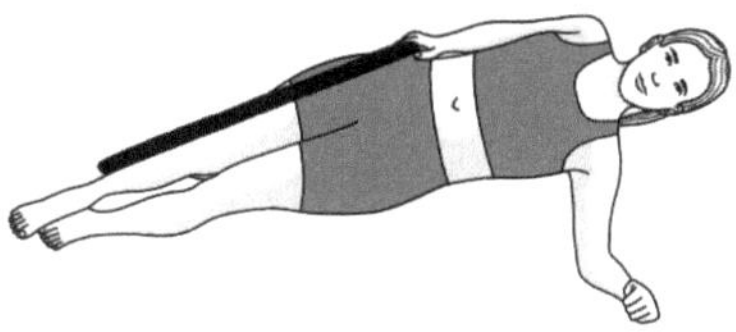

1 Seitstütz | 45 Sek.

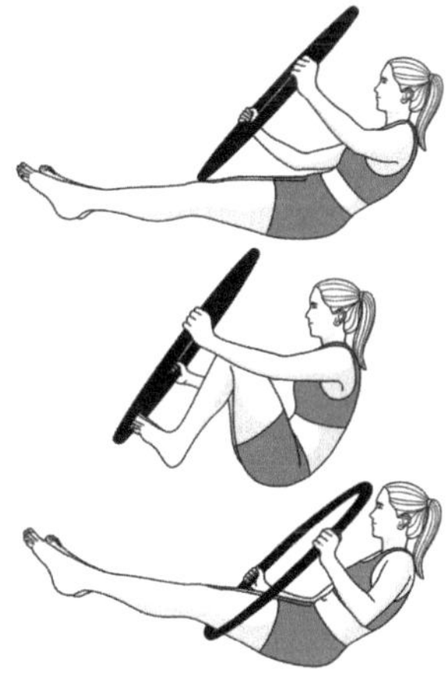

2 Nadelöhr | 15 Wdh.

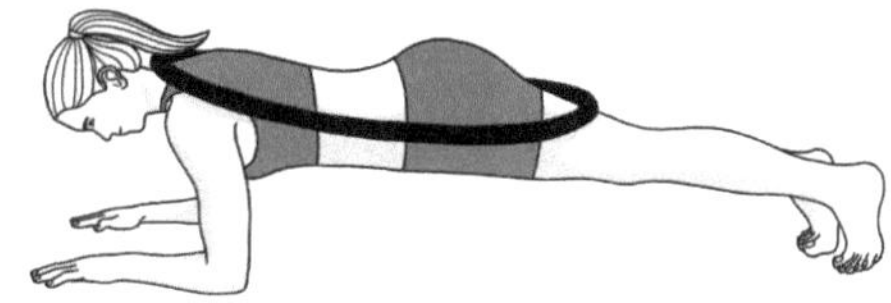

3 Hoop Plank | 60 Sek.

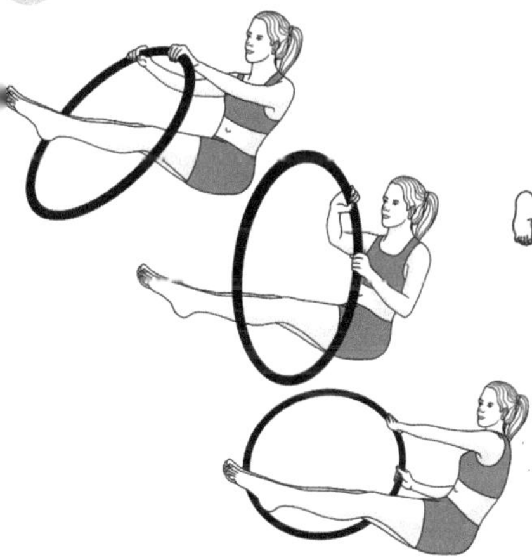

4 Kajakfahren | 30 Sek.

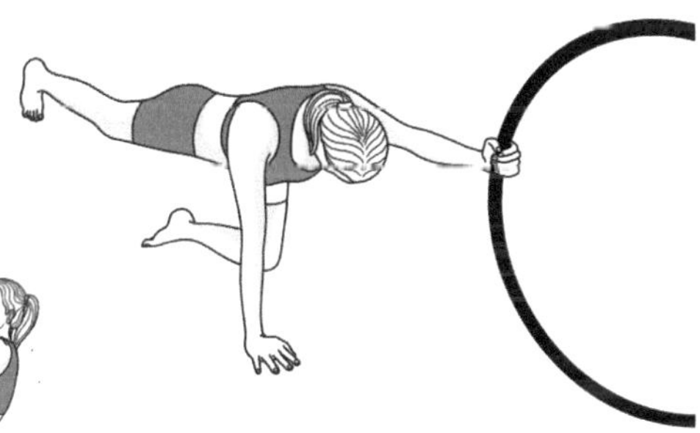

5 Hula Zweifüßler | 30 Sek.

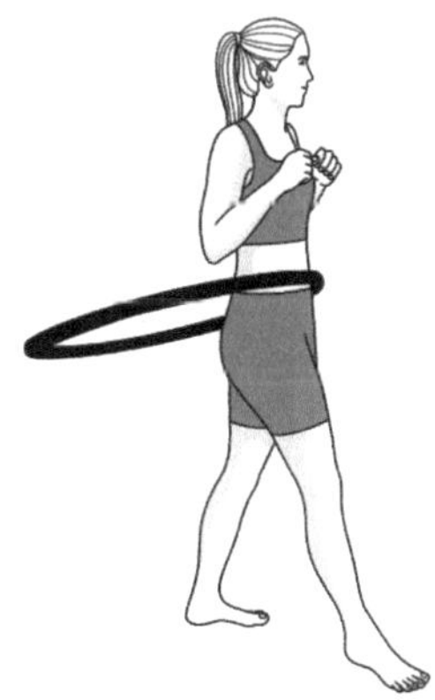

6 Hullern Vorwärts-Step | 60 Sek.

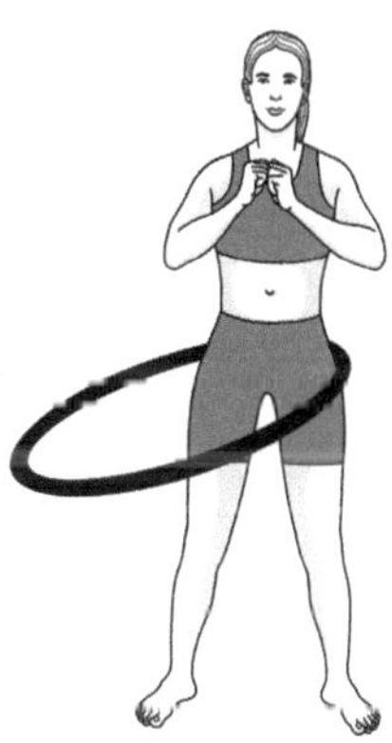

7 Tiefes Hullern | 30 Sek.

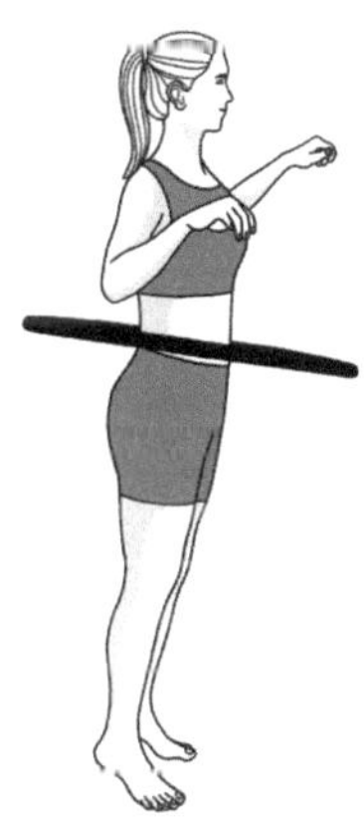

8 Hullern Zehenspitz | 60 Sek.

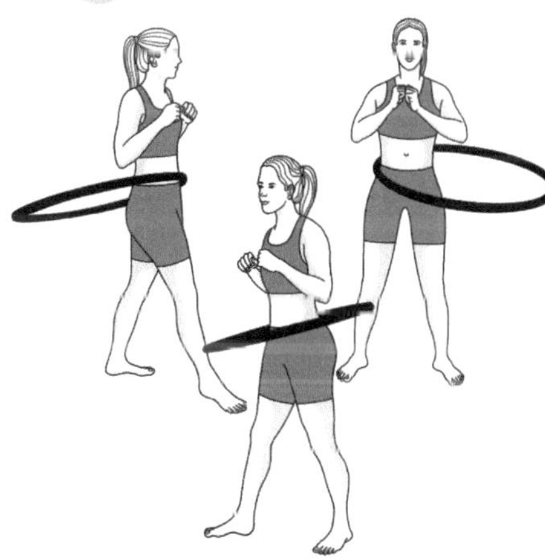

9 Hullern 360° | 5 Wdh.

41 Rücken Spezial I
Hula Hoop Workout

Geschätzte Trainingsdauer: 15 Min.

	Übungen	Wiederholungen/ Belastungszeit	Pause nach der Übung in Sek.	Seite
1	Hoopheben	15 Wdh.	20	127
2	Hullern intensiv	60 Sek.	20	/
3	Rückenziehen	15 Wdh.	20	135
4	Hullern Rückenziehen	60 Sek.	20	120
5	Hoop Plank	50 Sek.	20	132
6	Latdrücken	15 Wdh.	20	135
7	Hullern Arme 2	60 Sek.	20	117

Zwei Durchgänge mit 20 Sekunden Pause zwischen den Übungen

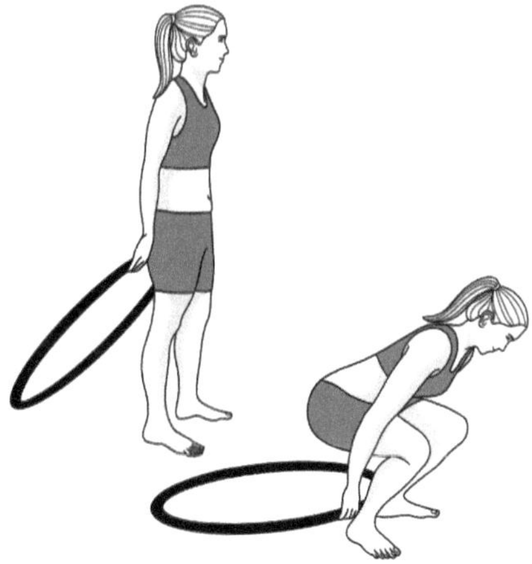

1 Hoopheben | 15 Wdh.

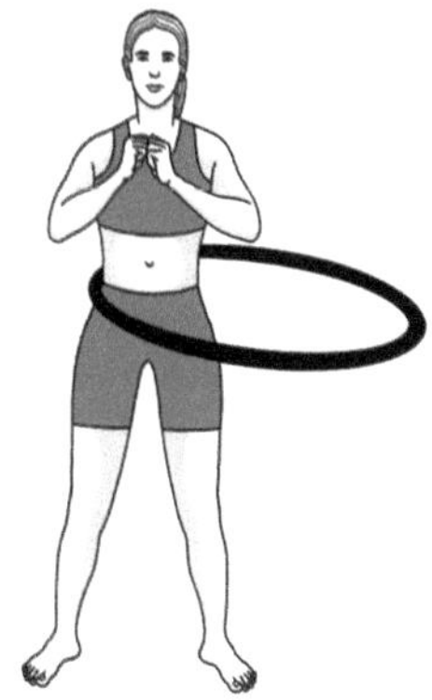

2 Hullern intensiv | 60 Sek.

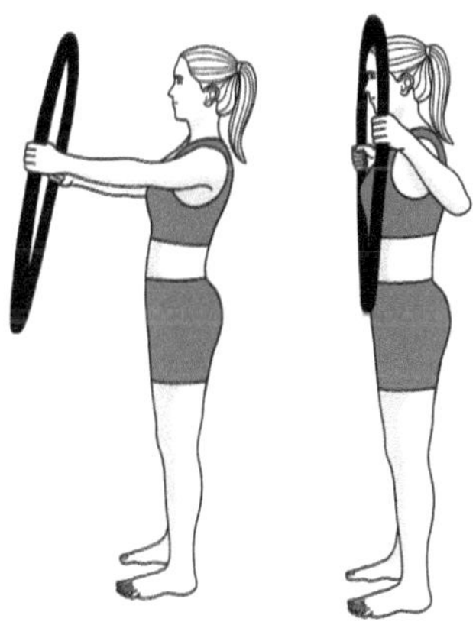

3 Rückenziehen | 15 Wdh.

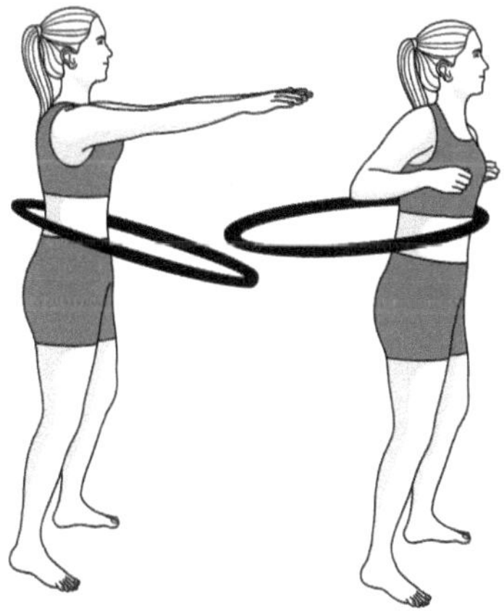

4 Hullern Rückenziehen | 60 Sek.

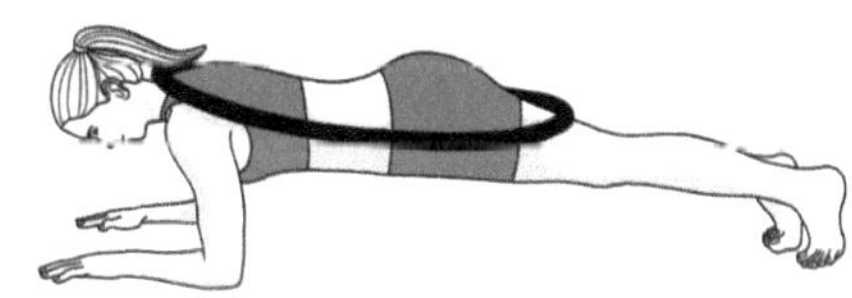

5 Hoop Plank | 50 Sek.

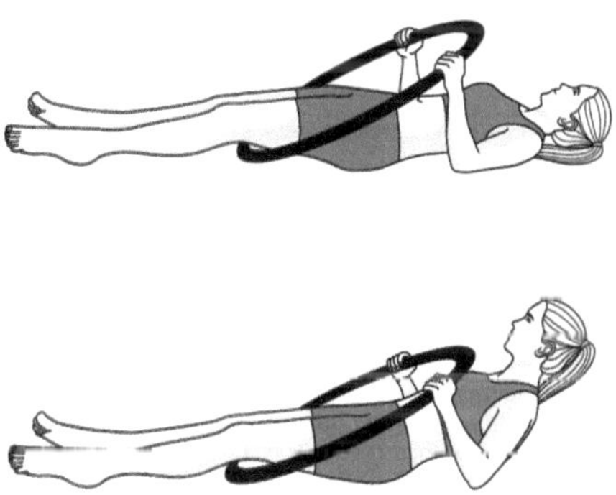

6 Latdrücken | 15 Wdh.

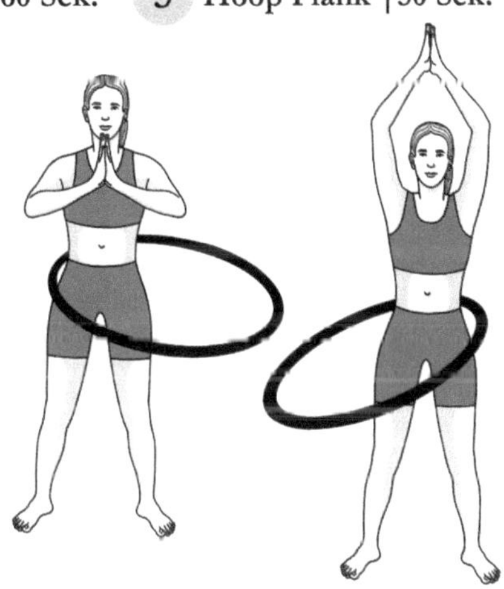

7 Hullern Arme 2 | 60 Sek.

42

Rücken Spezial II
Hula Hoop Workout

Geschätzte Trainingsdauer: 15 Min.

	Übungen	Wiederholungen/ Belastungszeit	Pause nach der Übung in Sek.	Seite
1	Hoop Mornings	20 Wdh.	20	127
2	Hullern versetzt	60 Sek.	20	119
3	Tiefes Hullern	60 Sek.	20	124
4	Taucher	20 Wdh.	20	136
5	Hullern Rückenziehen	60 Sek.	0	120
6	Hullern Arme kreisend	30 Sek.	20	120
7	Hoopheben aus der Bauchlage	15 Wdh.	0	135
8	Hullern intensiv	60 Sek.	0	/

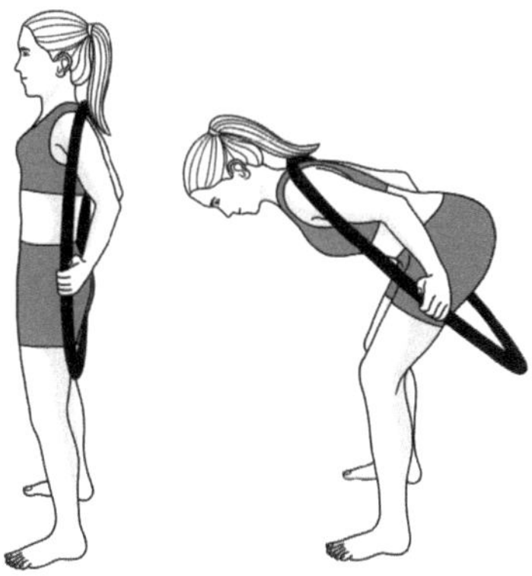

1 **Hoop Mornings | 20 Wdh.**

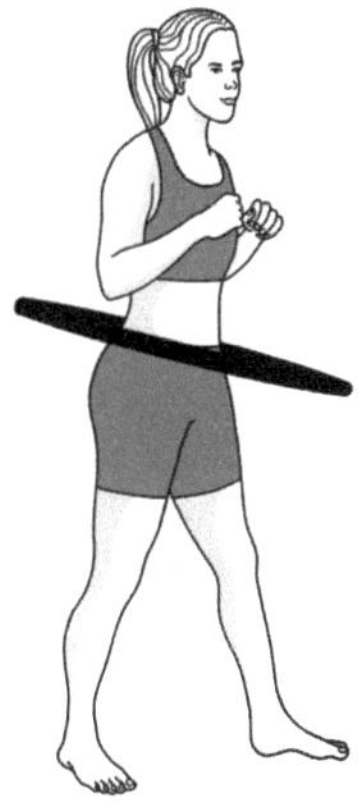

2 **Hullern versetzt | 60 Sek.**

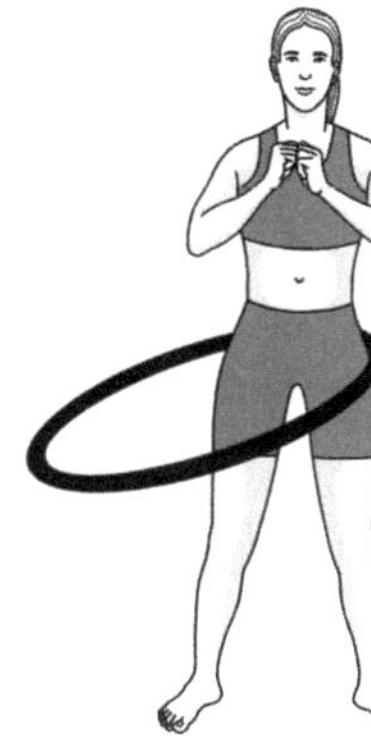

3 **Tiefes Hullern | 60 Sek.**

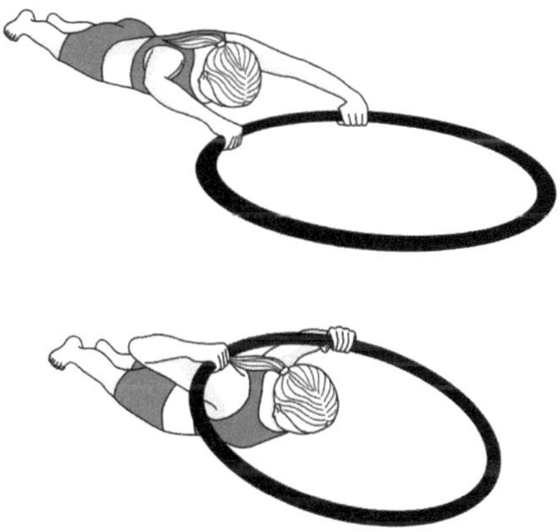

4 **Taucher | 20 Wdh.**

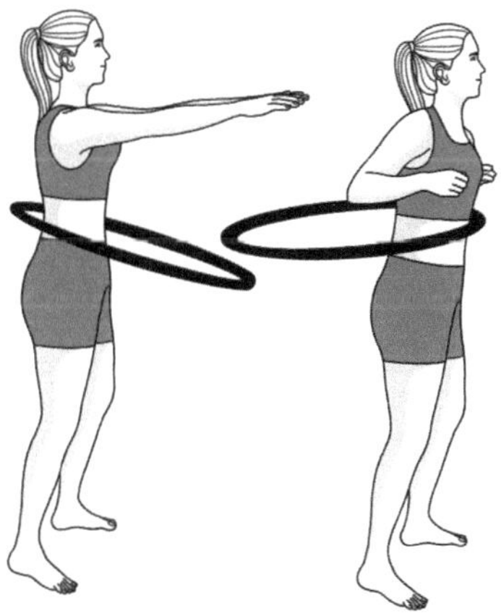

5 **Hullern Rückenziehen | 60 Sek.**

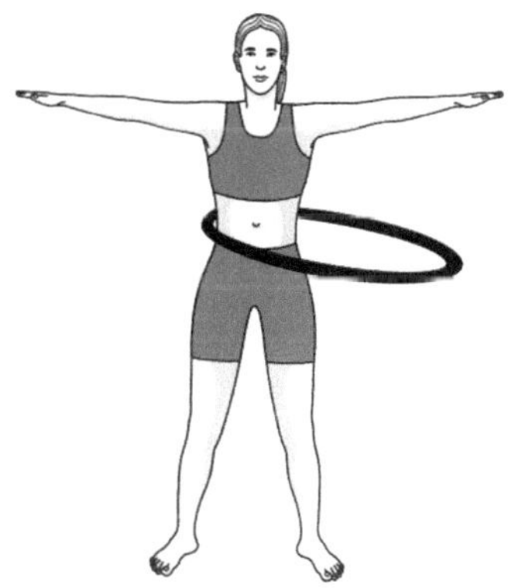

6 **Hullern Arme kreisend | 30 Sek.**

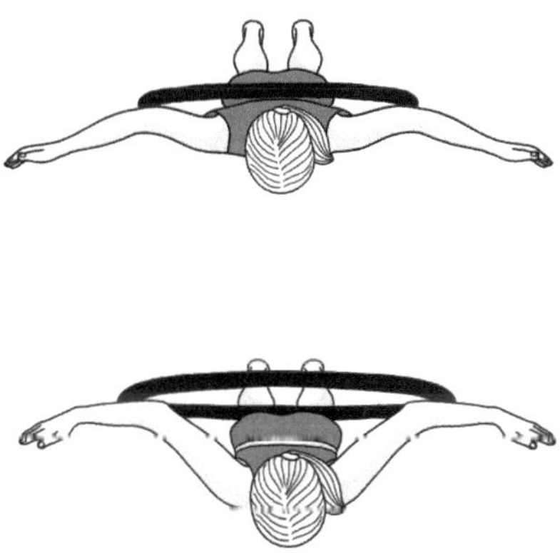

7 **Hoopheben aus der Bauchlage | 15 Wdh.**

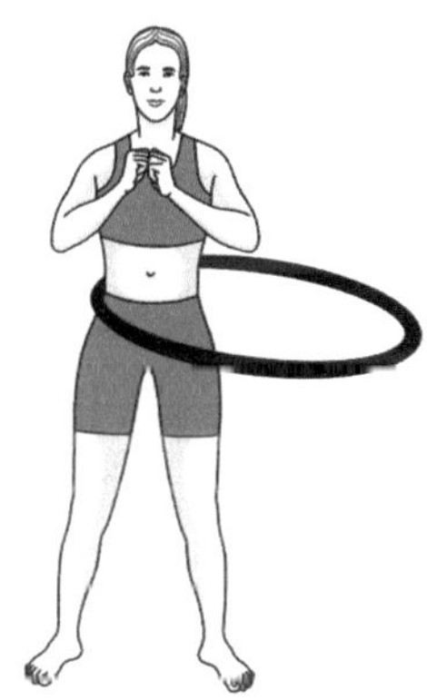

8 **Hullern intensiv | 60 Sek.**

43

Einfach nur Hullern I
Hula Hoop Workout

Geschätzte Trainingsdauer: 5 Min.

	Übungen	Wiederholungen/ Belastungszeit	Pause nach der Übung in Sek.	Seite
1	Hullern	45 Sek.	0	/
2	Hullern Arme 1	45 Sek.	0	117
3	Hullern Arme 2	45 Sek.	0	117
4	Hullern intensiv	45 Sek.	0	/
5	Hullern Arme kreisend	45 Sek.	0	120
6	Hullern Arme 3	45 Sek.	0	117
7	Hullern breiter Stand	30 Sek.	0	118

Ein Durchgang

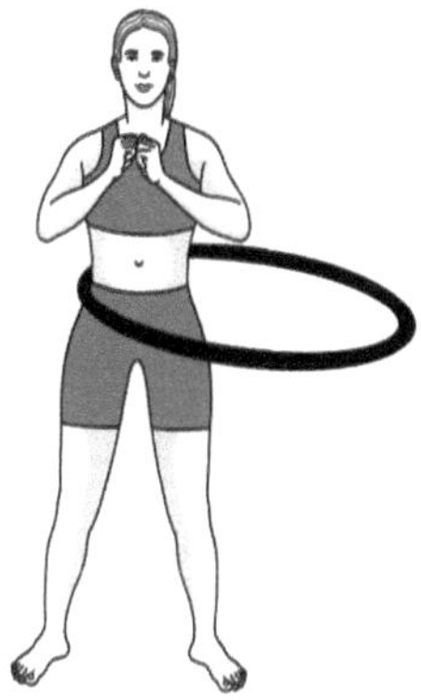

1 Hullern | 45 Sek.

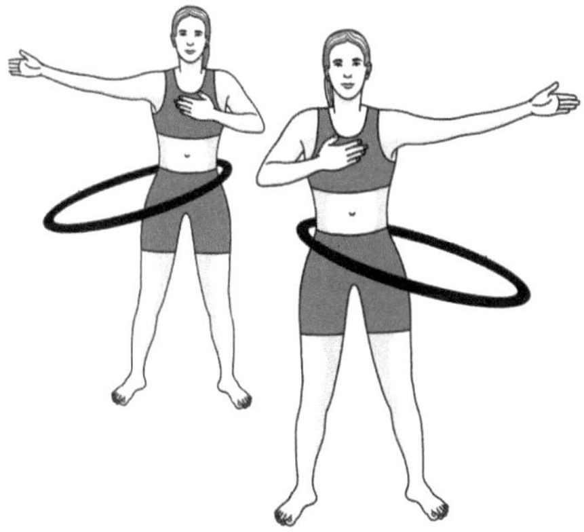

2 Hullern Arme 1 | 45 Sek.

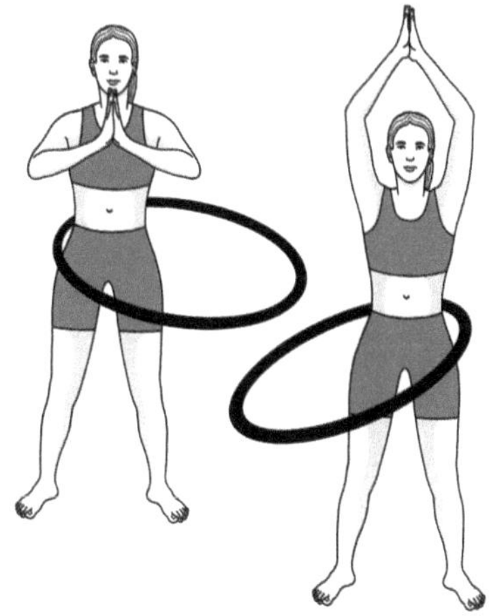

3 Hullern Arme 2 | 45 Sek.

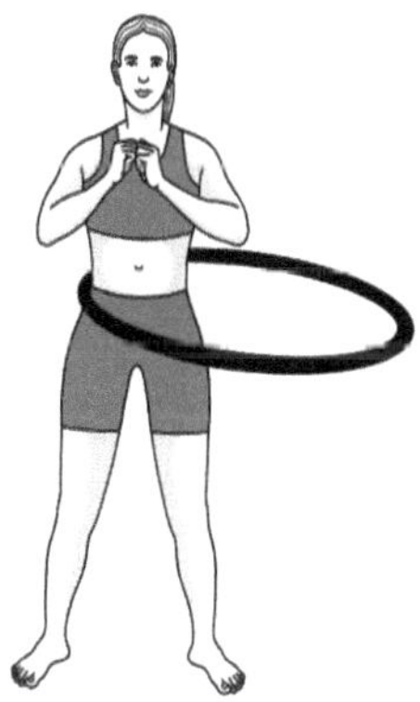

4 Hullern intensiv | 45 Sek.

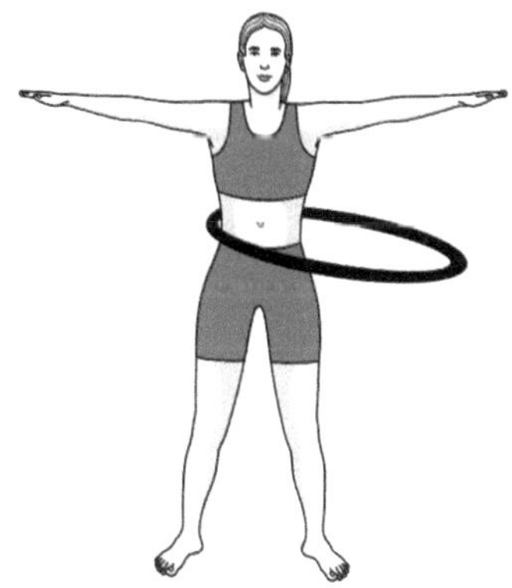

5 Hullern Arme kreisend | 45 Sek.

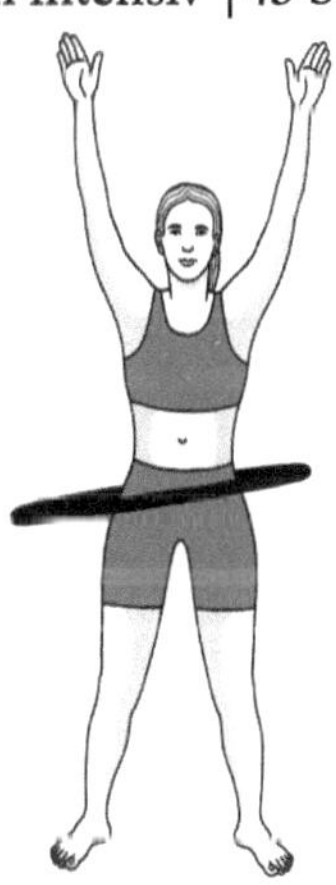

6 Hullern Arme 3 | 45 Sek.

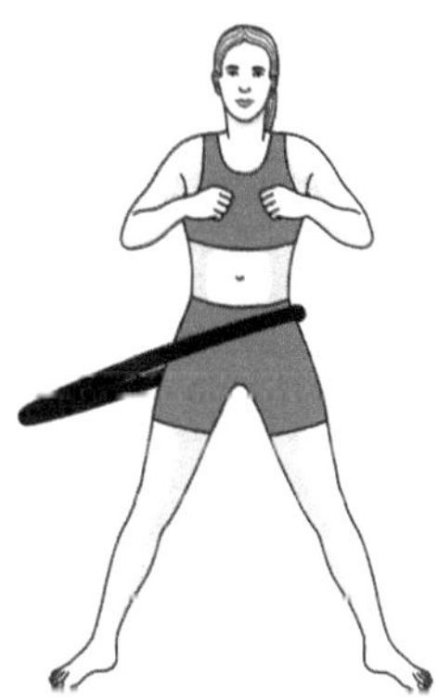

7 Hullern breiter Stand | 30 Sek.

44 Einfach nur Hullern II
Hula Hoop Workout

Geschätzte Trainingsdauer: 7 Min.

	Übungen	Wiederholungen/ Belastungszeit	Pause nach der Übung in Sek.	Seite
1	Hullern	60 Sek.	0	/
2	Hullern versetzt	30 Sek.	0	119
3	Hullern Rückenziehen	60 Sek.	0	120
4	Hullern Arme 3	30 Sek.	0	117
5	Hullern intensiv	30 Sek.	0	/
6	Hullern Vorwärts-Step	30 Sek.	0	121
7	Hullern Arme 4	30 Sek.	0	118
8	Tiefes Hullern	30 Sek.	0	124
9	Hullern	60 Sek.	0	/
10	Hullern Arme 5	30 Sek.	0	118
11	Hullern im Ausfallschritt	30 Sek.	0	123

Ein Durchgang

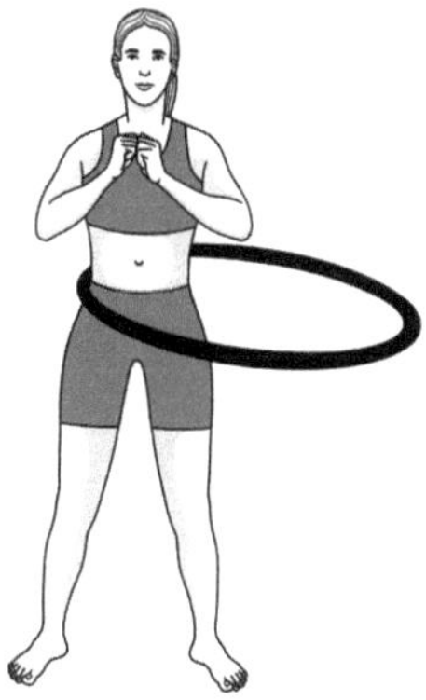

1 Hullern |60 Sek.

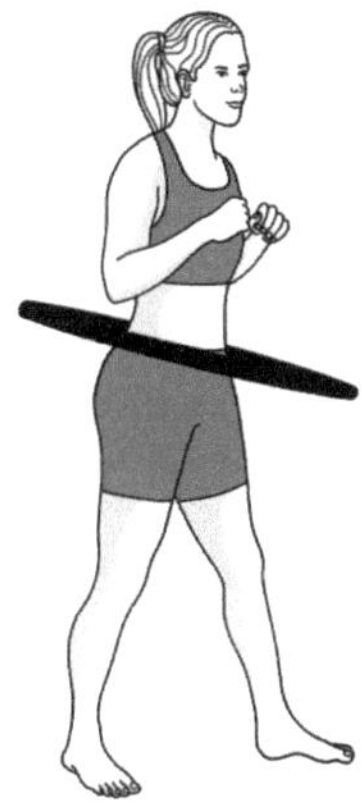

2 Hullern versetzt |30 Sek.

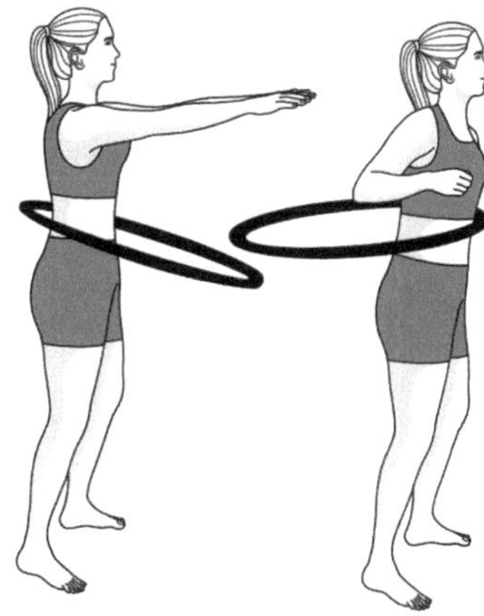

3 Hullern Rückenziehen |60 Sek.

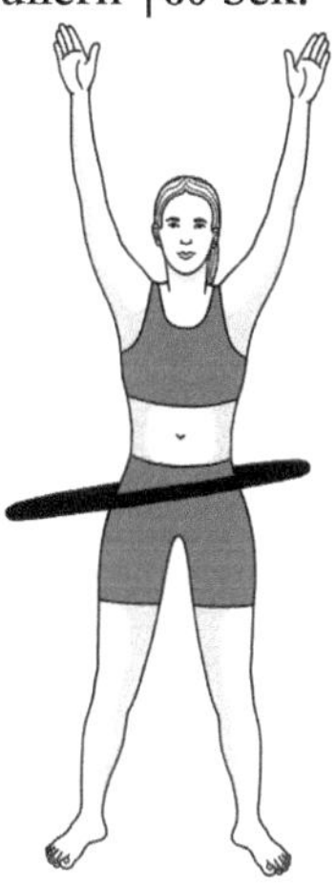

4 Hullern Arme 3 |30 Sek.

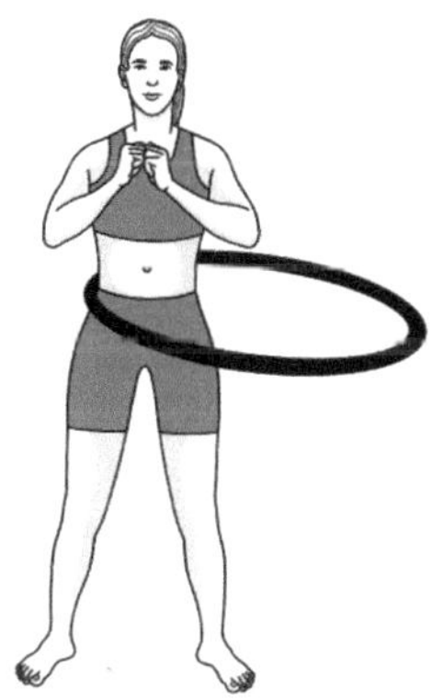

5 Hullern intensiv |30 Sek.

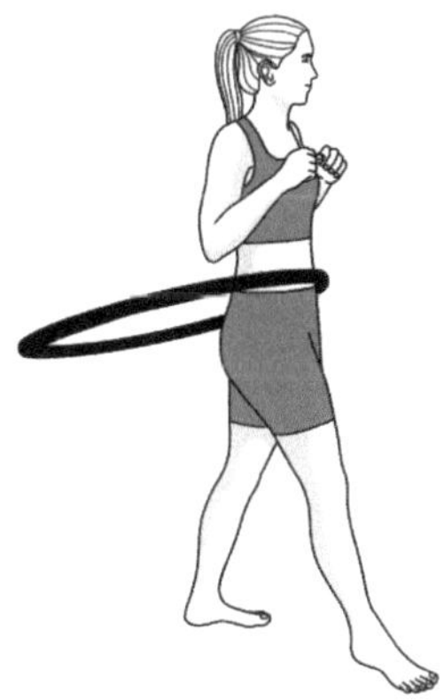

6 Hullern Vorwärts-Step |30 Sek.

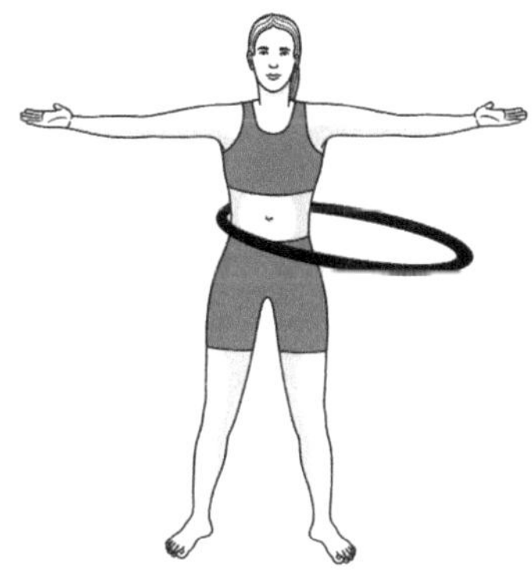

7 Hullern Arme 4 |30 Sek.

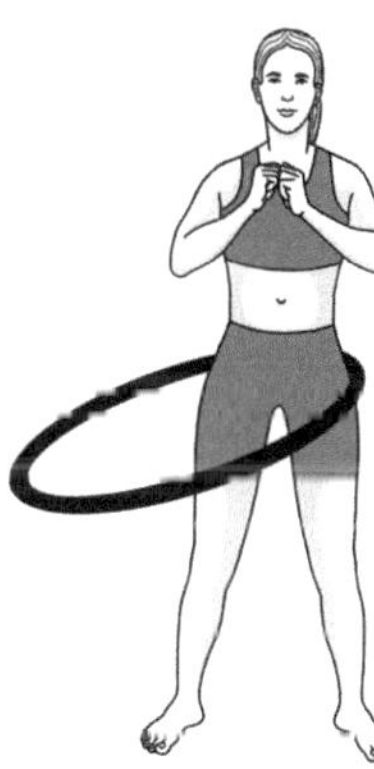

8 Tiefes Hullern |30 Sek.

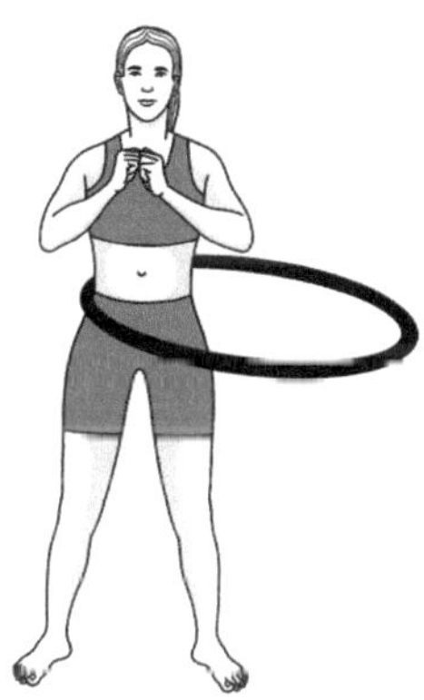

9 Hullern |60 Sek.

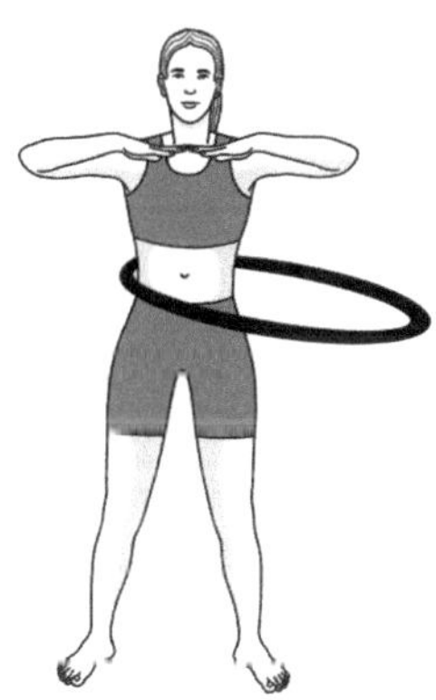

10 Hullern Arme 5 |30 Sek.

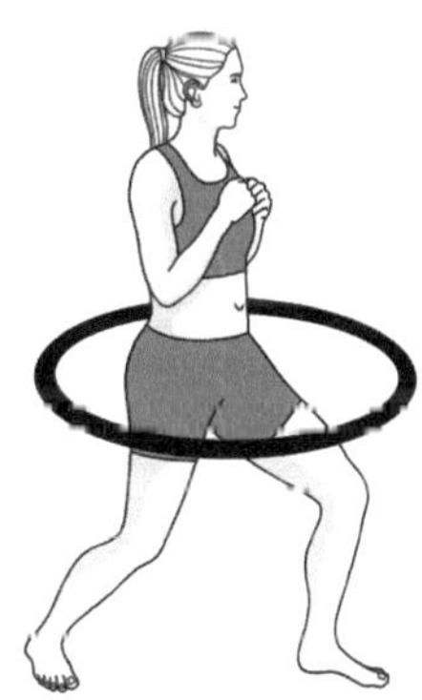

11 Hullern im Ausfallschritt |30 Sek.

45

Einfach nur Hullern III
Hula Hoop Workout

Geschätzte Trainingsdauer: 10 Min.

	Übungen	Wiederholungen/ Belastungszeit	Pause nach der Übung in Sek.	Seite
1	Hullern intensiv	60 Sek.	0	/
2	Hullern Arme kreisend	30 Sek.	0	120
3	Hullern Zehenspitz	30 Sek.	0	119
4	Hullern Arme 2	60 Sek.	0	117
5	Hullern Arme 3	45 Sek.	0	117
6	Hullern Kniebeuge	45 Sek.	0	121
7	Hullern	60 Sek.	0	/
8	Huller Walk	30 Sek.	0	120
9	Hullern versetzt	60 Sek.	0	119
10	Tiefes Hullern	30 Sek.	0	124
11	Hullern 360°	30 Sek.	0	122
12	Hullern Backkicks	30 Sek.	0	122
13	Hullern seitliches Beinheben	30 Sek.	0	122
14	Hullern	60 Sek.	0	/

Ein leerer Kreis bedeutet keine Pause nach der Übung.

Ein Durchgang

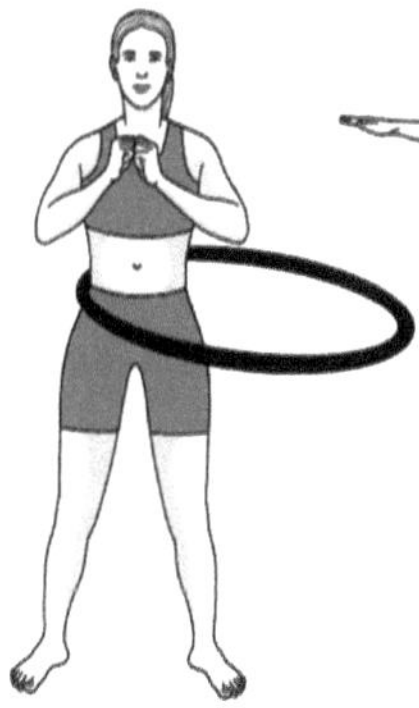

1 **Hullern intensiv |60 Sek.**

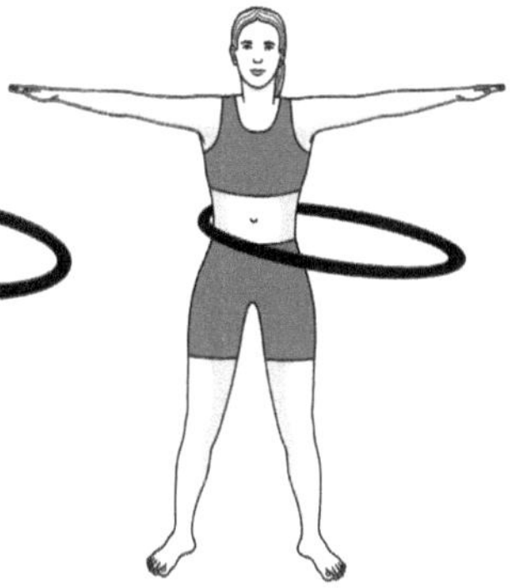

2 **Hullern Arme kreisend |30 Sek.**

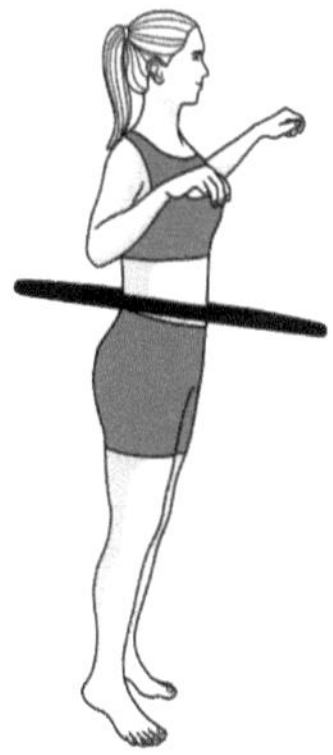

3 **Hullern Zehenspitz |30 Sek.**

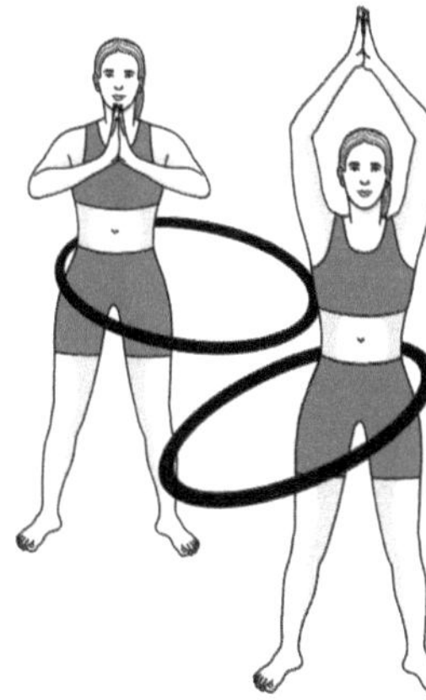

4 **Hullern Arme 2 |60 Sek.**

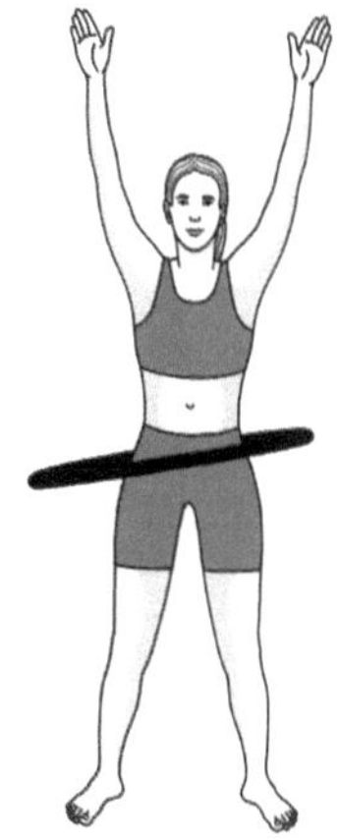

5 **Hullern Arme 3 |45 Sek.**

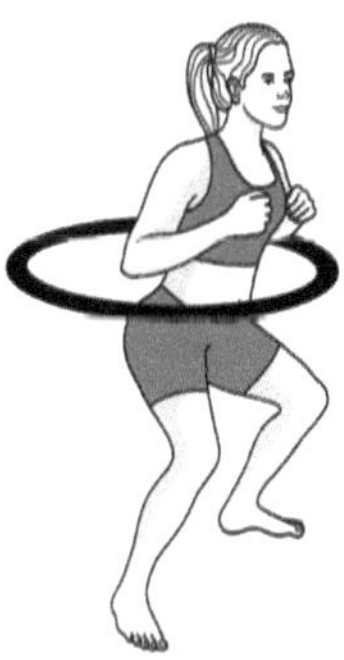

6 **Hullern Kniebeuge |45 Sek.**

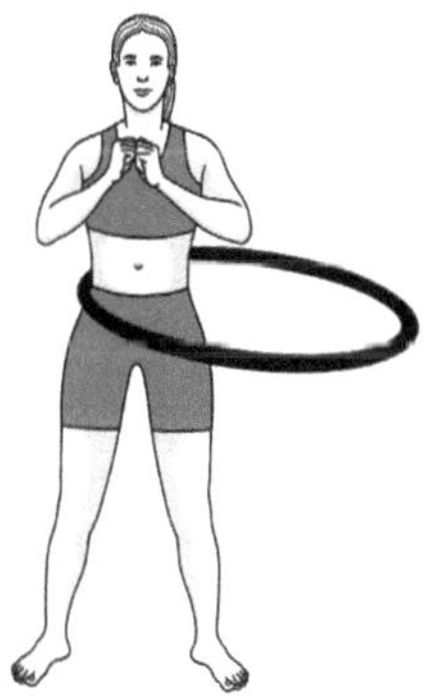

7 **Hullern |60 Sek.**

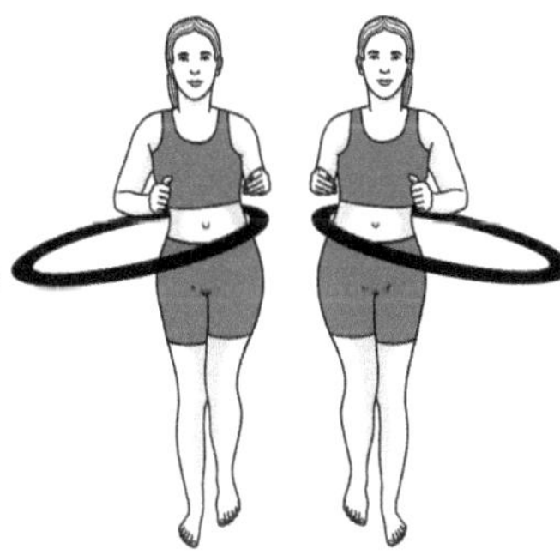

8 **Huller Walk |30 Sek.**

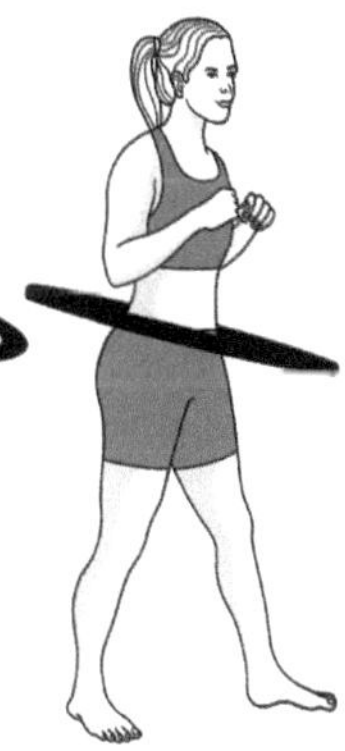

9 **Hullern versetzt |60 Sek.**

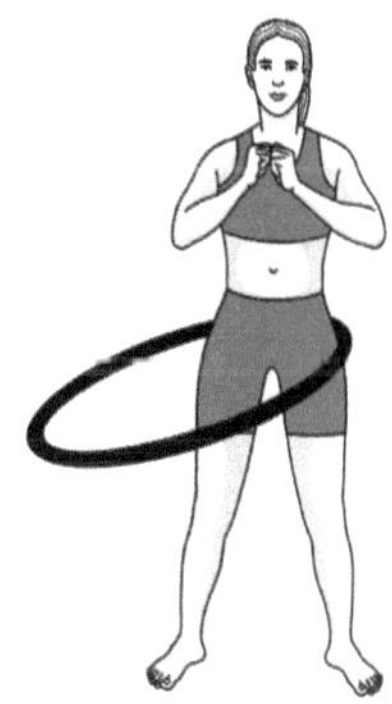

10 **Tiefes Hullern |30 Sek.**

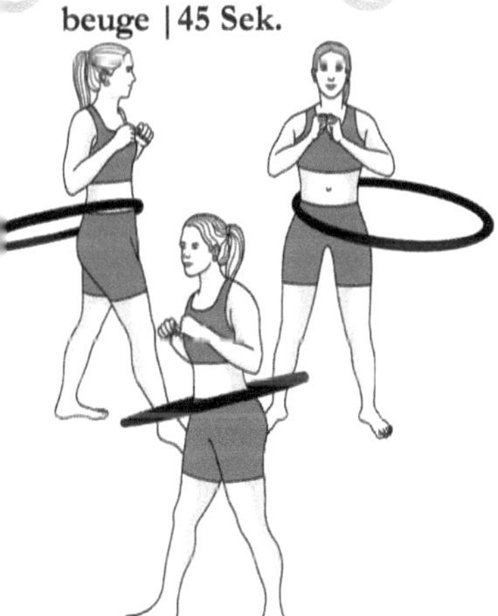

11 **Hullern 360° |30 Sek.**

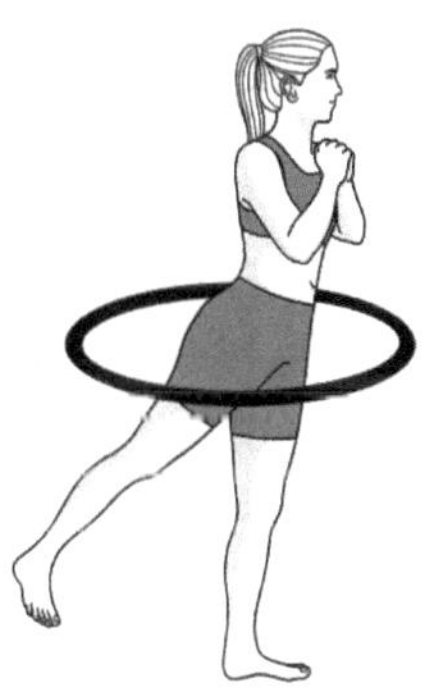

12 **Hullern Backkicks |60 Sek.**

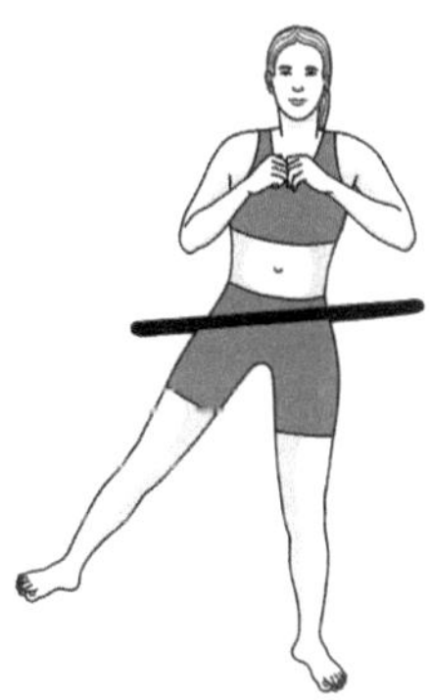

13 **Hullern seitliches Beinheben |30 Sek.**

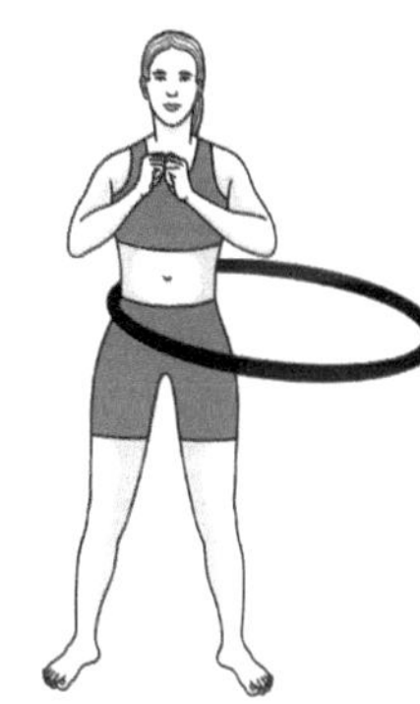

14 **Hullern |60 Sek.**

46 Einfach nur Hullern IV Hula Hoop Workout

Geschätzte Trainingsdauer: 15 Min.

	Übungen	Wiederholungen/ Belastungszeit	Pause nach der Übung in Sek.	Seite
1	Hullern	120 Sek.	0	/
2	Huller Walk	60 Sek.	0	120
3	Hullern Außen-Step	45 Sek.	0	119
4	Tiefes Hullern	45 Sek.	0	124
5	Hullern	60 Sek.	0	/
6	Hullern Rückenziehen	60 Sek.	0	120
7	Hullern Squat kreisende Arme	45 Sek.	0	121
8	Hullern Arme kreisend	45 Sek.	60	120
9	Hullern Arme 2	45 Sek.	0	117
10	Hullern auf einem Bein	60 Sek.	0	123
11	Hullern seitliches Beinheben	60 Sek.	0	122
12	Hullern intensiv	60 Sek.	0	/
13	Hullern Arme 5	30 Sek.	0	118
14	Hullern im Ausfallschritt	60 Sek.	0	123
15	Hullern Vorwärts-Step	30 Sek.	0	121
16	Hullern auf den Knien	30 Sek.	0	123

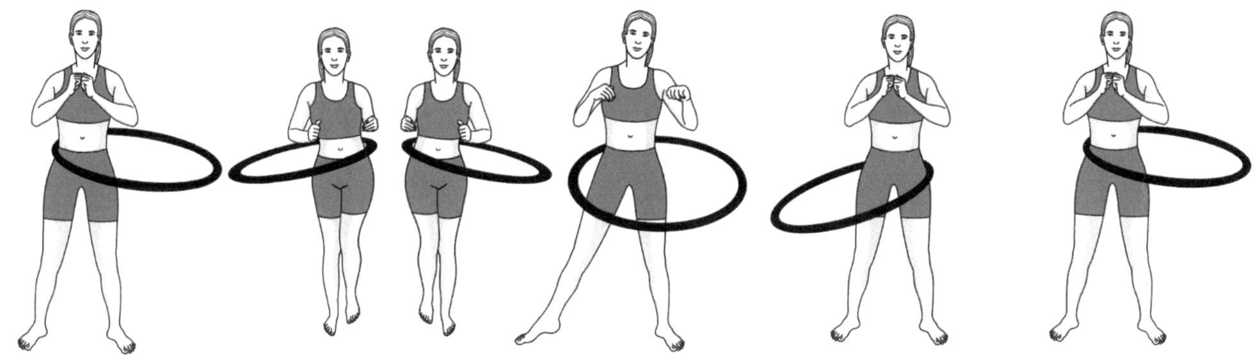

1 Hullern |120 Sek.

2 Huller Walk |60 Sek.

3 Hullern Außen-Step |45 Sek.

4 Tiefes Hullern |45 Sek.

5 Hullern |60 Sek.

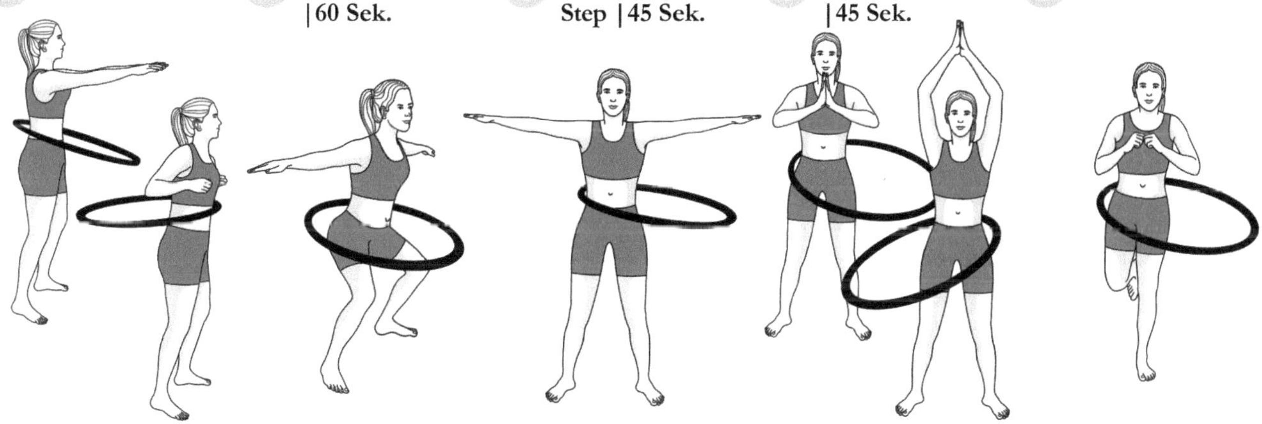

6 Hullern Rückenziehen |60 Sek.

7 Hullern Squat kreisende Arme |45 Sek.

8 Hullern Arme kreisend |45 Sek.

9 Hullern Arme 2 |45 Sek.

10 Hullern auf einem Bein|60 Sek.

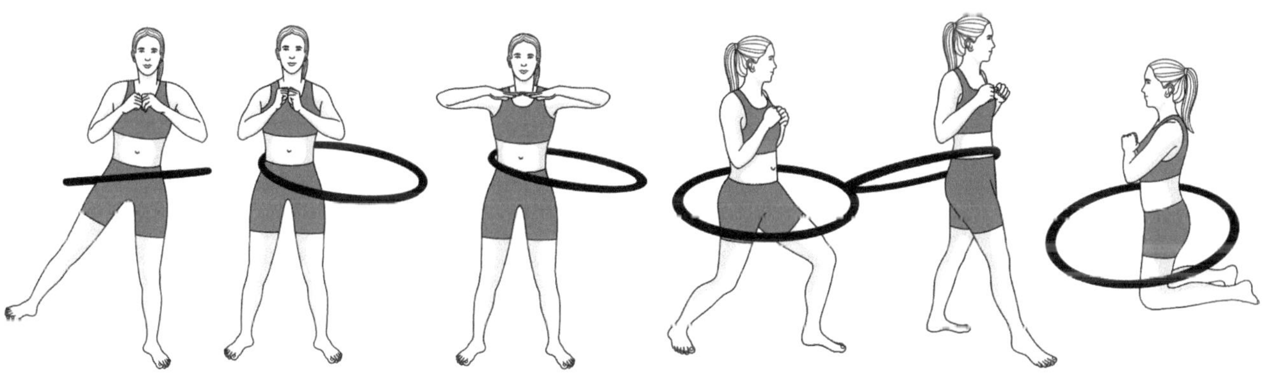

11 Hullern seitl. Beinh. |60 Sek.

12 Hullern intensiv |60 Sek.

13 Hullern Arme 5 |30 Sek.

14 Hullern Ausfallschritt |60 Sek.

15 Hullern Vorwärts-Step |30 Sek.

16 Hullern auf Knien |30 Sek.

47 Einfach nur Hullern! Die Challenge für Profis

Mache so viele Durchgänge wie möglich. Fällt der Reifen runter, ist es vorbei!

	Übungen	Wiederholungen/ Belastungszeit	Pause nach der Übung in Sek.	Seite
1	Hullern	20 Sek.	0	/
2	Tiefes Hullern	20 Sek.	0	124
3	Hullern	20 Sek.	0	/
4	Hullern 360°	20 Sek.	0	122
5	Hullern auf einem Bein	20 Sek.	0	123
6	Hullern intensiv	20 Sek.	0	/
7	Tiefes Hullern	20 Sek.	0	124
8	Hullern Rückenziehen	20 Sek.	0	120
9	Hullern Kniebeuge	20 Sek.	0	121
10	Hullern	20 Sek.	0	/
11	Hullern Zehenspitz	20 Sek.	0	119
12	Hullern Vorwärts-Step	20 Sek.	0	121
13	Huller Walk	20 Sek.	0	120
14	Hullern Außen-Step	20 Sek.	0	119
15	Hullern seitliches Beinheben	20 Sek.	0	122
16	Hullern Backkicks	20 Sek.	0	122
17	Hullern breiter Stand	20 Sek.	0	118

So viele Durchgänge wie möglich

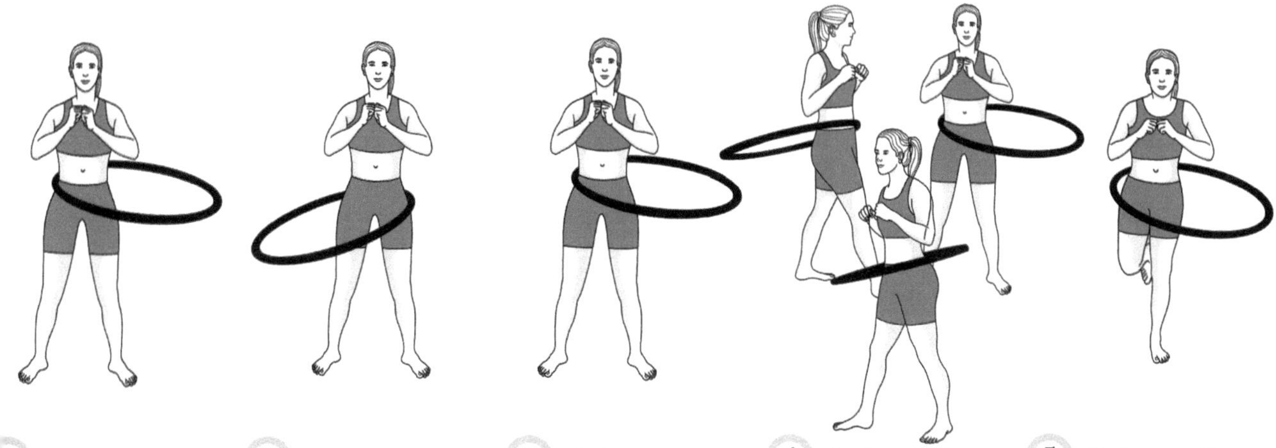

1 Hullern

2 Tiefes Hullern

3 Hullern

4 Hullern 360°

5 Hullern auf einem Bein

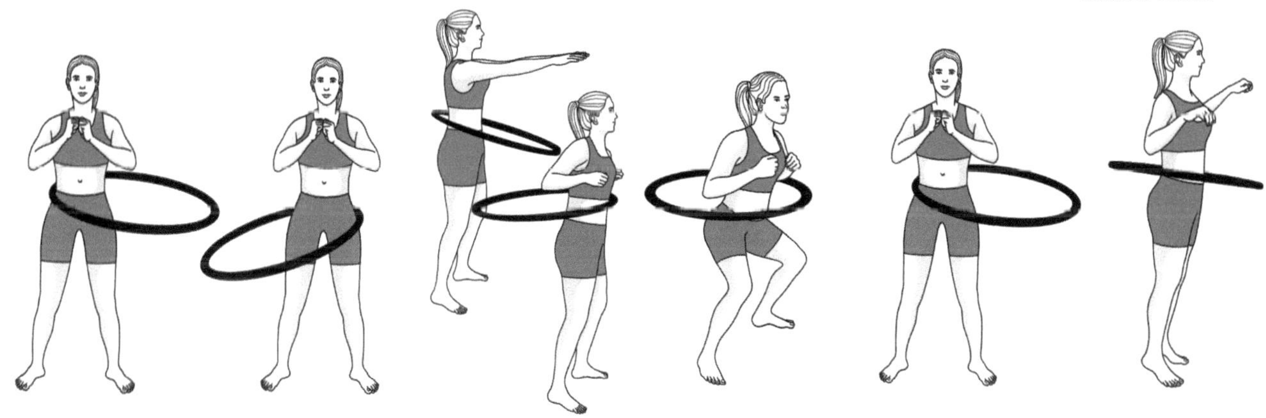

6 Hullern intensiv

7 Tiefes Hullern

8 Hullern Rückenziehen

9 Hullern Kniebeuge

10 Hullern

11 Hullern Zehenspitz

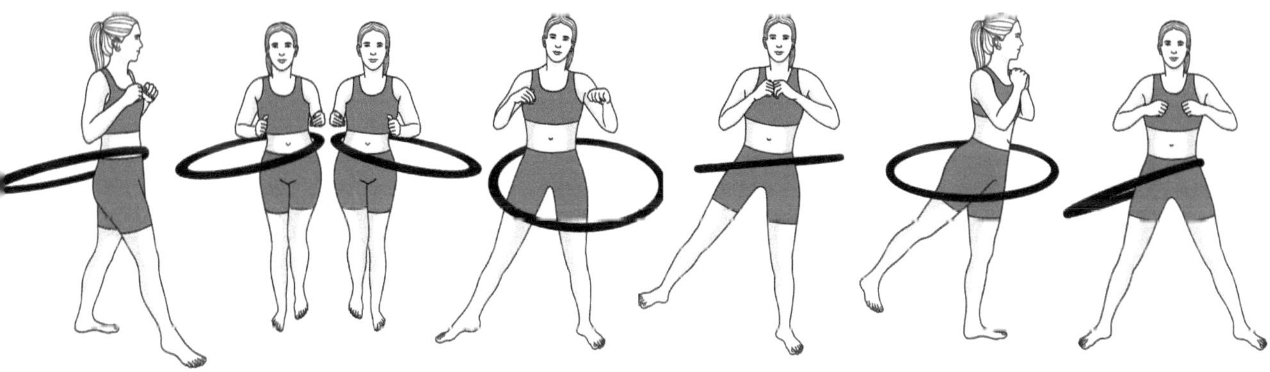

12 Hullern Vorwärts-Step

13 Huller Walk

14 Hullern Außen-Step

15 Hullern seitl. Beinheben

16 Hullern Backkicks

17 Hullern breiter Stand

48 Kurz und knackig Hula Hoop Workout

Geschätzte Trainingsdauer: 10 Min.

	Übungen	Wiederholungen/ Belastungszeit	Pause nach der Übung in Sek.	Seite
1	Hoop Burpees	50 Sek.	0	141
2	Hullern intensiv	50 Sek.	0	/
3	Tiefes Hullern	40 Sek.	20	124
4	Wechselsprünge	30 Sek.	0	129
5	Hullern Squat kreisende Arme	50 Sek.	0	121
6	Hullern Arme 2	40 Sek.	20	117

Zwei Durchgänge mit 20 Sekunden Pause zwischen den Übungen

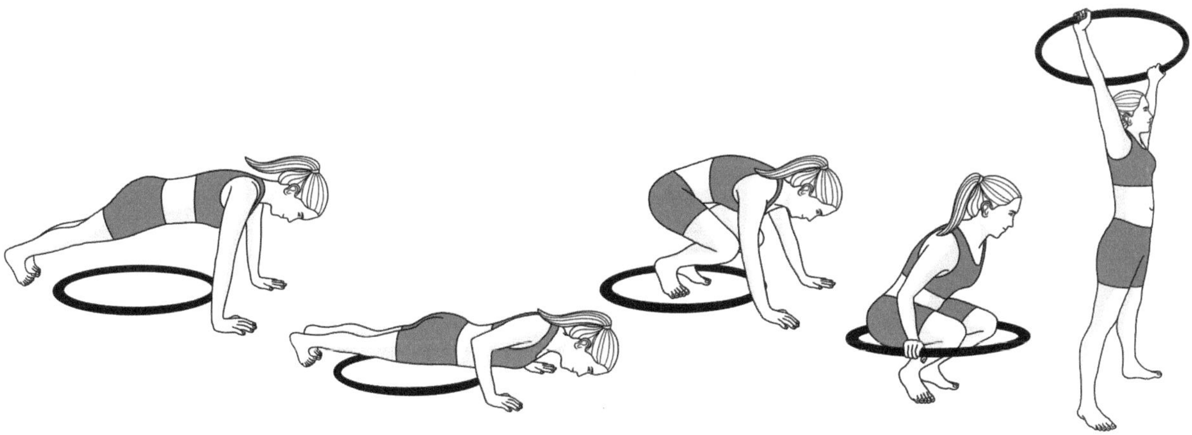

1 Hoop Burpees | 50 Sek.

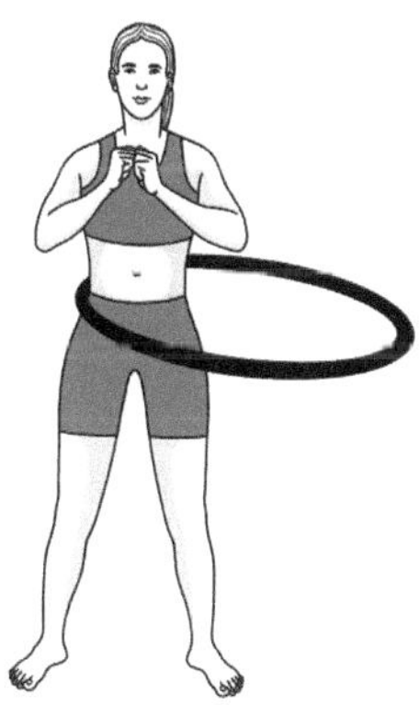

2 Hullern intensiv | 50 Sek.

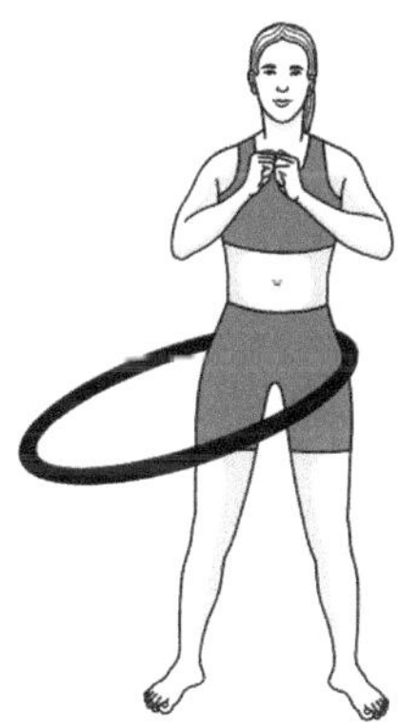

3 Tiefes Hullern | 40 Sek.

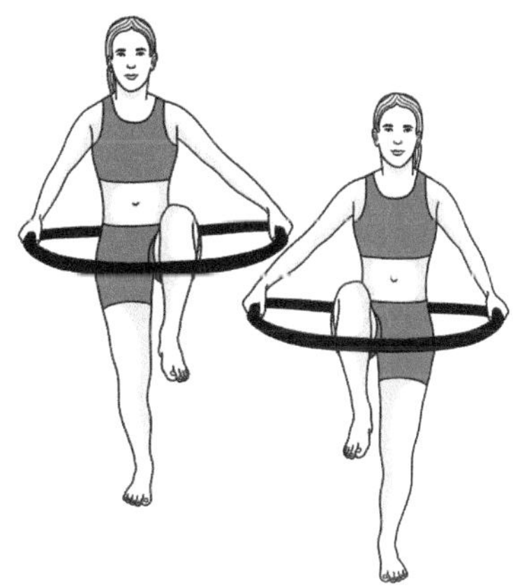

4 Wechselsprünge | 30 Sek.

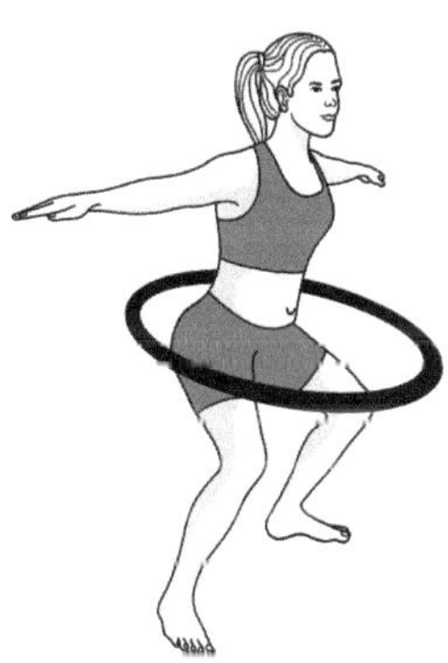

5 Hullern Squat kreisende Arme | 50 Sek.

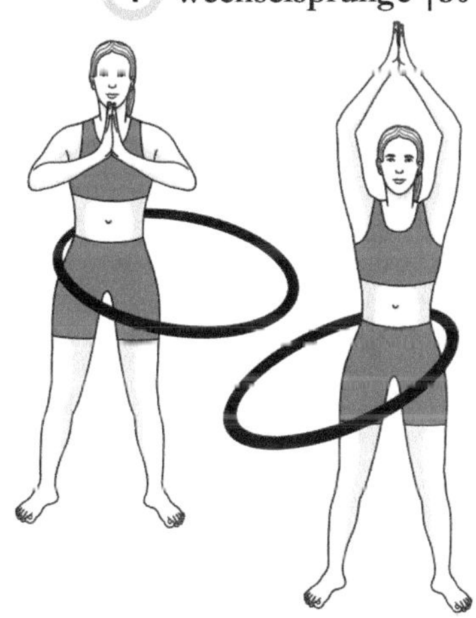

6 Hullern Arme 2 | 40 Sek.

49 Aufrechte Haltung Spezial Hula Hoop Workout

Geschätzte Trainingsdauer: 15 Min.

	Übungen	Wiederholungen/ Belastungszeit	Pause nach der Übung in Sek.	Seite
1	Hullern Rückenziehen	50 Sek.	0	120
2	Hullern Backkicks	50 Sek.	0	122
3	Hullern Arme 3	50 Sek.	20	117
4	Hoop Mornings	15 Wdh.	20	127
5	Frontheben	20 Wdh.	20	138
6	Reversed Überkopfausfallschritt	8 Wdh.	20	128
7	Wandsitzen	50 Sek.	20	130

Zwei Durchgänge mit 20 Sekunden Pause zwischen den Übungen

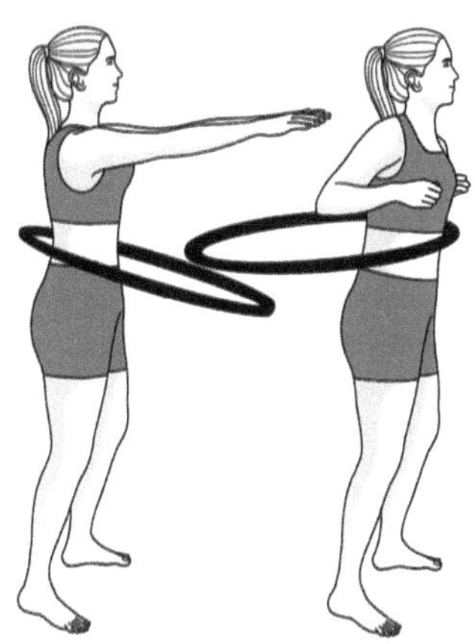

1 Hullern Rückenziehen | 50 Sek.

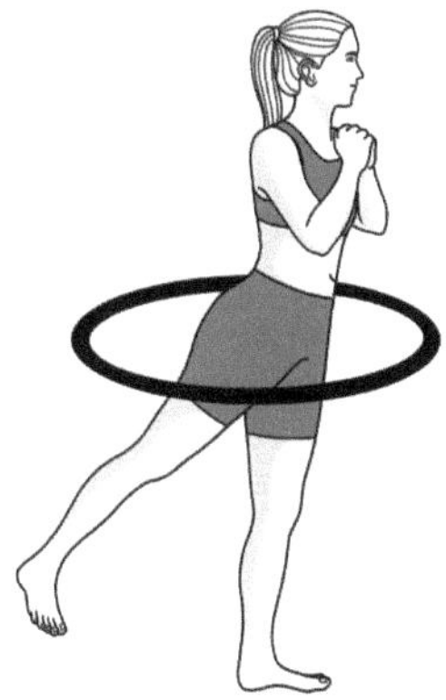

2 Hullern Backkicks | 50 Sek.

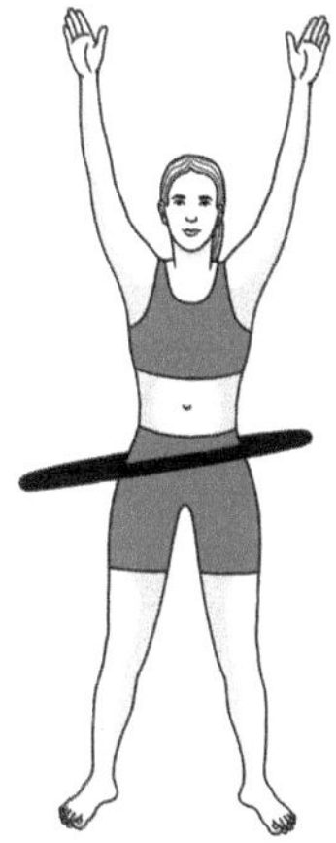

3 Hullern Arme 3 | 50 Sek.

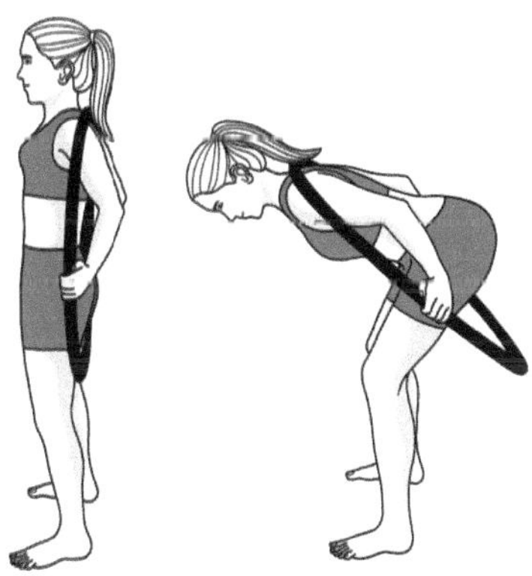

4 Hoop Mornings | 15 Wdh.

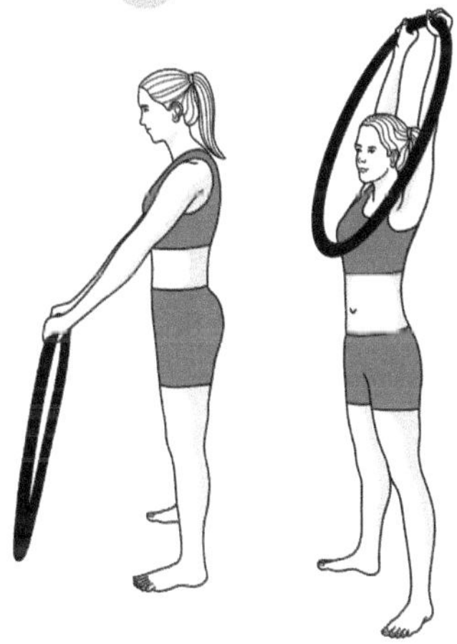

5 Frontheben | 20 Wdh.

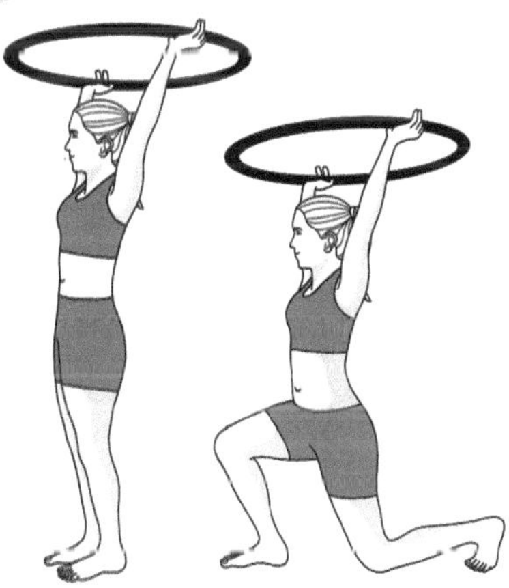

6 Reversed Überkopfausfallschritt | 8 Wdh.

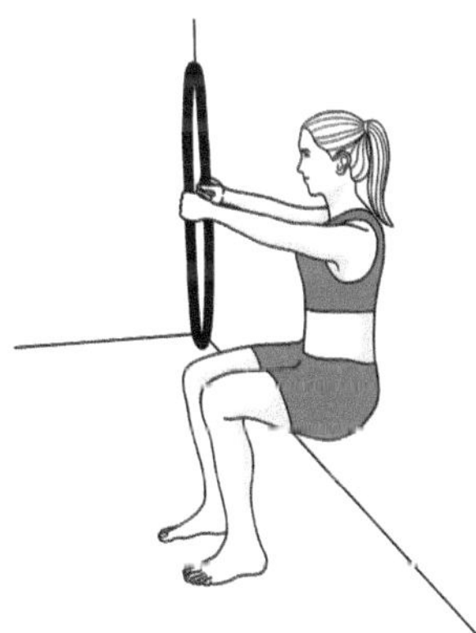

7 Wandsitzen | 50 Sek.

50

Starkes Becken und Rumpf Spezial Hula Hoop Workout

Geschätzte Trainingsdauer: 20 Min.

	Übungen	Wiederholungen/ Belastungszeit	Pause nach der Übung in Sek.	Seite
1	Beckenheben	20 Wdh.	20	124
2	Hoop Plank	30 Sek.	20	132
3	Einfacher Seitstütz	30 Sek.	20	130
4	Gestützter Sumo Squat	20 Wdh.	20	126
5	Hoop In And Outs	30 Sek.	20	128
6	Segeln im Wind	30 Sek.	20	133
7	Hullern breiter Stand	30 Sek.	0	118
8	Hullern versetzt	30 Sek.	0	119
9	Hullern auf einem Bein	30 Sek.	0	123
10	Hullern in der Kniebeuge	30 Sek.	0	121
11	Hullern intensiv	30 Sek.	0	/
12	Hullern	30 Sek.	20	/

Ein leerer Kreis bedeutet keine Pause nach der Übung.

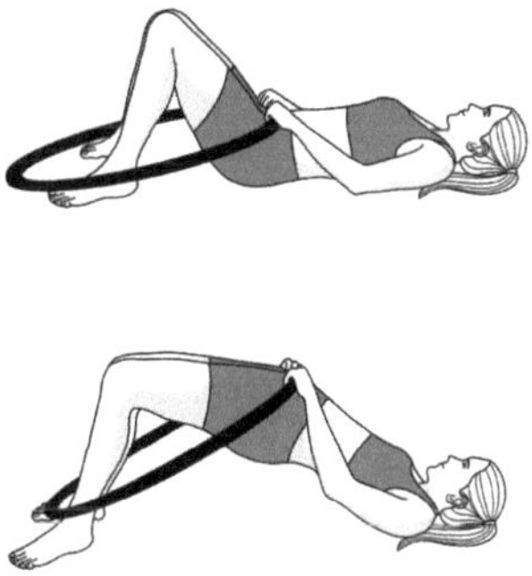

1 Beckenheben | 20 Wdh.

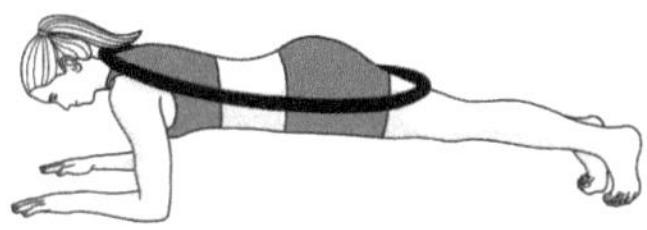

2 Hoop Plank | 30 Sek.

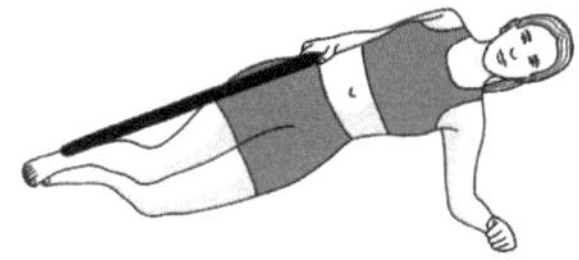

3 Einfacher Seitstütz | 30 Sek.

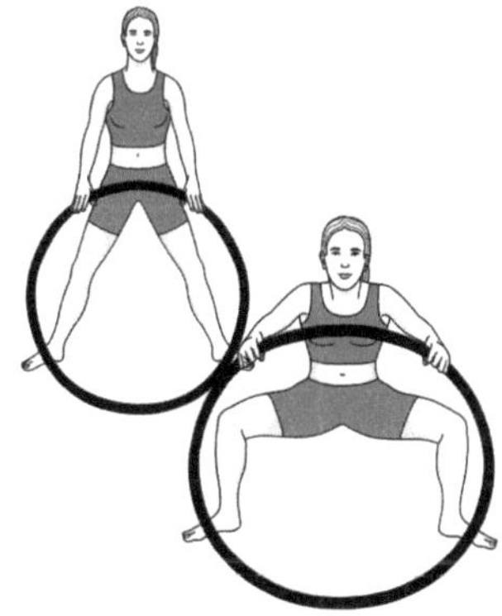

3 Gestützter Sumo Squat | 30 Sek.

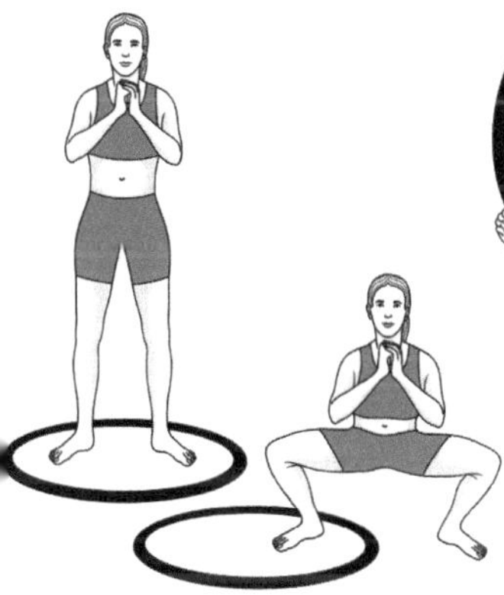

5 Hoop In And Outs | 30 Sek.

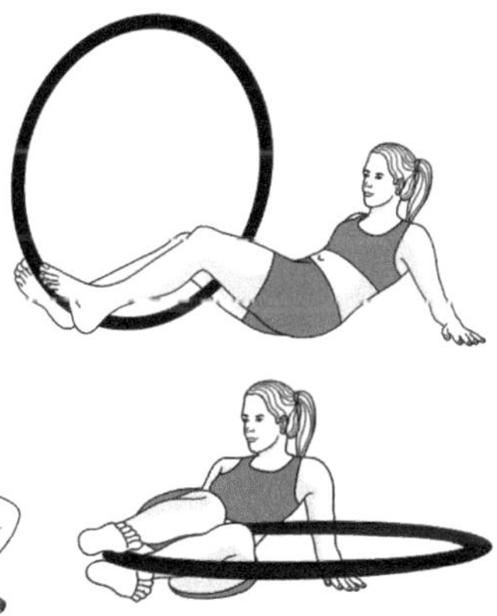

6 Segeln im Wind | 30 Sek.

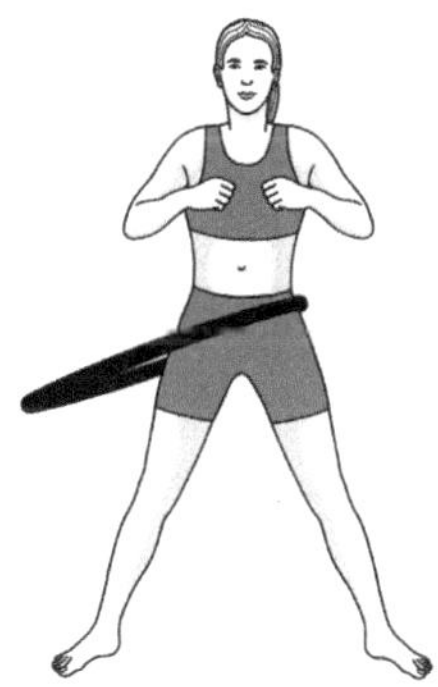

7 Hullern breiter Stand | 30 Sek.

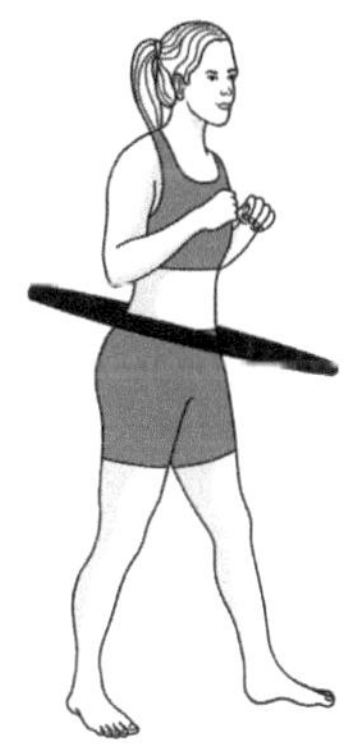

8 Hullern versetzt | 30 Sek.

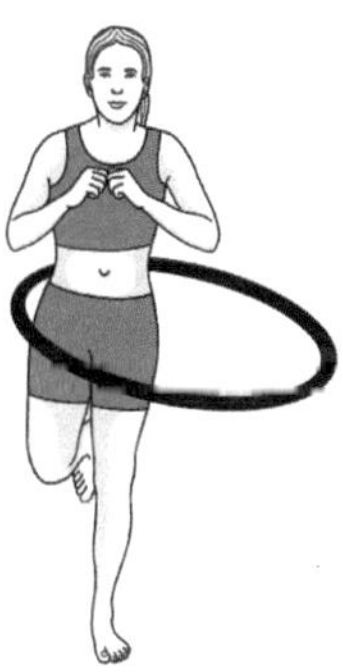

9 Hullern auf einem Bein | 30 Sek.

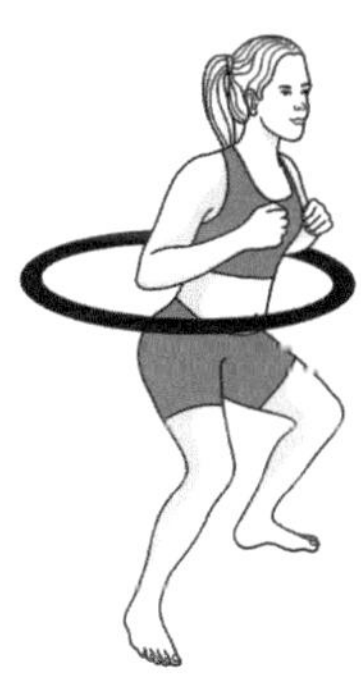

10 Hullern in der Kniebeuge | 30 Sek.

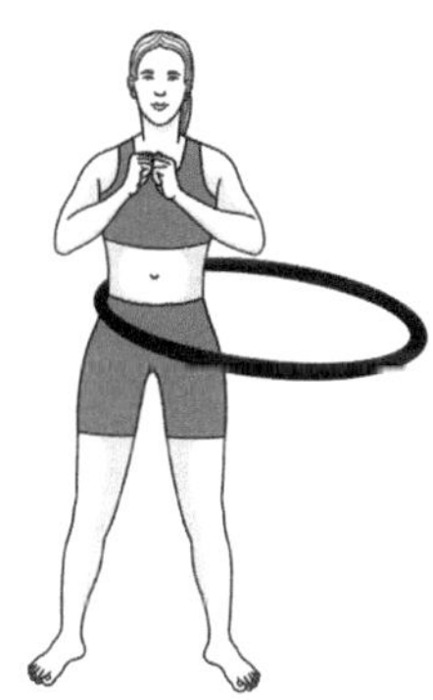

11 Hullern intensiv | 30 Sek.

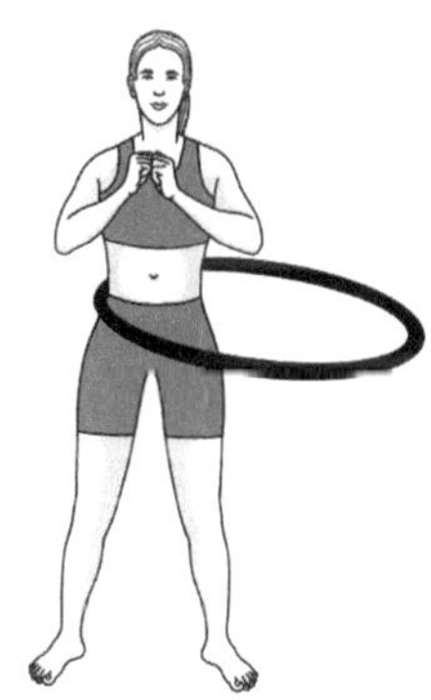

12 Hullern | 30 Sek.

Die Hula Hoop Übungen erklärt

4

Huller Übungen

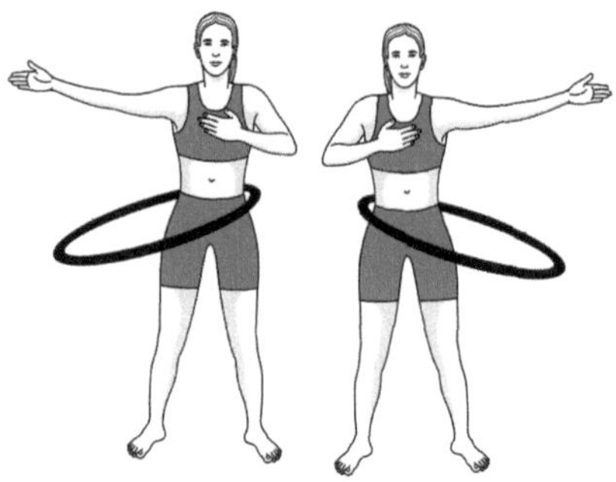

Hullern Arme 1

Wie bei der Abbildung während des Hullerns abwechselnd ein Arm nach außen strecken und die Handinnenseite des anderen Arms auf den Brustkorb legen

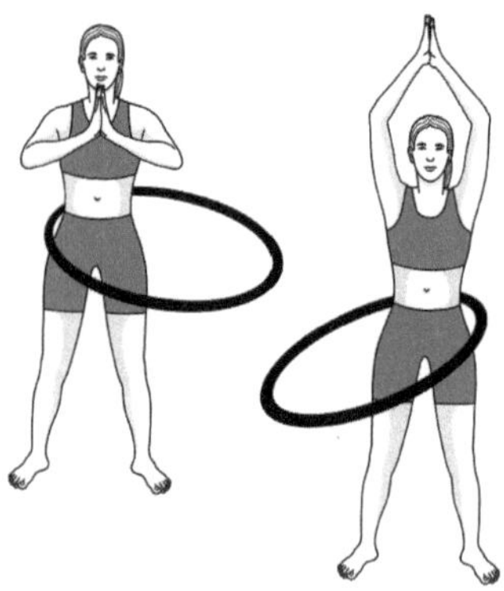

Hullern Arme 2

Wie bei der Abbildung während des Hullerns die Arme vor der Brust falten und nach oben über den Kopf strecken. Dies mehrmals wiederholen.

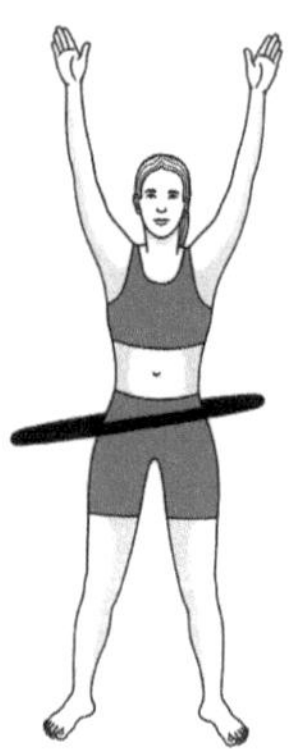

Hullern Arme 3

Wie bei der Abbildung während des Hullerns die Arme nach oben strecken und halten.

Hullern Arme 4

Strecke während des Hullerns deine Arme zur Seite. Die Handflächen zeigen nach oben. Bewege die Arme einige Zentimeter nach oben und unten, sodass du ähnlich wie eine Schmetterling flatterst.

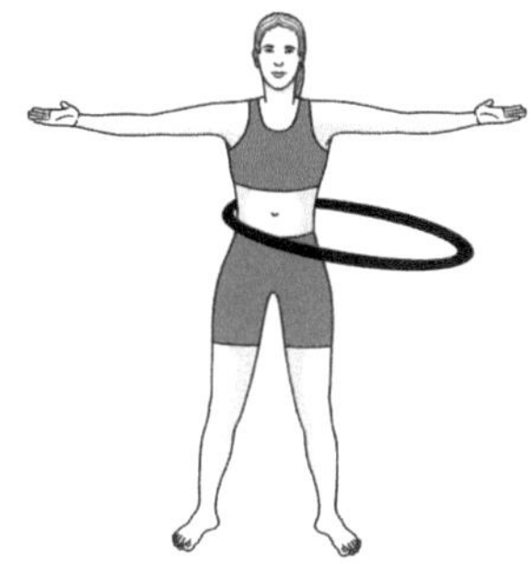

Hullern Arme 5

Halte deine Arme während des Hullerns in der Position wie in der Abbildung.

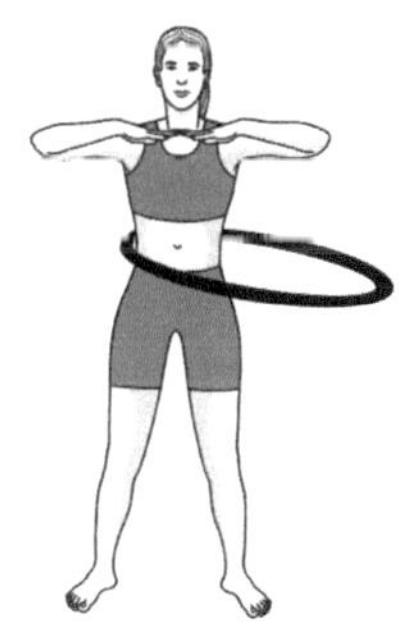

Hullern im breiten Stand

Stelle dich während dem Hullern breiter hin als gewöhnlich.

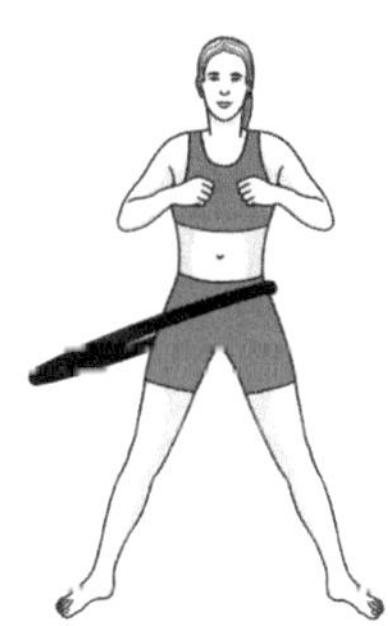

Hullern Außen-Step

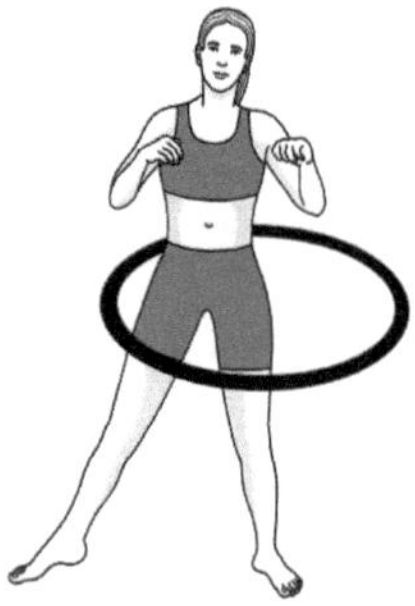

Während dem Hullern abwechselnd mit dem Vorderfuß zur Seite aufsteppen.

Hullern versetzt

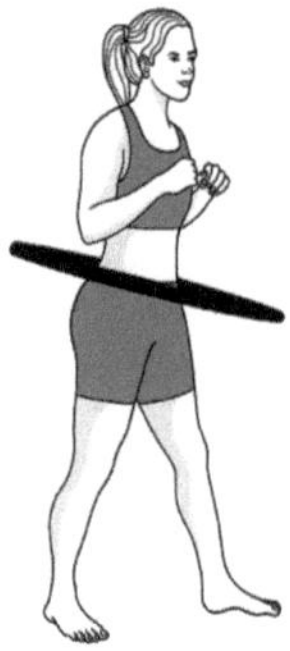

Hullere im versetztem Stand wie in der Abbildung. Achte darauf, dass in etwa gleich oft das linke bzw. rechte Bein vorne steht.

Hullern Zehenspitzen

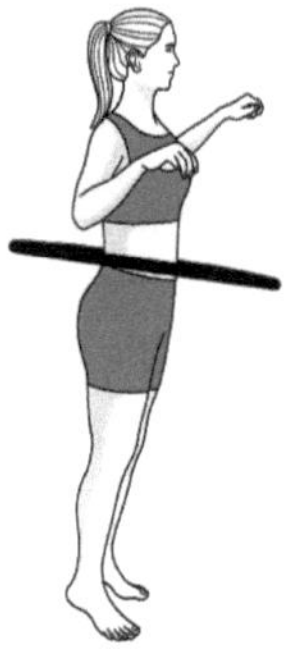

Hullere auf deinen Zehenspitzen..

Hullern mit kreisenden Armen

Strecke deine Arme während dem Hullern zur Seite und kreise sie nach vorne oder hinten.

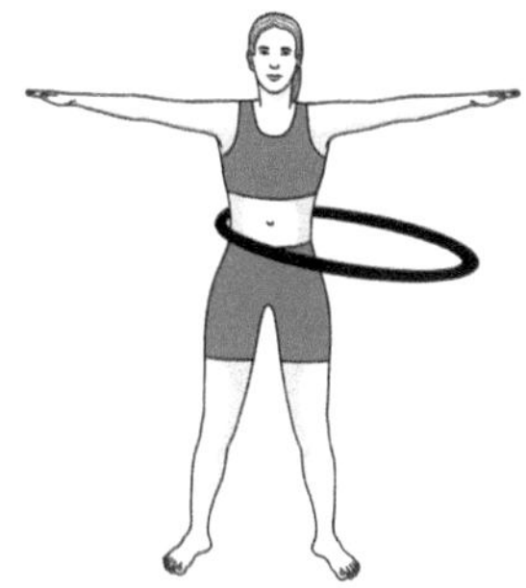

Hullern Rückenziehen

Strecke deine Arme während dem Hullern nach vorne aus und ziehe sie soweit du kannst zurück, indem du deine Schulterblätter zusammenziehst.

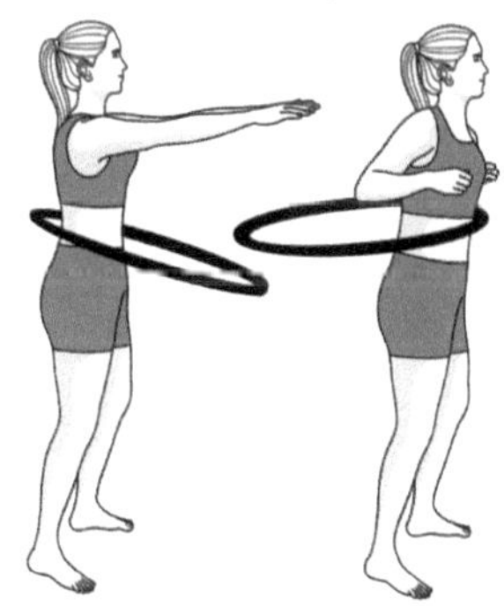

Huller Walk

Ziehe während dem Hullern abwechselnd deine Beine an, so als würdest du auf der Stelle gehen. Du kannst auch stattdessen während du hullerst langsam durch den Raum gehen.

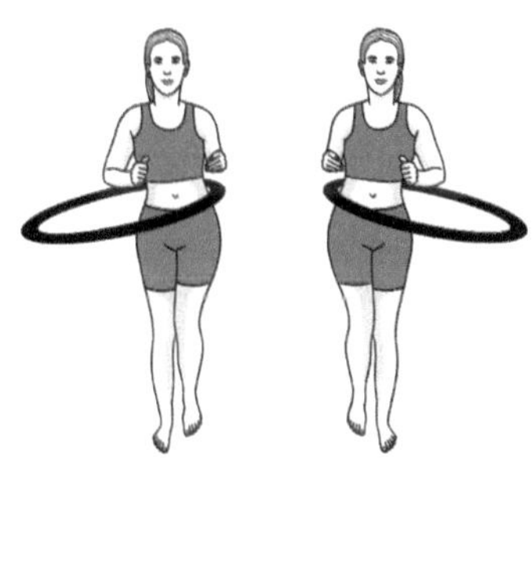

Hullern mit vorwärts Step

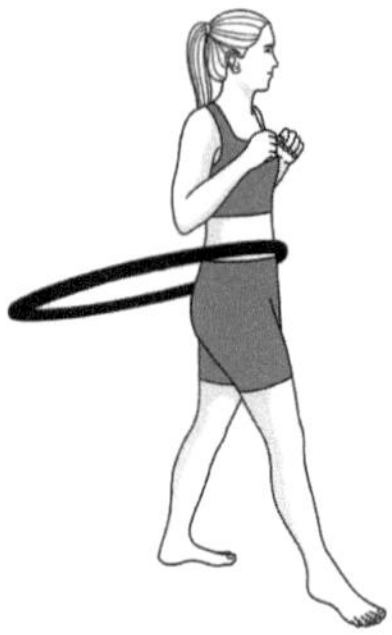

Mache abwechselnd einen kurzen Vorwärtsstep während du hullerst. Dabei berührst du nur kurz den Boden vor dir mit deinen Vorderfüßen. Lass dir zwischen den einzelnen Steps genug Zeit.

Hullern in der Kniebeuge

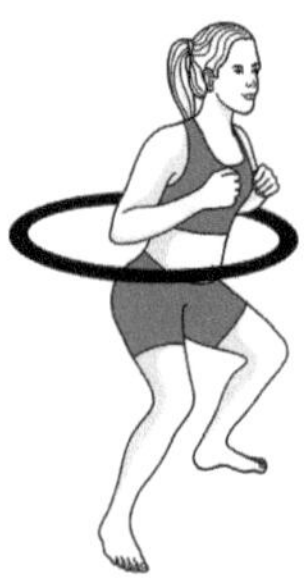

Hullere während du leicht in die Hocke gehst. Du kannst auch entweder die Hocke dauerhaft halten oder Kniebeugen machen, indem du auf und ab beugst.

Hullern im Squat mit kreisenden Armen

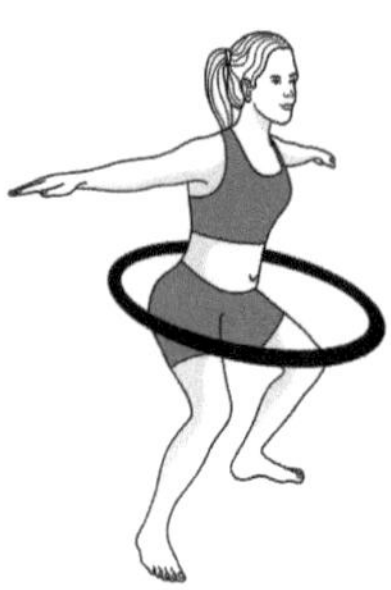

Gehe in die Hocke während du hullerst. Strecke gleichzeitig deine Arme zur Seite und mache Kreisbewegungen mit ihnen.

Hullern 360°

Drehe dich während du hullerst einmal im Kreis. Dabei kannst du dich entweder mit mehreren kleinen Schritten drehen oder mit einer schwungvollen Drehung auf deinem Fußballen.

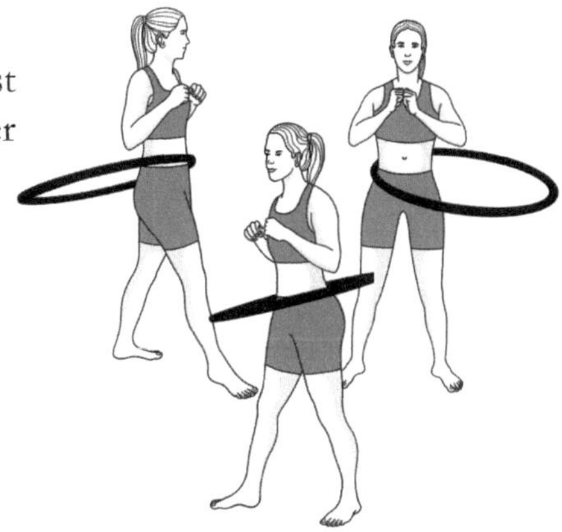

Hullern mit seitlichem Beinheben

Hebe deine Beine abwechselnd kurz zur Seite während du hullerst.

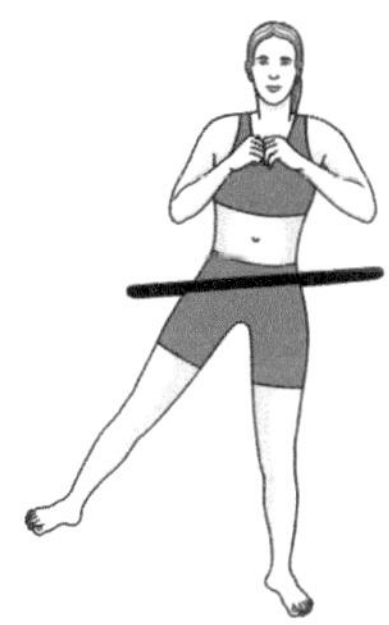

Hullern mit Backkicks

Hebe deine Beine abwechselnd kurz nach hinten während du hullerst.

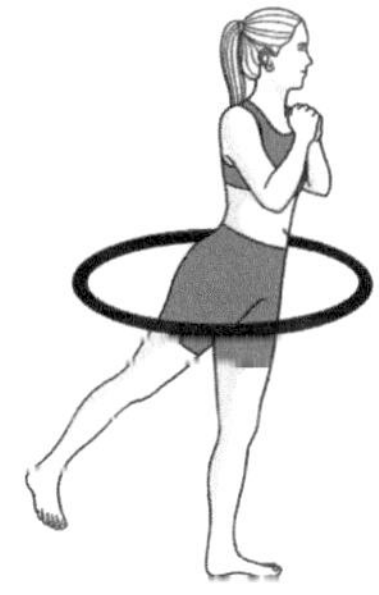

Hullern auf einem Bein

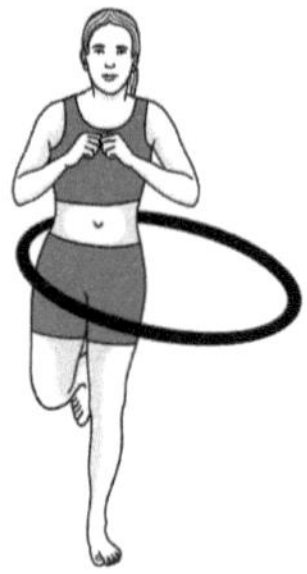

Stelle dich auf abwechselnd auf ein Bein während du hullerst. Dabei ist es besonders wichtig Körperspannung zu halten.

Hullern auf den Knien

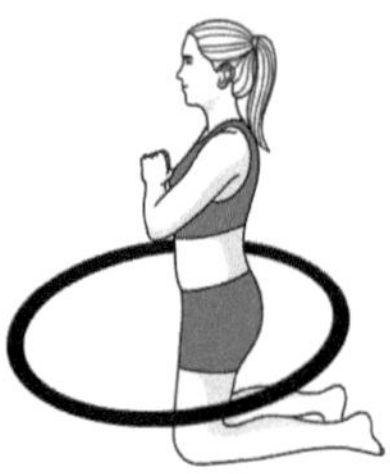

Versuche, dich während dem Hullern langsam hinzuknien und dann wieder aufzustehen. Das ist eine sehr schwere Übung.

Hullern im Ausfallschritt

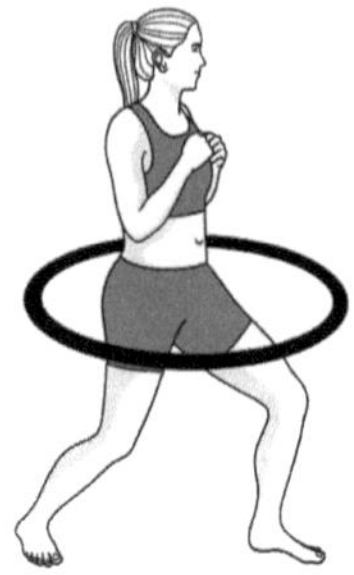

Hullere im Ausfallschritt wie in der Abbildung. Das hintere Bein steht dabei nur auf dem Vorderfuß.

Tiefes Hullern

Lass deinen Reifen langsamer werden. Dadurch senkt sich der Hula Hoop von der Taille zur Hüfte. Versuche den Reifen in dieser Position zu halten, indem du wieder beschleunigst.

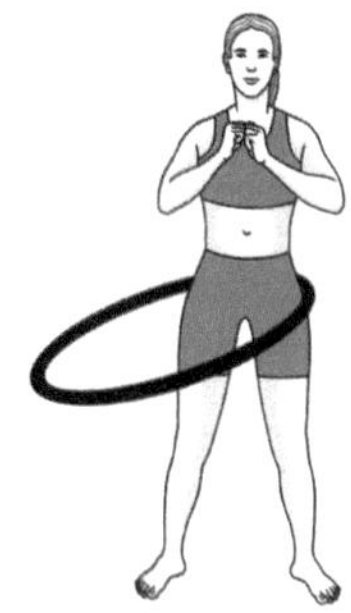

Unterkörper Übungen

Ausfallschritt

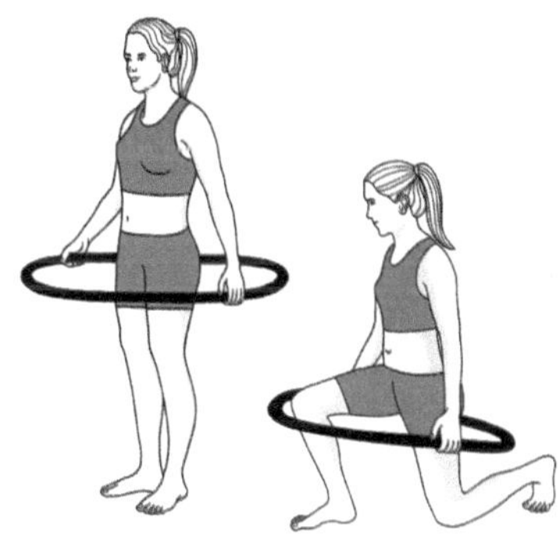

1. Ausgangsposition wie in der Abbildung einnehmen.

2. Führe einen Ausfallschritt nach vorne aus. Das hintere Knie absenken, bis es fast den Boden berührt. Das vordere Knie bleibt über dem Mittelfuß ausgerichtet und sollte nicht weiter als die Zehenspitzen nach vorne gehen.

3. Komme danach wieder zurück in die Ausgangsposition und führe den Ausfallschritt im Wechsel mit beiden Beinen aus.

Beckenheben

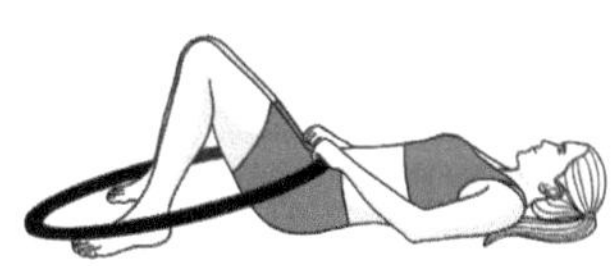

1. Ausgangsposition wie in der Abbildung einnehmen.

2. Das Becken durch Anspannen der Gesäßmuskulatur so weit wie es geht nach oben schieben. Halte diese Position für eine Sekunde.

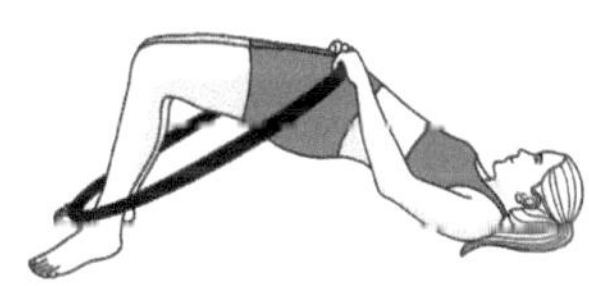

3. Das Becken wieder absenken und in die Ausgangsposition zurückkehren.

Einbeiniges Beckenheben

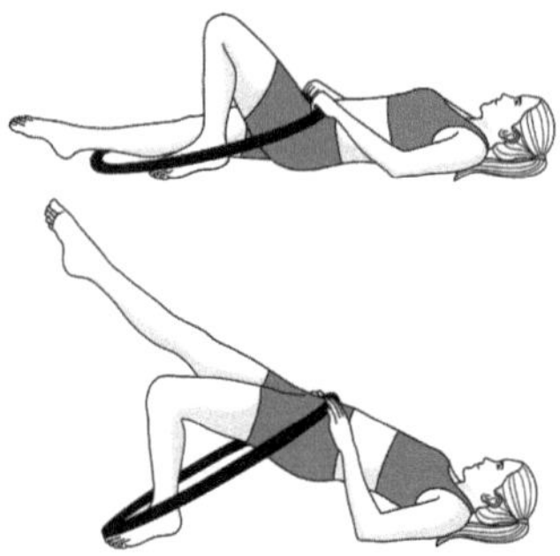

1. Ausgangsposition wie in der Abbildung einnehmen. Ein Bein steht angewinkelt, das andere Bein liegt ausgestreckt auf dem Boden.

2. Das Becken durch Anspannen der Gesäßmuskulatur soweit es geht nach oben schieben. Das ausgestreckte Bein ist dabei in der Luft. Halte diese Position für eine Sekunde

3. Das Becken wieder absenken und in die Ausgangsposition zurückkehren. Achtung: dein Hinterkopf sollte immer den Boden berühren.

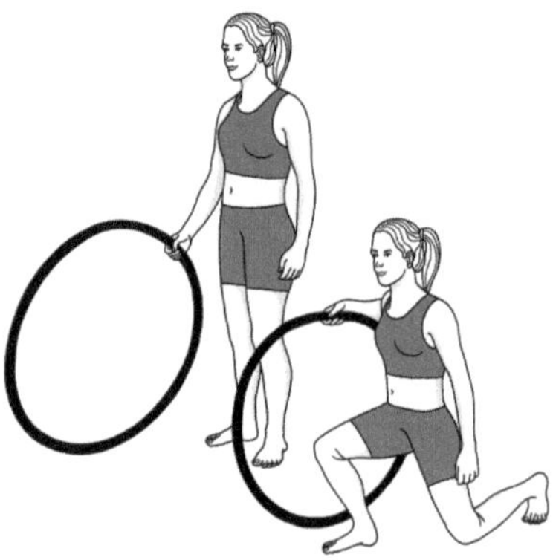

Gestützter Ausfallschritt

1. Ausgangsposition wie in der Abbildung einnehmen.

2. Führe einen Ausfallschritt nach vorne aus. Den Reifen benutzt du dabei als Stütze. Das hintere Knie absenken, bis es fast den Boden berührt. Das vordere Knie bleibt über dem Mittelfuß ausgerichtet und sollte nicht weiter als die Zehenspitzen nach vorne gehen. Gehe danach wieder zurück in die Ausgangsposition. Wiederhole die Übung mit dem gleichen Bein bis die Wiederholungszahl erreicht ist. Dann mit dem anderen Bein beginnen.

Gestützter Backkick

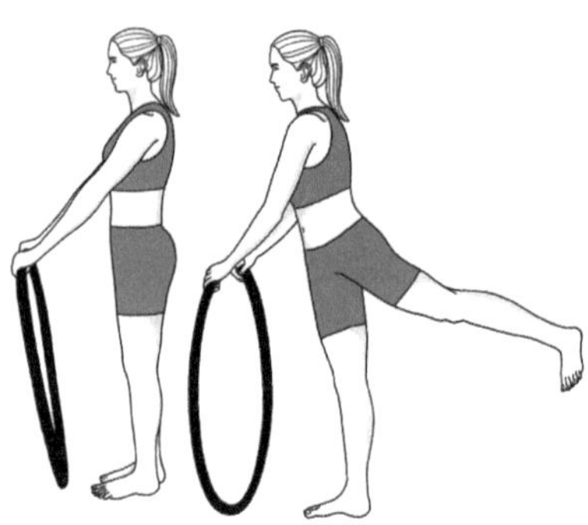

1. Ausgangsposition wie in der Abbildung einnehmen.

2. Hebe ein Bein gestreckt so weit wie es geht nach hinten und spanne die Gesäßmuskulatur an. Dabei den Oberkörper leicht nach vorne beugen und den Hula Hoop als Stütze benutzen. Achte darauf, dass der Rumpf angespannt bleibt und der Rücken nicht überstreckt wird.

3. Halte das Bein eine Sekunde in der Endposition und kehre anschließend wieder kontrolliert in die Ausgangsposition zurück.

Gestützter Squat

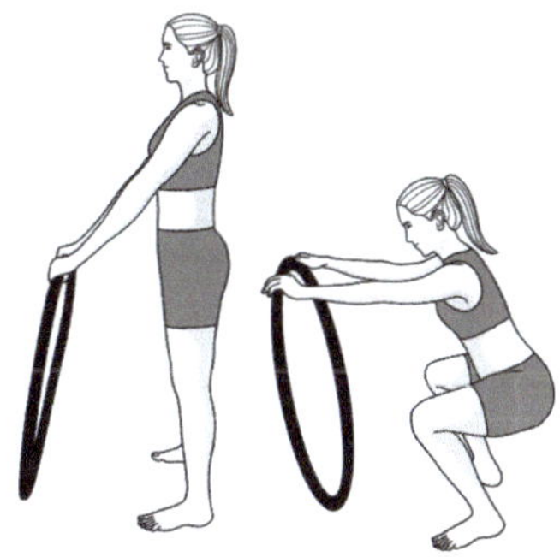

1. Ausgangsposition wie in der Abbildung einnehmen. Achte auf einen schulterbreiten Stand. Die Zehenspitzen zeigen nach vorne oder leicht nach außen.

2. Beuge deine Knie. Benutze den Hula Hoop dabei als Stütze. Die Zehenspitzen sollten dabei nicht über die Knie gehen.

3. Drücke dich wieder nach oben und kehre in die Ausgangsposition zurück.

Gestützter Sumo Squat

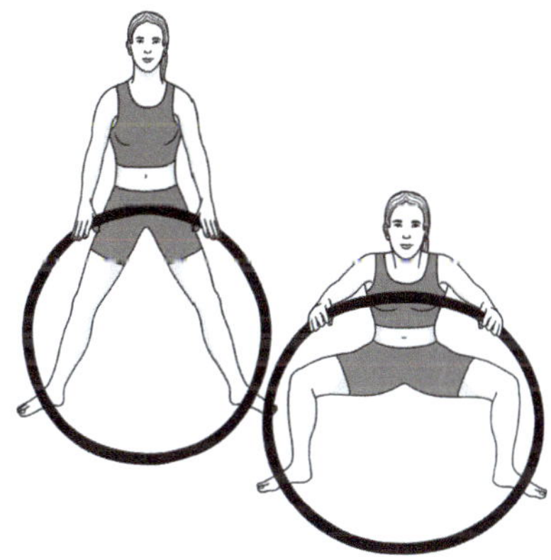

1. Ausgangsposition wie in der Abbildung einnehmen. Der Stand ist breiter als beim normalen Squat, wodurch die Oberschenkelinnenseiten stärker trainiert werden.

2. Beuge deine Knie. Benutze den Hula Hoop dabei als Stütze. Die Zehenspitzen sollten nicht über die Knie gehen.

3. Drücke dich wieder nach oben und kehre in die Ausgangsposition zurück.

Hula Squats

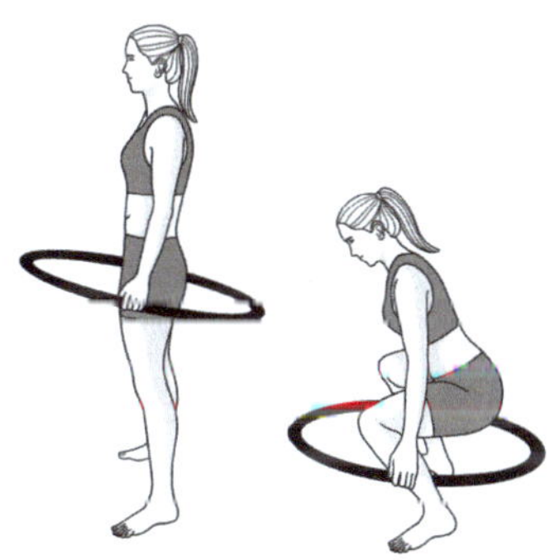

1. Ausgangsposition wie in der Abbildung einnehmen. Achte auf einen schulterbreiten Stand. Die Zehenspitzen zeigen nach vorne oder leicht nach außen.

2. Beuge deine Knie. Die Zehenspitzen sollten dabei nicht über die Knie gehen.

3. Drücke dich wieder nach oben und kehre in die Ausgangsposition zurück.

Hoop Mornings

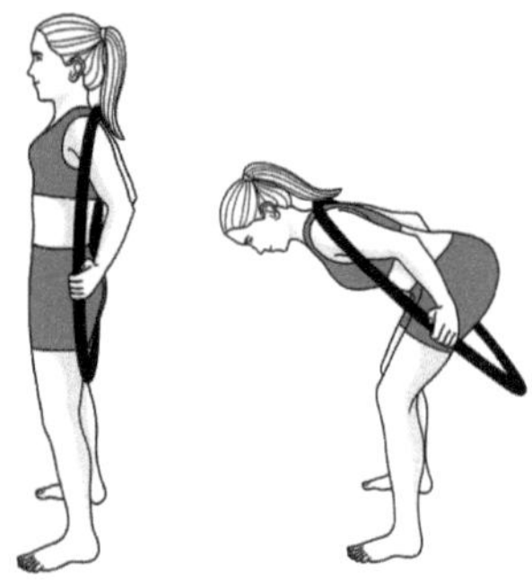

1. Ausgangsposition wie in der Abbildung einnehmen.

2. Das Becken nach hinten drücken und den Oberkörper nach vorne neigen. Die Wirbelsäule bleibt gerade. Halte die Spannung in der Rumpfmuskulatur und achte darauf, dass sich die Position der Knie während der Übung nicht verändert.

3. Richte dich langsam wieder auf und kehre in die Ausgangsposition zurück.

Hoop Kick

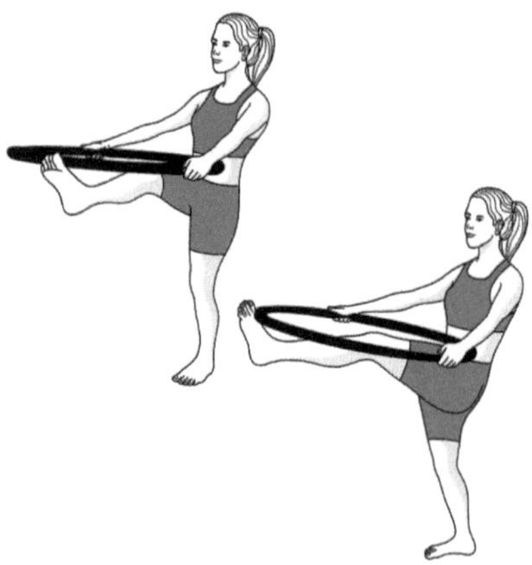

1. Halte den Reifen mit beiden Händen parallel zum Boden. Drücke den Reifen leicht an deinen Bauch.

2. Hebe abwechselnd die Beine und versuche mit deinen Füßen den Hula Hoop zu berühren.

Hoopheben

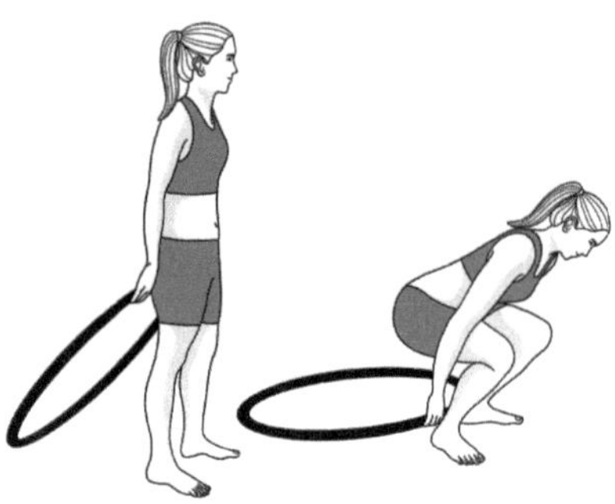

1. Ausgangsposition wie in der Abbildung einnehmen.

2. Mache eine Kniebeuge und halte dabei den Rücken gerade.

3. Drücke dich wieder nach oben und kehre in die Ausgangsposition zurück

Hoop Jumps

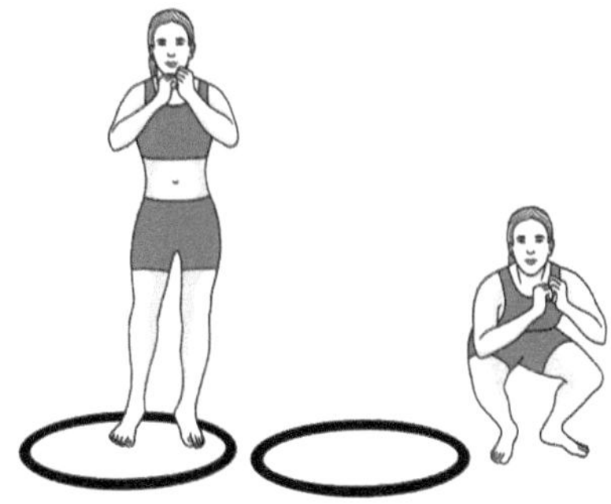

1. Steige in deinen Reifen.

2. Gehe leicht in die Knie und springe nach rechts zur Seite, sodass du außerhalb des Reifens landest.

3. Steige wieder in deinen Reifen und springe nun nach links.

Hoop In And Outs

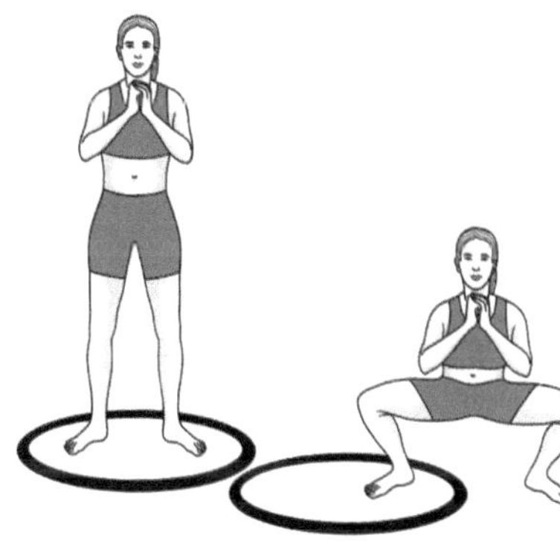

1. Ausgangsposition wie in der Abbildung einnehmen.

2. Steige abwechselnd mit einem Bein aus dem Reifen und mache eine seitliche Kniebeuge wie in der Abbildung. Achte auf einen geraden Rücken, eine angespannte Rumpfmuskulatur und darauf, dass die Knie stets über dem Mittelfuß sind.

3. Setze beim Hochgehen das Bein wieder in den Reifen.

Reversed Überkopfausfallschritt

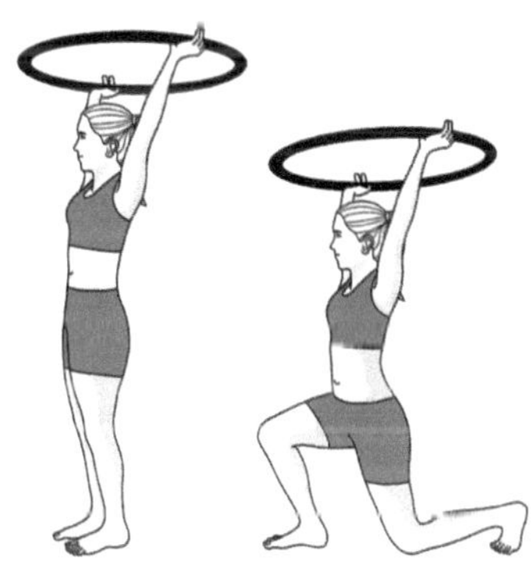

1. Ausgangsposition in der Abbildung einnehmen.

2. Mache einen Ausfallschritt, indem du abwechselnd ein Bein nach hinten setzt und dabei in die Knie gehst. Gehe soweit runter, bis das Knie des hinteren Beines fast den Boden berührt. Das Knie des vorderen Beines sollte sich möglichst wenig bewegen und nicht über die Zehenspitzen gehen.

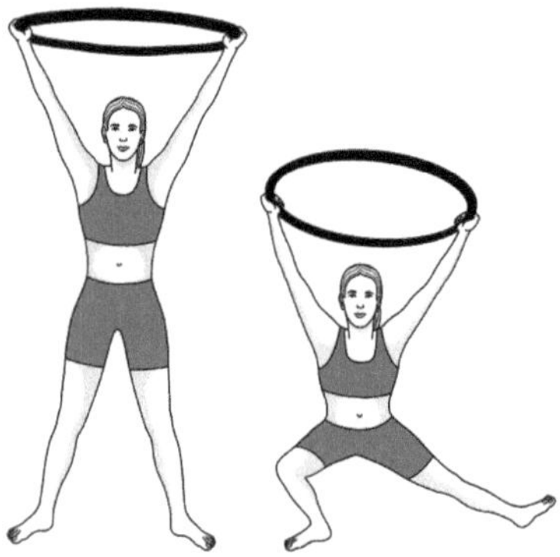

Seitlicher Ausfallschritt

1. Ausgangsposition wie in der Abbildung einnehmen.

2. Abwechselnd ein Bein zur Seite schieben und langsam dabei mit dem anderen Bein in die Knie gehen.

3. Hochdrücken und wieder in die Ausgangsposition zurückkehren.

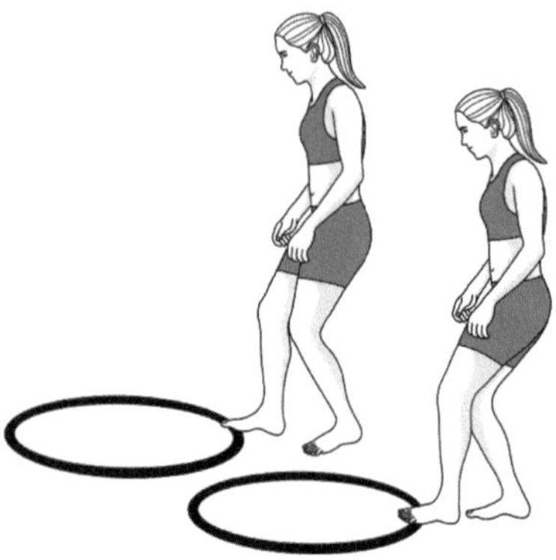

Touch the Hoop

Tippe mit deinen Vorderfüßen abwechselnd und so schnell es geht den Reifen an.

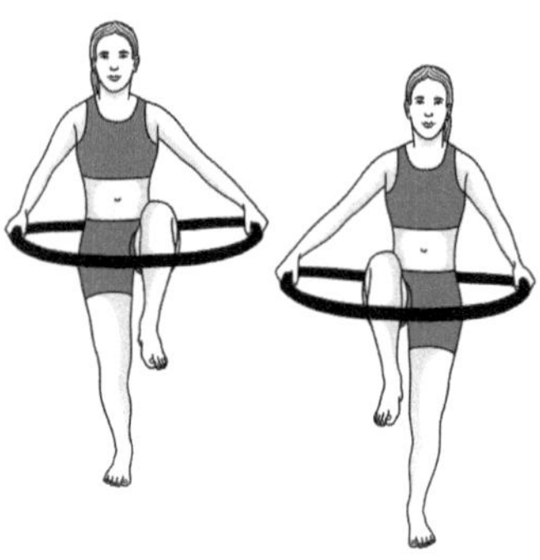

Wechselsprünge

1. Steige in deinen Reifen. Halte den Reifen parallel zum Boden.

2. Springe abwechselnd vom einen Bein auf das andere. Hebe dabei die Knie bis zum Bauch.

Wandsitzen

1. Lehne dich mit dem Rücken an die Wand und nehme eine sitzende Haltung ein. Deine Oberschenkel sollten parallel zum Boden sein.

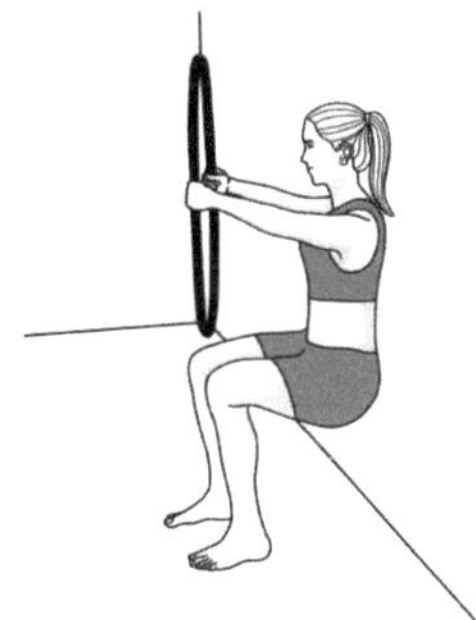

2. Halte den Hula Hoop vor dir wie auf der Abbildung.

3. Halte diese Position.

Bauch- und Rumpfübungen

Banana Hoop

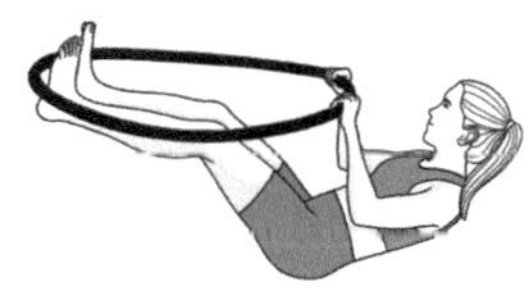

1. Ausgangsposition wie in der Abbildung einnehmen. Nur das Gesäß berührt den Boden. Die Füße drücken leicht gegen den Reifen und die Hände ziehen den Reifen leicht in Richtung Kopf.

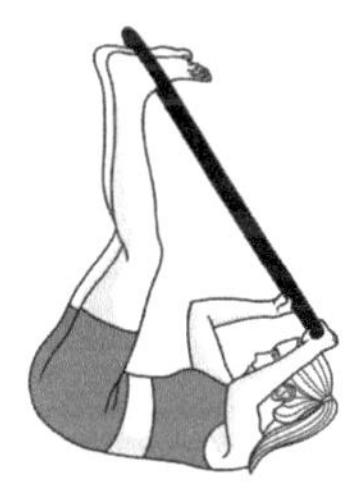

2. Rolle dich nach hinten und ziehe dabei den Reifen leicht zu dir, dass er fast deine Stirn berührt. Die Beine bleiben dabei stets in gleicher Weise angewinkelt.

Einfacher Seitstütz

1. Nehme die Position wie in der Abbildung ein: Beide Knie liegen angewinkelt auf dem Boden. Der Ellenbogen des stützenden Arms befindet sich direkt unter der Schulter. Der Unterarm zeigt gerade nach vorne.

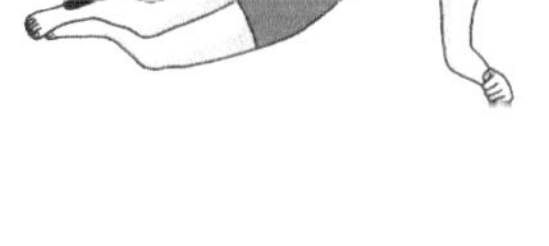

2. Platziere den Hula Hoop auf dem Hüftknochen und halte ihn fest. Achte darauf, dass das Becken nach vorne geschoben ist und dein Rumpf nicht nach unten einsackt. Knie, Hüfte und Schultern müssen in einer Linie sein. Halte die Spannung in dieser Position.

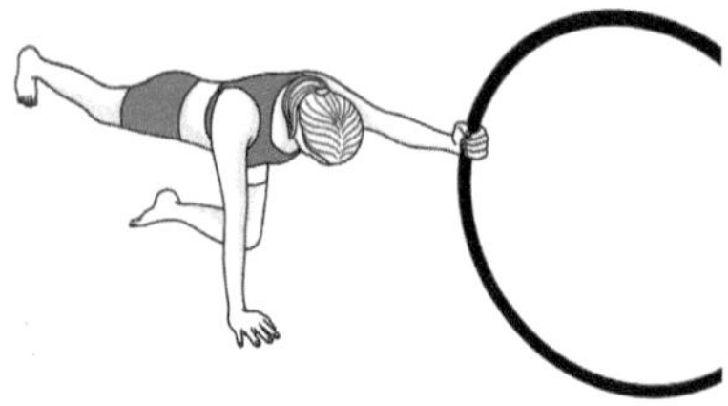

Hula Zweifüßler

1. Nehme die Position wie in der Abbildung ein. Achte darauf, kein Hohlkreuz zu bilden und den Kopf nicht zu überstrecken.

2. Halte diese Position bis die Zeit erreicht ist.

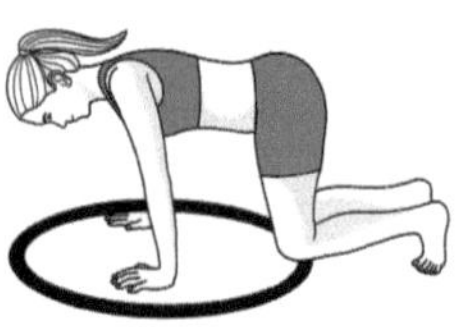

Hula Vierfüßler

1. Die Haltung wie in der Abbildung einnehmen: Die Hände sollten sich direkt unter der Schulter befinden. Die Knie sollten sich unter der Hüfte befinden.

2. Gehe auf die Zehenspitzen und halte die Knie ein paar Zentimeter über dem Hula Hoop. Achte darauf, dass deine Knie den Hula Hoop nie berühren.

3. Halte diese Position. Dabei darauf achten, nicht in ein Hohlkreuz zu gehen und den Kopf nicht nach hinten zu überstrecken.

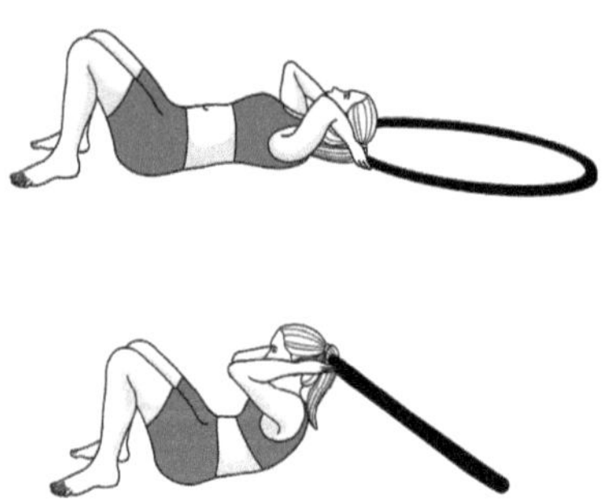

Hoop Crunches

1. Ausgangsposition wie in der Abbildung einnehmen.

2. Richte dich langsam auf und halte dabei deinen Hula Hoop immer am Hinterkopf.

3. Anschließend wieder langsam und kontrolliert in die Ausgangsposition zurückkehren.

Hoop Plank

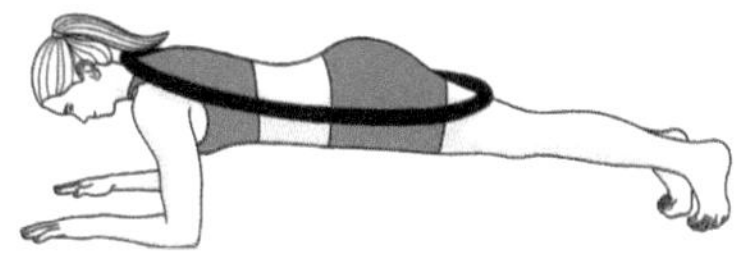

1. Ausgangsposition wie in der Abbildung einnehmen. Die Ellenbogen sind unter den Schultern. Die Oberschenkel sind mit Becken und Oberkörper in einer Linie

.

2. Die Rumpfmuskulatur angespannt halten, damit deine Wirbelsäule ihre normale Krümmung beibehält. Achte darauf, dass du deinen Rücken nicht überstreckst bzw. deinen Bauch nach unten fallen lässt.
Halte diese Position für die angegebene Zeit.

Holzhacker

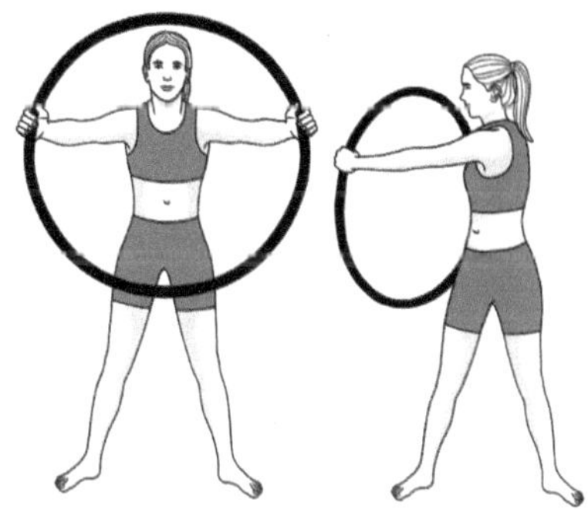

1. Ausgangsposition wie in der Abbildung einnehmen.

2. Den Oberkörper nach links und rechts drehen.

Hooping Leg Raises

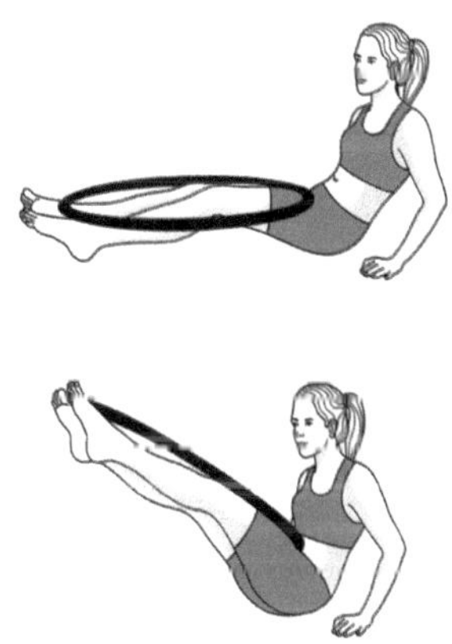

1. Ausgangsposition wie in der Abbildung einnehmen. Nur der Hintern und die Hände sind auf dem Boden. Die Beine sollen den Boden nicht berühren

.

2. Hebe deine Beine gestreckt nach oben.

3. Wieder in die Ausgangsposition zurückkehren. Während der Übung sollen deine Füße nie den Boden berühren.

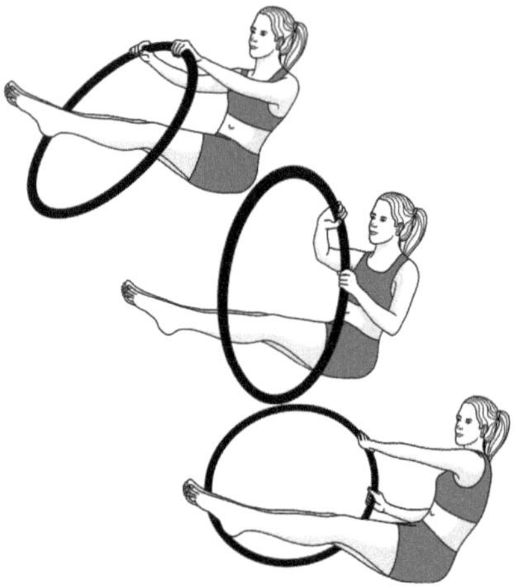

Kajakfahren

1. Ausgangsposition wie in der Abbildung einnehmen. Nur der Hintern berührt den Boden. Die Beine sind gestreckt.

2. Rolle mit den Hula Hoop mit deinen Armen nach links und rechts, sodass der Hula Hoop neben ist. Achte darauf, dass deine Beine sich möglichst wenig bewegen und den Boden nie berühren.

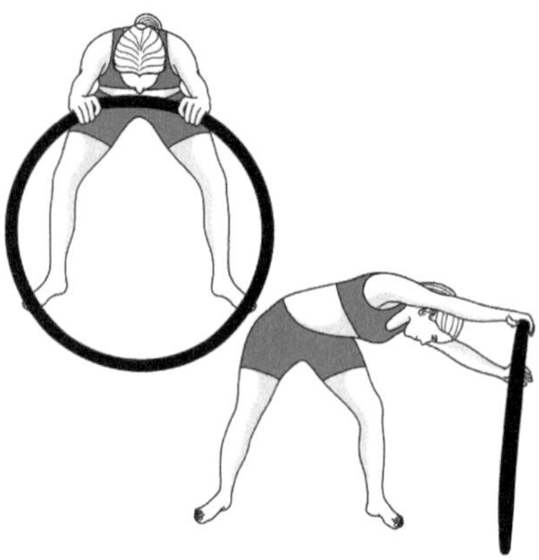

Rollender Reifen

1. Ausgangsposition wie in der Abbildung einnehmen.

2. Rolle den Reien in einem Halbkreis nach links und rechts. Achte darauf, dass dein Rücken gerade ist und du deinen Kopf nicht überstreckst.

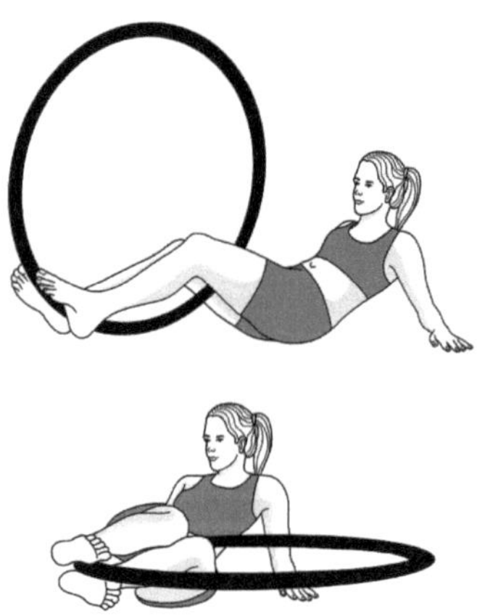

Segeln im Wind

1. Ausgangsposition wie in der Abbildung einnehmen. Klemme den Reifen zwischen deinen Füßen und Oberschenkeln ein. Nur die Unterarme und das Gesäß liegen auf dem Boden.

2. Drehe deine Beine nach links und rechts.

Nadelöhr

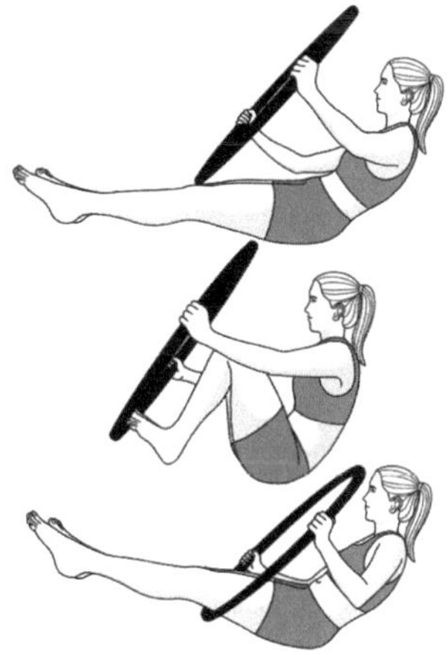

1. Ausgangsposition wie in der Abbildung einnehmen. Nur das Gesäß berührt den Boden.

2. Stecke deine Beine durch den Reifen.

3. Bringe die Beine wieder aus dem Reifen und kehre in die Ausgangsposition zurück.

Seitstütz

1. Position wie in der Abbildung einnehmen. Nur die Füße und der Unterarm berühren den Boden. Der Ellenbogen des stützenden Arms befindet sich direkt unter der Schulter. Der Unterarm zeigt gerade nach vorne.

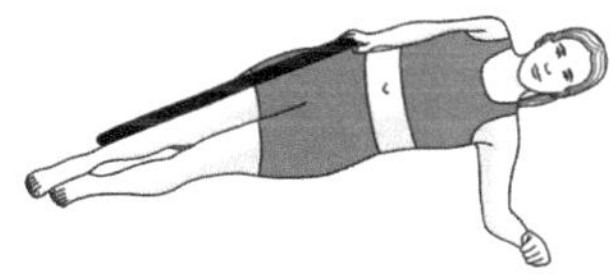

2. Platziere den Hula Hoop auf dem Hüftknochen und halte ihn fest. Achte darauf, dass das Becken nach vorne geschoben ist und dein Rumpf nicht nach unten einsackt. Knie, Hüfte und Schultern müssen in einer Linie sein. Halte die Spannung in dieser Position.

Rückenübungen

Hoopheben aus der Bauchlage

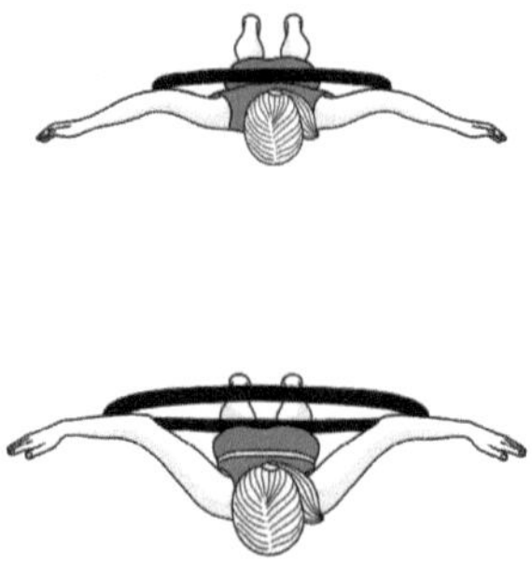

1. Ausgangsposition wie in der Abbildung einnehmen. Achte darauf, dass Kopf und Arme leicht über dem Boden angehoben sind. Platziere deinen Hula Hoop auf deinen Unterarmen.

2. Hebe nun mit deinen Armen den Hula Hoop nach oben. Dabei die Schulterblätter zusammenziehen. Stelle dir vor, wie den Hula Hoop zusammen drückst. Schaue dabei immer nach unten, damit du den Kopf nicht überstreckst. Senke den Hula Hoop wieder langsam und kontrolliert ab und kehre in die Ausgangsposition zurück.

Latdrücken

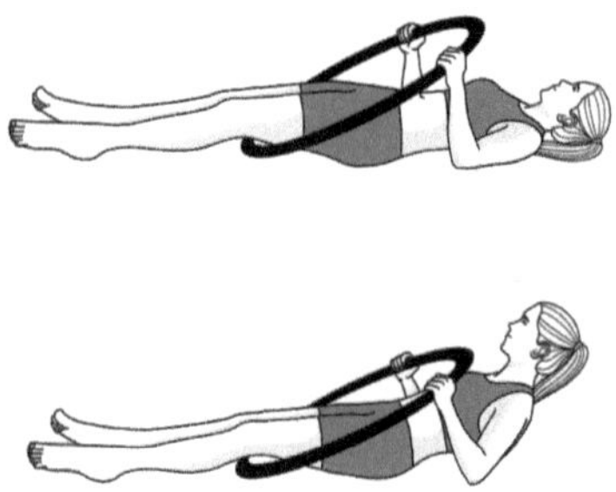

1. Ausgangsposition wie in der Abbildung einnehmen.

2. Drücke nun die Ellenbogen mit Kraft in den Boden und halte den Reifen dabei gut fest, sodass sich dein Oberkörper anhebt. Anschließend wieder langsam senken und erneut ausführen. Achte darauf, dass die Kraft aus der Rückenmuskulatur kommt und nicht aus der Bauchmuskulatur (keinen Sit-up machen).

Rückenziehen

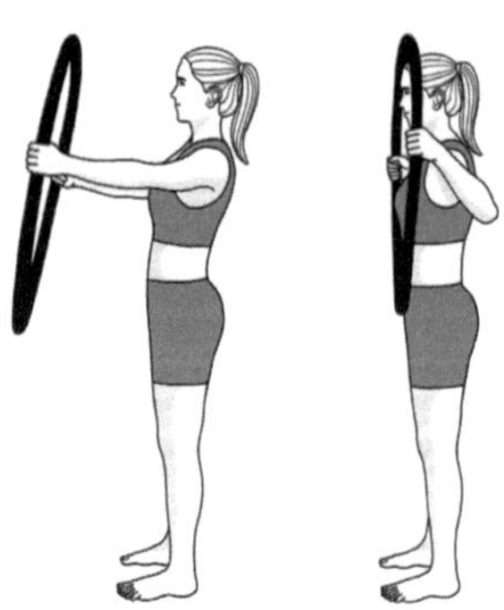

1. Ausgangsposition wie in der Abbildung einnehmen.

2. Ziehe deinen Hula Hoop zu dir. Ziehe dabei die Schulterblätter zusammen und drücke deine Brust leicht nach vorne. Achte darauf, dass sich der Kopf dabei nicht bewegt.

Taucher

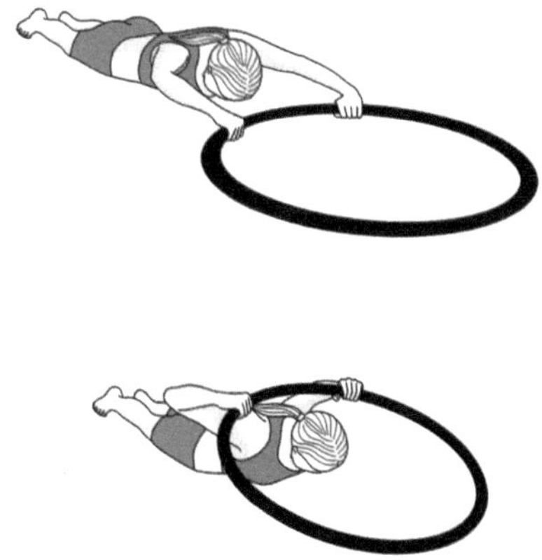

1. Ausgangsposition wie in der Abbildung einnehmen. Achte darauf, dass dein Griff mehr als schulterbreit ist. Der Kopf ist leicht angehoben, damit dein Gesicht den Boden nicht berührt.

2. Ziehe den Hula Hoop hinter deinen Kopf, indem du die oberen Rückenmuskulatur anspannst. Während der Ausführung kannst du auch leicht deine Beine anheben, um gleichzeitig noch die untere Rückenmuskulatur zu trainieren. Strecke deinen Rücken dabei nicht zu stark nach oben. Kehre wieder langsam in die Ausgangsposition zurück.

Arm-, Brust- und Schulterübungen

Einarmiges Trizepsdrücken

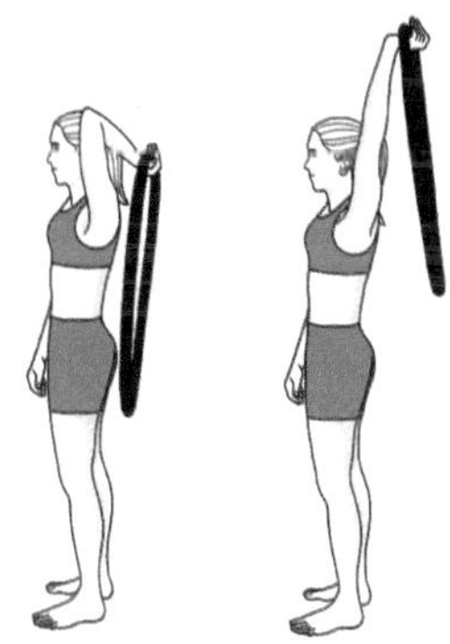

1. Ausgangsposition wie in der Abbildung einnehmen. Achte darauf, dass der Ellenbogen des Armes, der den Reifen hält, gerade nach oben zeigt und senkrecht zum Boden ist.

2. Drücke den Reifen nach oben wie in der Abbildung. Dabei sollte sich der Ellenbogen so wenig wie möglich von der Stelle bewegen. Strecke deinen Arm komplett durch und halte die Position für eine Sekunde. Anschließend den Arm wieder kontrolliert in die Ausgangsposition bringen.

Trizepsdrücken

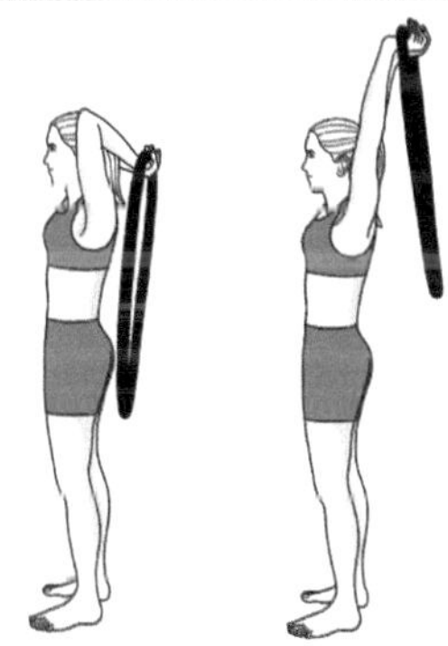

1. Ausgangsposition wie in der Abbildung einnehmen.

2. Drücke den Reifen nach oben. Die Ellenbogen sollen nach vorne zeigen und sich so wenig wie möglich bewegen. Strecke die Arme völlig durch. Kehre langsam und kontrolliert in die Ausgangsposition zurück.

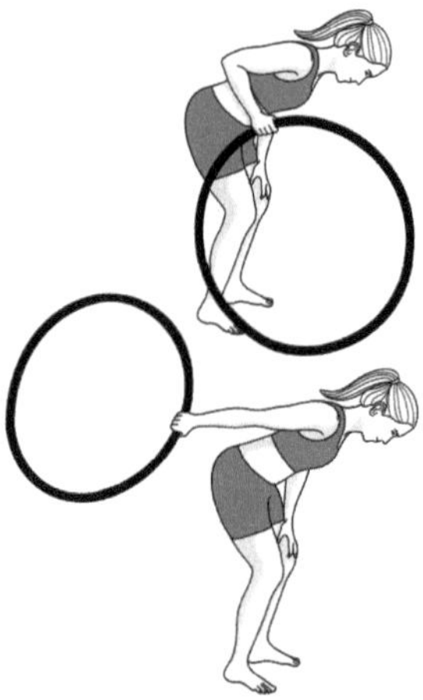

Trizeps Kickbacks

1. Ausgangsposition wie in der Abbildung einnehmen.

2. Drücke deinen Reifen nach hinten und oben, indem du deinen Arm nach hinten durchstreckst. Der Oberarm sollte sich dabei möglichst wenig bewegen und parallel zum Boden bleiben.

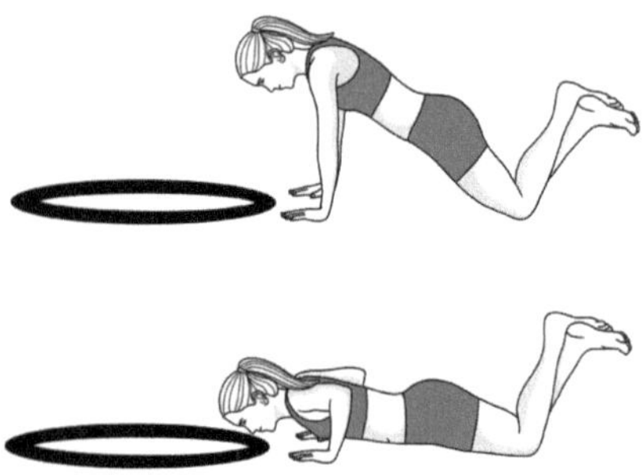

Knieliegestütz

1. Ausgangsposition wie in der Abbildung einnehmen.

2. Mache eine Liegestütze. Die Hände sollten etwa schulterbreit auseinander und nach vorne gerichtet sein. Die Schulterblätter sollten während der Übung nach unten und hinten gezogen sein. Senke deinen Körper ab, sodass du mit der Nase den Hula Hoop berührst. Halte dabei den Kopf gerade. Dann drücke dich wieder nach oben in die Ausgangsposition.

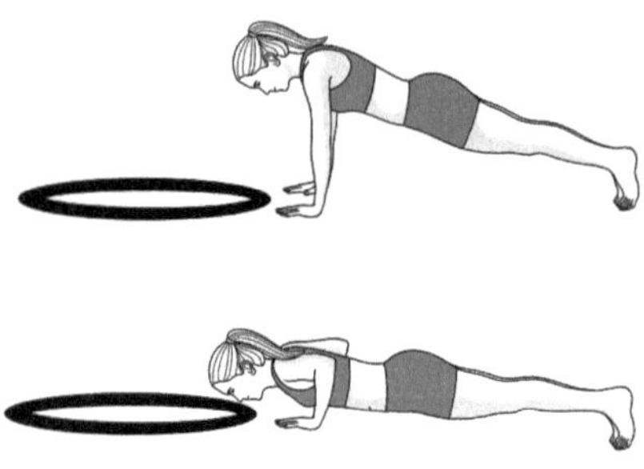

Liegestütz

1. Ausgangsposition wie in der Abbildung einnehmen.

2. Mache eine Liegestütze. Die Hände sollten etwa schulterbreit auseinander und nach vorne gerichtet sein. Die Schulterblätter sollten während der Übung nach unten und hinten gezogen sein. Senke deinen Körper ab, sodass du mit der Nase den Hula Hoop berührst. Halte dabei den Kopf gerade. Dann drücke dich wieder nach oben in die Ausgangsposition.

Frontheben

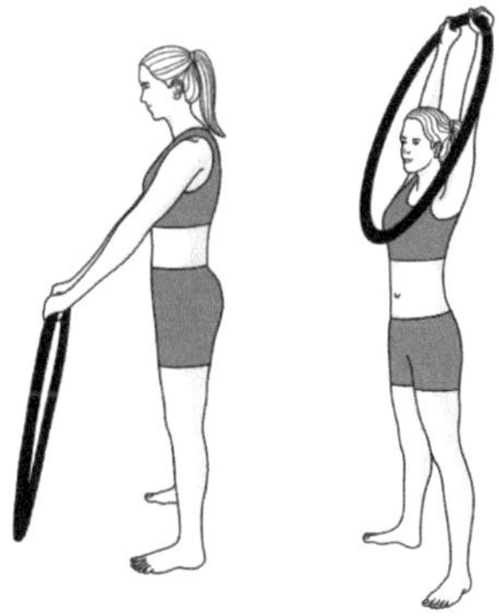

1. Ausgangsposition wie in der Abbildung einnehmen.

2. Reifen mit ausgestreckten Armen nach oben heben. Es sollten sich nur die Arme bewegen, die Schultern bleiben nach unten gezogen. Achte darauf, dass du deinen Rücken nicht überstreckst und den Kopf gerade hälst.

3. Kehre wieder kontrolliert in die Ausgangsposition zurück.

Hoop-Lenkrad

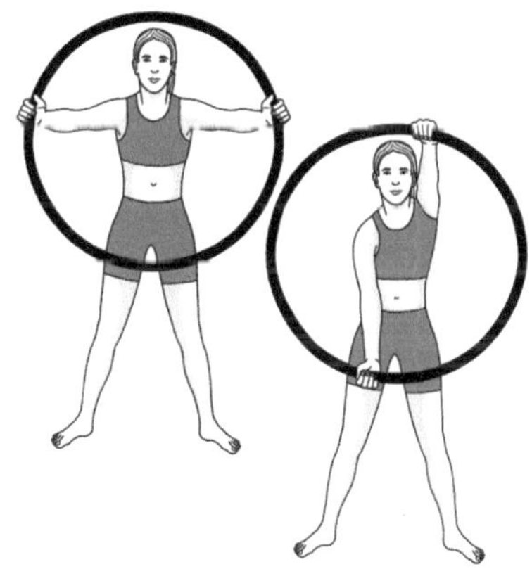

1. Ausgangsposition wie in der Abbildung einnehmen. Achte darauf, dass beide Arme leicht gebeugt sind.

2. Benutze deinen Hula Hoop wie ein Lenkrad. Drehe deinen Hula Hoop soweit wie möglich hin und her, ohne los zu lassen

Schulterdrücken

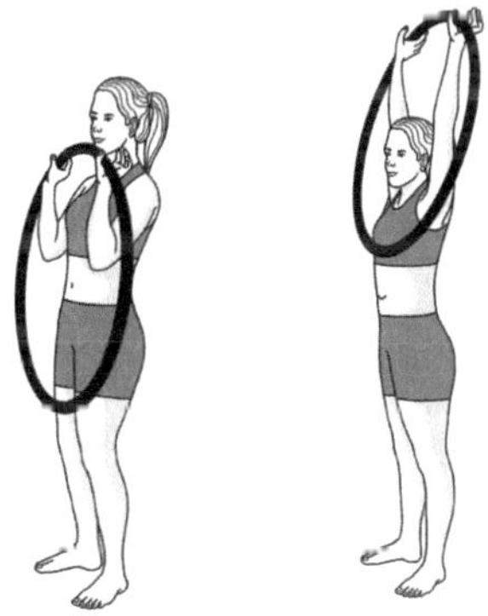

1. Ausgangsposition wie in der Abbildung einnehmen.

2. Drücke deinen Hula Hoop über deinen Kopf bis deine Arme komplett durchgestreckt sind.

3. Kehre wieder durch langsames Absenken in die Ausgangsposition zurück.

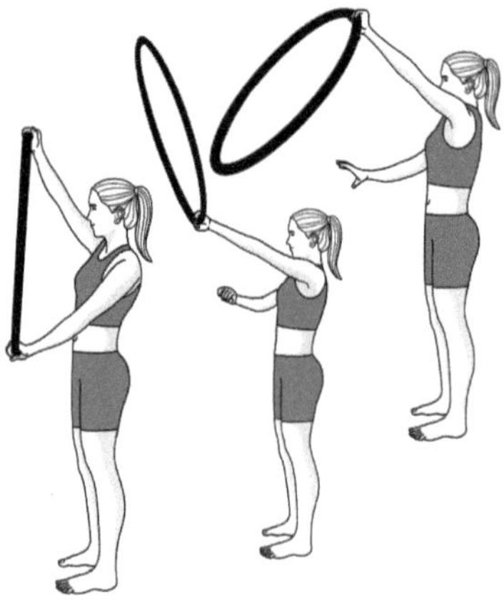

Fallender Hoop

1. Ausgangsposition wie in der Abbildung einnehmen.

2. Lasse den Reifen mit der oberen Hand los und und hebe den Reifen mit der anderen Hand nach oben. Dabei wird der Reifen nach vorne rollen.

3. Greife nun den Reifen unten mit der freien Hand und lass wieder mit der anderen Hand los. Dann hebe wieder den Reifen mit einer Hand nach oben und wiederhole bis die Zeit erreicht ist.

Ganzkörperübungen

Frontheben mit Backkick

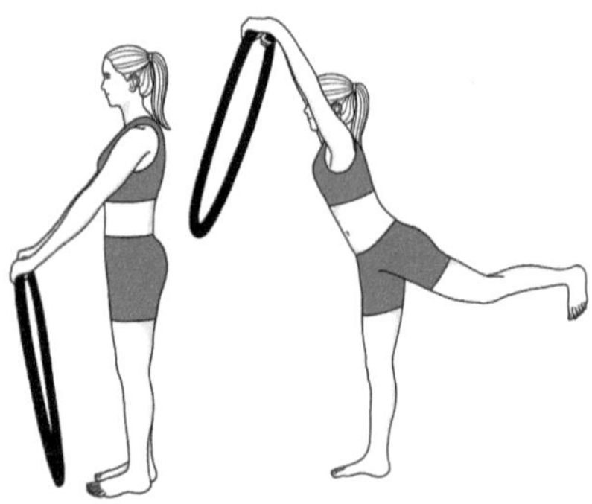

1. Ausgangsposition wie in der Abbildung einnehmen

2. Reifen mit ausgestreckten Armen nach oben heben. Während der Aufwärtsbewegung ein Bein ausgestreckt soweit wie möglich nach hinten heben. Dabei wird sich dein Oberkörper etwas nach vorne beugen. Achte darauf, dass du die Spannung im Rumpf hälst und deinen Rücken nicht überstreckst.

3. Wieder kontrolliert in die Ausgangsposition zurückkehren. Wiederhole die Übung mit dem gleichen Bein bis die Wiederholungszahl erreicht ist. Dann mit dem anderen Bein.

Seitliches Beinheben

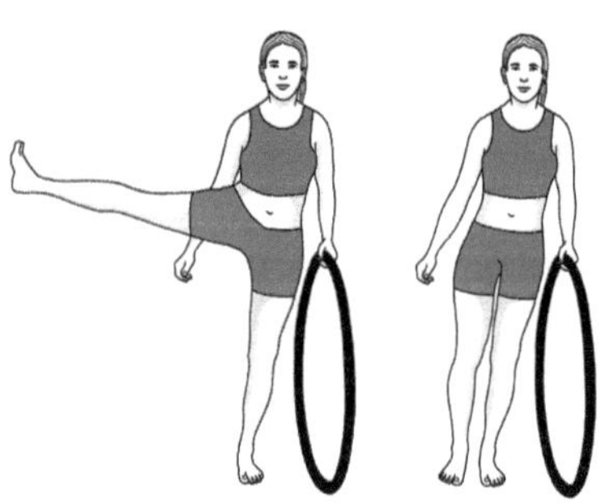

1. Ausgangsposition wie in der Abbildung einnehmen.

2. Hebe ein Bein ausgestreckt zur Seite. Benutze den Hula Hoop dabei als Stütze.

3. Bringe das Bein kontrolliert in die Ausgangsposition zurück und wiederhole die Übung bis die Wiederholungszahl erreicht ist. Dann mit dem anderen Bein beginnen.

Hoopelmann

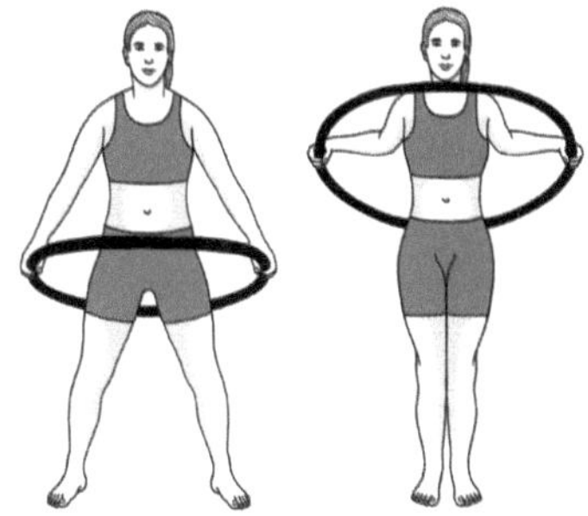

1. Ausgangsposition wie in der Abbildung einnehmen.

2. Springe in einen engen Stand und ziehe gleichzeitig den Hula Hoop mit deinen Armen nach oben.

3. Springe wieder in die Ausgangsposition zurück und senke den Reifen gleichzeitig nach unten.

Hoop-Lenkrad-Squat

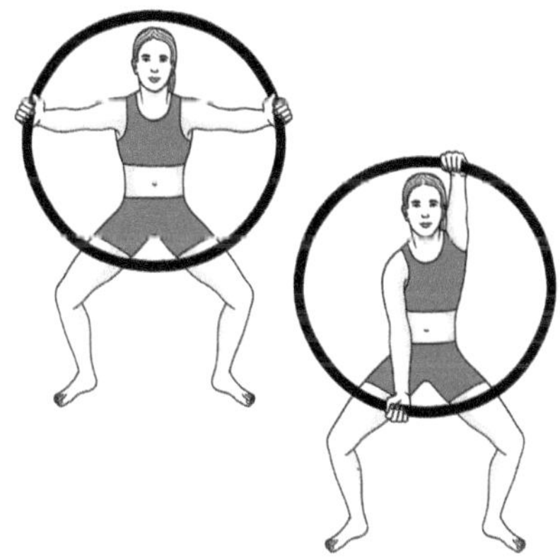

1. Ausgangsposition wie in der Abbildung einnehmen. Desto tiefer du in die Kniebeuge gehst, desto schwerer wird es. Achte darauf, dass deine Knie immer über der Fußmitte bleiben.

2. Benutze deinen Hula Hoop wie ein Lenkrad. Drehe deinen Hula Hoop soweit wie möglich hin und her, ohne los zu lassen.

Squat mit Schulterdrücken

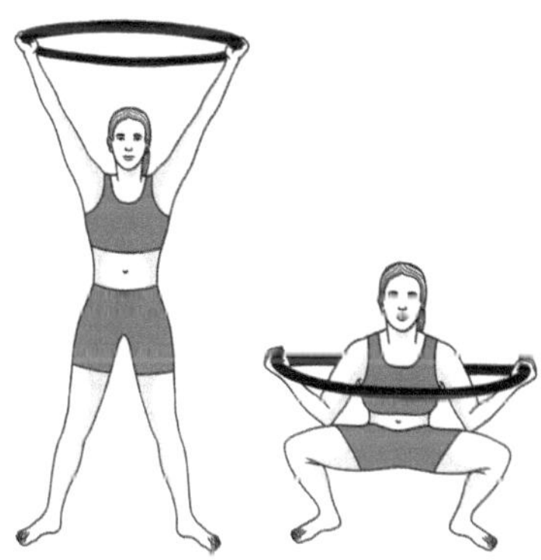

1. Ausgangsposition wie in der Abbildung einnehmen.

2. Mache eine Kniebeuge. Achte dabei darauf, dass die Knie nicht über die Zehenspitzen gehen. Senke den Reifen bei der Abwärtsbewegung. Hebe den Reifen über deinen Kopf bei der Aufwärtsbewegung.

Squat mit Hoopheben

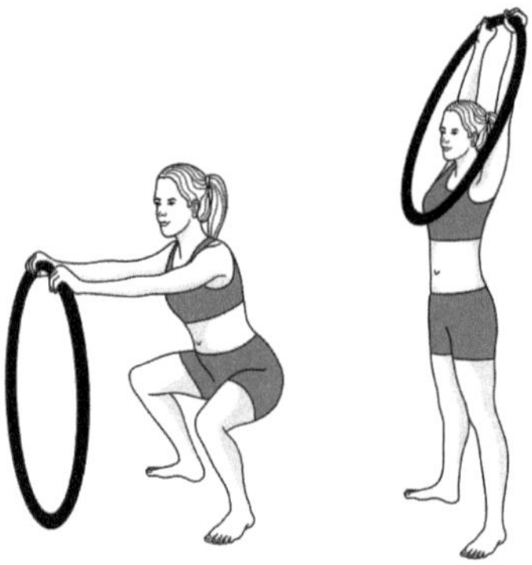

1. Ausgangsposition wie in der Abbildung einnehmen.

2. Führe eine gestützte Kniebeuge aus. Beim Hochgehen hebe gleichzeitig deine gestreckten Arme über deinen Kopf.

Hoop Burpees

1. Nehme eine Liegestützposition ein wie in der Abbildung.

2. Mache eine Liegestütze. Beim Hochdrücken halte die Hände am Boden und springe mit deinen Beinen in deinen Hula Hoop.

3. Greife nun mit deinen Armen den Reifen und richte dich wie bei einer Kniebeuge auf. Dabei streckst du die Arme mit dem Reifen nach oben über deinen Kopf.

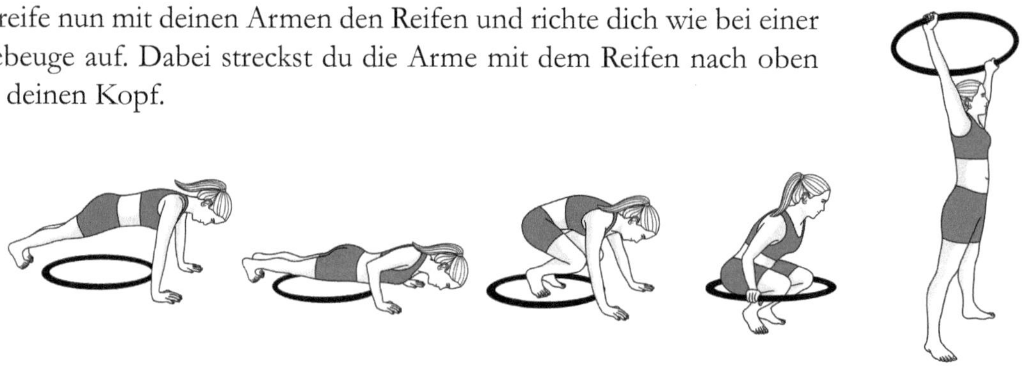

HAFTUNGSAUSSCHLUSS

IMPRESSUM

pisionary Verlag
Autorin wird vertreten durch: Dominik Ilse
Geppinger Straße 28, 83404 Ainring
Jahr der Veröffentlichung: 2021
Verantwortlich für den Druck: Amazon Distribution GmbH, Leipzig

Printed in Poland
by Amazon Fulfillment
Poland Sp. z o.o., Wrocław

74399669R00085